海外中医珍版古籍善本丛书

医门秘旨

（校点本）

明·张四维 辑录

郑金生 校点

人民卫生出版社

·北京·

医典重光

图书在版编目（CIP）数据

医门秘旨：校点本 /（明）张四维辑录；郑金生校点. -- 北京：人民卫生出版社，2025. 6. --（医典重光：珍版海外中医古籍善本丛书）. -- ISBN 978-7-117-38270-0

Ⅰ. R2-5

中国国家版本馆 CIP 数据核字第 2025ZD1805 号

医典重光——珍版海外中医古籍善本数字化资源库
网　　址：https://ydcg.ipmph.com
客服电话：400-111-8166
联系邮箱：ydcg@pmph.com

医典重光——珍版海外中医古籍善本丛书
医门秘旨（校点本）

Yidian Chongguang——Zhenban Haiwai Zhongyi Guji Shanben Congshu
Yimen Mizhi (Jiaodianben)

辑　　录：明•张四维
校　　点：郑金生
出版发行：人民卫生出版社（中继线 010-59780011）
地　　址：北京市朝阳区潘家园南里 19 号
邮　　编：100021
E - mail：pmph @ pmph.com
购书热线：010-59787592　010-59787584　010-65264830
印　　刷：北京盛通印刷股份有限公司
经　　销：新华书店
开　　本：889 × 1194　1/16　**印张：**20
字　　数：317 千字
版　　次：2025 年 6 月第 1 版
印　　次：2025 年 6 月第 1 次印刷
标准书号：ISBN 978-7-117-38270-0
定　　价：109.00 元
打击盗版举报电话：010-59787491　E-mail：WQ @ pmph.com
质量问题联系电话：010-59787234　E-mail：zhiliang @ pmph.com
数字融合服务电话：4001118166　E-mail：zengzhi @ pmph.com

珍版海外中医古籍善本丛书

丛书顾问

王永炎
真柳诚［日］
文树德 (Paul Ulrich Unschuld)［德］

丛书总主编

郑金生
张志斌

校点凡例

一、《医门秘旨》为明代张四维辑录于万历四年（1576）。本次校点底本为明万历壬午年（1582）同安张氏恒德堂刊本。原书藏日本宫内厅书陵部。对校本为日本国立公文书馆内阁文库藏江户抄本（简称“抄本”）、明末金陵文枢堂更名翻刻本（简称“文枢堂本”）。

二、本书采用横排、简体，现代标点。简体字以 2013 年版《通用规范汉字表》为准（该字表中如无此字，则按原书）。原书竖排时显示文字位置的“右”“左”等字样一律保持原字，不作改动。原底本中的双行小字，今统一改为单行小字。

三、底本原有总目及各卷分目录，但其目录自卷四以后，层次欠明，或不以独立标题为目，目录与正文相差甚大，若予统一则破坏原书面貌。今依据正文实际内容新编目录，置于书前，凡引用人名、方名等均不入目录。其中凡六角符号（“〔 〕”）中的标题为新拟。原书总目及各卷分目录作为资料篇保存于书中相应位置，以备参阅。

四、校点本对原书内容不删节、不改编，尽力保持原书面貌，因此原书可能存在的某些封建迷信内容，以及某些不合时宜（如天灵盖、水银等）、或来源于当今受保护动植物的药物（如虎骨、犀角等）仍予保留，请读者注意甄别，勿盲目袭用。每卷后重复出现的书名卷次等，径删不出注。

五、本书校勘凡底本不误而校本有误者，不出注。底本引文虽有化裁，但文理通顺，意义无实质性改变者，不改不注。惟引文改变原意时，方据情酌改，或仍存其旧，均加校记。

六、凡底本的异体字、俗写字，或笔画有差错残缺，或明显笔误，均径改作正体字，一般不出注，或于首见处出注。某些古籍中常见的极易混淆的形似字（如已己巳、太大、苦若、苓芩、干于、末未等），径改不注。而在某些人名、书名、方药、病证名中，间有采用异体字者，则需酌情核定。该书误名多见者（如“河间”误作“河涧”），或处方剂量特殊写法（如“钱”作“𠂉”），则全书统改。但涉及作者学术观点（如作者谓“痓”为“痉”之正字），则仍存其旧。以上文字或存或改，均在该字词首次出现时予以注明。

七、原书的古今字、通假字，一般不加改动，以存原貌。原书多出现代的简体字，实与繁体为不同的字，作为药名（如“薑”作“姜”等）或量词（如“个”），现代仍沿用者一般不改。

八、凡属难字、冷僻字、异读字，以及少量疑难术语、药物来源等，酌情加以注释。原稿漫漶不清、脱漏之文字，若能通过考证得以解决，则加注说明。若难以考出，用方框“□”表示，首次出注，后同不另加注。

九、不规范的医药术语名词，凡属误名者均改为正名，必要时在该名首次出现时加注说明。若属异名，或名称异写、俗写者，原则上均依底本，必要时予以改正，并在首次改正时加注说明。

十、原书某些大块文字的篇节，不便阅读理解，今酌情予以分段。某些特殊标记，亦酌情用现在更换成简便易读的方式予以替换。

目录[1]

1 目录：原书有总目与各卷分目录，但其中不规范处甚多，故校点本依据原书实际内容新编目录，原书总目与分目录作为资料保存于其相应的位置。

2 名医：原作"医门秘旨一卷"，实为卷首附篇。此篇无名，今拟"名医"为目。

题筠亭张先生《医门秘旨》序[1]

颜生曰：医难言哉！技，末也；心，本也。往余甲戌岁就试春官，会有名。迨夏末，乃得职中秘。初余拜违二亲时，亲俱病床褥，坐是怏怏，思以成疾，甚剧。无何，招浙医诊之，浙骇然曰："此气血两病也，顾安所得此乎？"投以火药，弗愈，再投以补药，愈益大病。余心固弗信也，招吴医视之。吴曰："病不甚害，两尺静，右关重，按甚有力，止左寸稍稍濡弱耳。法当补其心。"药更数十进而亦弗愈。再召侍医通政公徐君计焉。徐君熟视余，笑曰："此在《内经》阳明之脉乍大乍小，君岂有思乎？此不药可愈也。"缕缕数百言，皆医外意吾家定性说也。余矍然起坐，曰："先生言是也。余所念在二人积[2]，不知以成病，向微先生言，余病未谅也。"因念惟疾其忧之论，竟不烦药而安。夫余病郁也，而浙医乃云云，何哉？方技既非精良，又视余以为奇货，思欲居之，故病十不得一。吴医技虽非精，然中他肠，故病十得二三。若徐君者，盖国手哉！金玉其心，山岳其术矣。余故曰：心，本也；技，末也，非难而然哉。

余郡筠亭张君，皖世医也。父憨仙君，笃学好古，医最有名，其治病据古方，出以己意，往往辄效，若有神助焉。又性淡泊无好，医所得白镪，辄以置之粪壤中，曰："吾以待夫贫病者。"筠亭君世其业，愈益精进，虽寓名仕籍中，雅非好也，以故有声华、歙[3]间。间尝辑其家世所以活人者为一帙，用以视余，且曰："吾父子生平精力尽在是矣，先生其为我叙之，俾永厥传焉。"

余惟医之难，自古叹之矣，故备述所以遇知徐君者如此。若张君者，吾姻且厚也，籍第令余甚称其善，人弗信，无益。且吾不深知医，即称善，亦不能中其肯綮，矧具载是编者，辨若黑白，海内当自有只眼也，故弗论，独论其惓惓救济之心，则余所深知也。客在傍曰："幽兰不嗅而香，甘泉不口而洌，其本善也。先生知张君之心，张君其有本矣。他何言？"

时万历丁丑改元孟夏之吉

赐进士出身征仕郎中书科中书怀宁与朴颜素谨序

---

1 序：此下原有"一卷"，与内容不合，删之。

2 积：不通，疑为"疾"之音误。

3 华、歙："歙"即歙县，古为徽州府治，休宁为古徽州六县之一。古"华州"在今陕西，离张氏医学活动区域相距太远，不明"华"字所指为何地区。

《医门秘旨》叙言

古之言曰：不得为良相，则愿为良医。夫医，一方技耳，乃谭者谓其与相埒焉，何居哉？毋亦以其活人济世，其心则同欤？余不知医，第幼即赋禀孱弱，尪羸多病，每岁未尝释药饵。往往见俗医辈视人有疾，则自为奇货，必索厚谢，始以药投之。稍获奇中，则又扬扬自得，以为国手无两。间掇拾一二良方，遂秘若仙旨玄解，不以授人。嗟嗟！此直市道者伍耳，何医之足云？

吾皖以医术世其家者，则张筠亭氏。其先憨仙公为皖名家，人有求辄往，往则疗治辄效，其报不报弗校也。至今皖人称医而仁者，必曰憨仙。至筠亭嗣其业，愈益精进，凡五色秘禁方书，靡不笃嗜而穷探之，以故声名籍籍，起荐绅间。毋论吾邑羸痾疕疡，求全活者，继踵户外，即邻郡邑人有病，不远数百里，驰舆马、泛舟棹来逆之。君往则病者之家辄喜，谓可恃无恐。或迟数日返，则吾邑引领而待者数十人。君次第剂之，罔不应手而愈，至于报称弗计。视之憨仙公，则后先同一心焉。

余与君有姻戚，且交善，尝试其发药，要在培益元和，濡润性灵，不敢妄用金石之剂，以觊速效，盖所谓纯王而不杂以霸者。非其读书明理，讵若是哉？余以先慈之变，茹哀抱痛，忧病相仍，常觅君视之。一日，君持家世所集医书一帙，曰《医门秘旨》，出以观余。余披阅数过，大都谭脉说理，多宗古昔，未尝杂以臆见。且奇方种种，又多其父子生平所尝试者，君欲梓之以广其传。夫今之奇货，人病丹视己方者众矣。君能疗人病，多弗校谢，更能以家世秘旨公之人人，此其活人济世之心，视相天下者不大相埒也耶？则益信昔贤所谭非诬也。张君蚤艰于嗣，窃过虑之。余语之曰："君以医起家，所全活者何啻千百人？冥漠中必有所以报君者，可亡虑也。"张君领之，未几，果得令子。语云：仁者必有后，非良然哉。余不能文，顾念张君仁术之心，亡所希觊，故表而出之，张君以为余言有当乎否？

万历庚辰七月吉旦

赐进士出身征仕郎中书科中书郡人 养弘任可容顿首拜书

〔名医[1]〕

古皖筠亭张四维辑录

伏羲

上古三皇中第一人也，后世所传有《天元玉册》

神农

上古三皇中第二人也，后世所传有《本草》一书。

黄帝

上古三皇中第三人也，有熊国君，少典之子，姓公孙，都涿鹿之丘，以土德王天下，造指南之车，殄灭蚩[2]尤，号曰轩辕黄帝，与天师岐伯问答而作《内经·灵枢》《素问》二书。

扁鹊

卢国之医，姓秦，名越人，号扁鹊，演《八十一难经》。

仲景

汉长沙太守，张机，字仲景，号曰长沙[3]公，有《伤寒论》。

守真

金河间[4]人氏，刘完素，字守真，号曰宗真子。章宗帝三聘不起，御赐“高上先生”，有《内经运气要旨论》十万余言，《素问玄机原病式》一帙，《习医要用直格书》三卷，《医方精要宣[5]明论》二帙。

子和

金宛丘人氏，张戴人是也。有《儒门事亲》书三十篇，《十形三疗》一帙，《治病百法》《三复指迷》《治法心要》《三法六门》《世传方》各一帙。

---

1 名医：原作“医门秘旨一卷”。此为卷首，并非第一卷。下列九位古代名医而无总标题，故拟此“名医”之名。

2 蚩：原作古俗字“虽”，乃“蚩”之形误，据文义改。

3 沙：原作“川”，无此地名，据上文“长沙太守”改。

4 间：原误作“涧”，据文义改。下凡遇此误径改，不另出注。

5 宣：原作“这”，据《宣明论方》改。

东垣

元初人也，李杲，字明之，号曰东垣老人，乃易水张洁古老人之门生也。有《济生拔萃》[1]《十书》。《医学发明》《活法机要》。

丹溪

元婺义乌人也。师宋理宗，称太无先生，罗讳之悌，字子敬[2]。先生讳震亨[3]，字彦修，号丹溪。兼四子之说，乃医家之大成。有《宋论》一卷，《局方发挥》一卷，《伤寒论辩》一帙，《外科精要发挥》一帙，《本草衍[4]义补遗》一卷，《风[5]水问答》一卷。

各官扁额[6]

佥谓古皖张子，讳四维，字国本，别号筠亭，乃听选官也，医名于世。诸上司奖之以扁额，士大夫赠之以诗文，难以枚举。恐昧所惠，姑记一二，以征其实耳。

巡按直隶监察御史张　奖以“仁术通仙”扁。讳云路。

巡按直隶监察御史唐　奖以“明医”扁。讳德。

广西提刑按察司副使曹　奖以“脉药甚明”扁。讳天佑

辰州府同知李　奖以“一匕回春”扁。讳佐。

安庆府推官刘　奖以“拔萃良医”扁。讳治。

怀宁县知县徐　奖以“杏橘名家”扁。讳□。

望江县知县蔡　奖以“皖医无双”扁。讳几。

安庆府推官景　奖以“名医”扁。讳□[7]。

安庆府江防厅同知夏　奖以“江表名医”扁。讳子谅

---

1 《济生拔萃》：此乃元代杜思敬之书，其中虽有东垣之书，不能视为东垣之作。

2 师宋理宗……字子敬：此数句有脱字错字，意晦难明。据〔元〕戴良《九灵山房集·丹溪翁传》，云“罗名知悌，字子敬，世称太无先生，宋理宗朝寺人，学精于医”。

3 亨：原误作“亭”，据朱丹溪诸书题名改。

4 衍：原误作“演”，据《本草衍义补遗》改。

5 风：原误作“山”，据《丹溪心法》后附《故丹溪先生朱公石表辞》改。

6 各官扁额：“扁”通“匾”，按例不改。本篇乃刊刻者所补，标题原在下两段文之后，今移前。

7 □：原字不清，形似“迨”。

各宦诗文

赐进士出身资善大夫，奉敕镇守松藩、巡抚四川成都等处、地坊都察院右都御史池阳獅山柯相赠诗：

曾向长生说息机，相逢怪不遇良医。
冥通河间须心法，妙解丹溪即我师。
儒雅世间非浪迹，风流方外更遐思。
先天有秘君知否，《素问》原来亦芜词。

太湖县知县桂林真吾魏豫之赠云：

�[1]亭张君，皖儒医也。余知之素矣，第未识荆。适余染恙，延至公署。君诊脉切问，活方用剂，其理明，其词文，若心之纯，行之端，则又觇[2]之作止语默间[3]也。仅包养余疾，愈，君辞归，留之再。明日乞余诗一章以记遇。顾余非所长者，爱君术精志雅，遂不忌鄙陋，乃为之诗：

不赴功名访赤松，《医门秘旨》得玄宗。
良方每自心源运，奇效常收法外席[4]。
幸我有缘逢一匕，羡君无意叩千钟。
子方本是天台客，肘后珍藏衍道踪。

怀宁县儒学教谕桃源竹墟唐诗赠诗：

卖药仙翁海上来，悬壶皖水百花台。
律调国脉萧何术，医寿民生扁鹊才。
千古青囊今复见，昔年红杏又重栽。
新诗聊代春林意，无俟东风岁岁开。

怀宁县儒学训导景陵方所徐鰲赠诗：

---

1 筠：原误作“钧”，据本书作者题署改。
2 觇：原作“觇”，据字形及文义改。《说文解字·见部》：“觇，窥也。”
3 间：据文义，疑当作“闻”。
4 席：此字不合韵，义亦不通，疑作“功”。

倾盖相逢皖水浔，知君身价等南金。
妙传华扁当年术，默印岐黄上世心。
西楚东吴流惠远，青囊丹篆奏功深。
衍看移取回生手，为起斯民困瘵身。

钦差把总建阳指挥砼川张启宸赠诗：
自醉筠亭一别觞，此君风韵肯相忘。
钓竿未挂扶桑树，药饵先传海上方。
军令八门能指教，天书六甲任行藏。
嗟哉天马热中亟，定与灵砂统寄将。

尚书令太学生桐邑畏斋钱可久赠诗：
世谊通家旧，论交志颇同。
病几登鬼集，药自普神功。
序敞湘筠绿，林深董杏红。
报君兼长寿，梦好叶罴熊。

望江县知县浙桃义孙锜赠诗：
来今莫谓无医圣，往古岐黄复出身。
重道不怀干禄志，存仁惟有活人心。
集方妙契儒生术，用药能嘘大造春。
一见已知医国手，殷勤传与世间人。

□[1]江经卫少泉孙塽题诗：
青囊垂世远，丹诀自心栽。
妙在胸中出，方从海上来。
欲图安万姓，胜似佐三台。
济弱无虚术，奇功复许谁？

1 □：此字漫漶难辨。据题词人有“望江县”人，或为“望”字之误。

知太湖县事桂林贞吾魏豫之赠：
业擅岐黄，阖郡咸称医国手；
医宗《素》《难》，满腔都是活人心。

安庆府郡丞蜀涪云野夏子谏赠：
醉后倚栏看药长，
静中拂袖伴筠闲。

岁重光大荒落畅月贵池庠生光禄题引：
不佞在髫龀，即奇筠亭君旧矣。顷以抱疴，就而脉剂之，口读岐黄，心无曲理，殆业是者亡以加矣。因得谭听，徐出《秘旨》一帙视余。余窃睹，大都寄善上德，海积玄朱，夫岂徒缛旨星稠，繁文绮合，磊丸结绳，敝跬无用，已手如是，百家众技，堂却步矣。皖城[1]诸君子固有颜任其首者，增焉僭也，削焉妄也。不佞即呐呐容，不无颂羡之私。曩者识荆，问得觏公状，乃心古而貌冲，磊磊落落，医特其一班[2]云尔。夫既刻意于技，又陶情于文物，即古之人难之。不佞无知，漫缀芦蕟之语，以着具便概尔。

诗
独擅轩岐术，芳声到处尊。
久交知世业，多病识专门。
妙手能医国，灵丹可返魂。
发挥天地蕴，四海赖调元。

赠筠翁张老先生小诗并引：
筠亭张君，古皖国手也，交游尽一时荐绅君子。如不佞，驰山斗之瞻久矣，幸识荆于通江，君坦怀相接，一见如故知晚然，出所撰《秘旨》，赐教移日。君诚仁人哉，虽秘旨弗自秘也。不佞感君嘉惠之意，口赠颂之，亦自忘其鄙陋云。

---

1 城：原作简化“诚”字，据文意当作“城”，因改。
2 班：通“斑”。按例不改，下同不注。

家世垂仁泽，囊开起痼沉。
翠筠多受荫，红杏已成荫。
展卷浑眷意，披图识匠心。
流传先仲景，籍籍两江滨。

蓉城鹤屏山人春宇程守和拜书

筠亭社丈《秘旨》编成，将梓以博济。余未谙其方，知仁哉丈之心，吴谨掇俚言以赠，俟异日食丈之报者，因味余言之不诬，而益励厥修焉可也。

肘后青囊苦自擒，何如此帙惠民深。
群方传得蓬瀛诀，一点由来天地心。
欲向董林分造化，乃于苏井濡甘霖。
要知阴骘成功敏，徙倚三槐听好音。

时万历壬午徂暑月大学生考音洪祯拜书于玩易堂

陕西都司都事怀云蒋廷赠：
杏林春色谁能过？更见函轩竹数个。
秋深最喜长儿孙，医门高树清风播。

郡庠生宇阳蒋应泰赠：
漪漪烟雨报平安，能洗疮痍世共看。
更爱风流医我俗，常于亭畔对琅玕[1]。

郡庠生云川尹识中赠：
累世相传更觉精，炎黄《灵》《素》悉研评。
源头先有活人意，药饵方成济世名。
指下考明能自得，心中无我欲锓行。
选奇不负平生志，留与寰区拯病茕。

1 玕：原作“奇”，不押韵。与“琅”组词且合本诗之韵者，唯有“玕”字，因改。

又诗

数十余年诊验功，悉传方术救疲癃。

乾坤无限回生意，尽属灵台一片中。

郡庠生懋斋陈汝功赠：

君是前身岐伯胎，青囊此日为谁开？

阴阳理妙乾坤转，龙虎丹成日月回。

白鹤秋晴过砥柱，碧桃春暖出天台。

相逢莫道疮痍众，知有茱萸赋酒来[1]。

赐进士出身中宪大夫都察院右佥都御使[2] 敕整理蓟镇巡抚顺天等处地方建德五台徐修补细赠诗并联：

诗

少年因病谙医学，老大投闲悟性灵。

炼药尚怜丹未转，逢君真喜眼初青。

名家仲景传心派，奇效江南满耳听。

早晚功成何所赠？袖中元自有黄廷。

对联

庭前遍种宜男草，肘后仙传不老方。

赞筠亭像[3]

伟然其貌，烨然其神。既质而文，亦肃而温。岐黄事业，杏橘流馨。

寿民之命，膺国之荣。本来面目，岁月长春。以如是观，我识其心。

1 赋酒来：此后原有“赞筠亭像”及图，与后一叶同名图赞重复，故删图并赞。

2 都御使：此下缺人名。该行列于重出之“赞筠亭像”左，易被误作图赞作者。据后一完整像赞署名为“楚桃源竹墟唐诗”。此人即该书“后序”作者“楚桃源竹墟山人唐诗”。后序中提到“书就梓，委山人跋之”。既称“山人”，当非“都御使”。又比对字体大小，可知此处错简。下当接“敕整理……徐绌赠诗并联”。

3 赞筠亭像：此图赞诗句完整，有署名。此前同名图赞图形狭窄，诗末缺三字，无署名，其余皆同。据此，该图赞当系重刻。

皖水明月，龙山瑞云。

桐君药圃移天柱，葛令仙方在瑞筠。

楚桃源竹墟唐诗书。

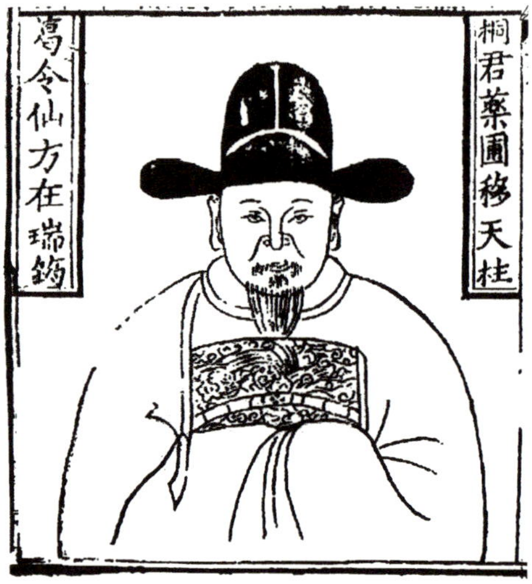

图1 赞筠亭像

筠亭先生显于医三世矣。余少病，荆人病，每仰其剂，如携取恒保生德之。先生业既精，心爱益流，视窭困等贵富，四方迎至，及不远数百里，就而瘳者无虚日。医案积如山，将百千种，皆左验。先生固艰子，今产一麟，佳甚，盖其报云。小诗酬记：

道脉藏身造化功，全凭国手与天通。

负疴我自违颐序，投剂谁如振落蒙。

鹊也书评还许解，陀乎囊术未交空。

多君寿世逾千万，奕代应须报上公。

邑庠舒野程慎思

万竿丝玉养真吾，秋晚新巢起凤雏。

一念活人遗不尽，名流书本满江湖。

经卫怀宁文江游于礼

孱质多沉抱，如君药裹何？
按从臣意得，方自越人多。
镜水流江月，天风起辟萝。
迢遥清兴在，达者自为歌。

郡庠如如道人雷敏

自叙

医虽小道，所从来远矣，司命所系，不可轻忽也。余家大人憨仙君，精专易理，谙通诸经，为郡弟子员。一日，大父宦往，大母家居，病且剧，乃喟然叹曰：“为人子不可不知医，顾独奈何弃吾母于庸医乎？”爰投笔旧业，为医学焉。殚精劳神，积有岁月，而医遂大进。余夙遵父志，即学为儒，心弗敏也，故多愚且病，盍以医为事乎？因珍家大人密授，及涉猎岐、黄，并仲景、东垣、丹溪诸名家之书，乃其所持守，在无伐天和、气血虚实痰火之论而已。何也？医贵明于经，病贵明于论。若执前人一定之方，以应今人无穷之病，则其祸有不可胜言者，故曰“不诵十二经络，开口动手便错；不知五运六气，检遍方书何济？”其言厥有见哉。缘斯念经络为之标，运气为之本，旁搜博采，竭尽鄙意。以天时外五运六气，删烦约简，倡之于前人；身内五运六气，标本经络附之于后。盖欲同志者宗其旨，不泥其方也。药不执方，自当合宜而用。七方十剂、君臣佐使之宜，不可不知也。再以明天时，推运气，审虚实，察脉证，经验之方录之于后，而医道备矣，因名之曰《医门秘旨》云。方古人之方，心古人之心，何敢以秘论？顾余父珍以授余，余亦珍之，以共诸同志者珍之，斯秘矣。呜呼！古人有快灸背而美芹子者，欲以献之至尊。其意虽疏，其心则忠矣。余为此集，故亦有芹灸之意耳。若其或拒或受，四方君子必有所以待之者，余何敢赘焉？

时万历四年岁在丙子菊月既望

后学怀宁筠亭张四维谨序

《医门秘旨》总目[1]

卷之一

卷之二

卷之三

---

1 总目：此总目与分目录相差较大，且其中层次欠明。今本书已按现代目录要求新编目录，该目录作为资料篇予以保留，除字词错误外，其余与正文不合处，不出校记。

2 干：原误作“千”，据正文改。

1　咳：原误作“亥”，据正文改。

卷之一[1]

1 卷之一：此下原有手书“萝溪方大奇志”，江户抄本无，当是藏家所书。

〔目　录[1]〕

凡　例

一、脉理，医家之先务也，故首以诸脉形状、主病及一切脉例诊法，次以诸病机形状，各各条例也。

一、治病以诊脉为先，初学者无脉法，则寒热虚实何所适从矣。余故将脉诀举要及诸家要诀列于首篇，以便于观览矣。

一、编集方论，皆宗《素》《难》及刘河间、朱丹溪、李东垣、张仲景诸名家之书，要旨确论，补其阙略，非敢越其矩度而混以众说。若本《素问》《难经》者，则曰《经》；宗丹溪及诸贤者之书，则曰先贤姓氏，或书之以名；其或辞语不续，则该括之。间有不便于称述者，即隐而不发，取便观览。

一、病有因、有名、有形状、有虚、有实、有相类者，若不究其真伪，倘一有差，则杀人多矣。反复详论，必辨其因，正其名，审其虚实，察其形状，若有相类则分别之，庶便条分缕析，俾后学知所趋向耳。

一、方书：丹溪诸贤之言，简奥难知，于是窃取诸书之旨，或因前人所未发，或因古方书所未有，亦僭附鄙意，惟务详明，使后学通晓。其言辞鄙俚，语句重复，取其易明，故不忌也。

一、集方：本家世传亲用，百发百中，方敢载集。如方之偶获一效，或屡

---

1 目录：此下各卷均有分目录，唯卷一无，今将“总目”卷之一的目录复制于此。

2 干：原误作“千”，据正文改。

效而不得其理者，或霸劫而损伤元气者，及奇方妙法而未及亲验者，悉姑舍之，不敢辄入也。

一、凡大寒大热大毒之药，虽有起死回生之功，不无偏胜之害，不善用者，反以重吾过也，纵方有奇效，亦不敢入。

一、方药味如千年矮、三七草、一枝箭、芦甘石之类，俱系本草所未集者，故特详之。凡载本草者，不赘。

一、方内如《周礼》注疏五毒方、《朱子大全》集解毒方之类，俱具子史及各名家文集中，为医家之所罕闻也，故特类入，以广闻见耳，又不必拘为成规也。

一、诸药品真伪、炮炙制度之法，并本草拾遗，俱附卷末。

却疾养生论

或问曰：人之寿夭穷通，皆赋命已定，岂医术所能易乎？曰：人之情欲无涯，七情交战于中，六淫迭侵于外，与夫饮食男女之类，焉能一一中节而无所损也？譬诸水木焉，木之本未槁，善艺者则能培而活之；水之元未涸，善导者则能浚而达之。人苟元气未绝，善医者亦能培而活之、浚而达之也。故孟子所谓桎梏死者，非正命也。尽其道而死者，正命也。黄帝问于岐伯曰："上古之人，春秋而度百岁。今人年半百皆衰，时世异耶？人将失之耶？"岐伯曰："上古之人，其知道者，法于阴阳，和于术数，饮食有节，起居有常，故形与神俱[1]而尽终其天年，度百岁乃去。今人不然也，以酒为浆，以妄为常，醉以入房，故竭其精，耗散其真，不知持满，不时御神，务快其心，逆于生阅，故年半百而衰也。"是皆贤哲谆谆教戒。欲知养生之法，其旨深矣，可不信哉？

六失六不治说

病不可治，必有六失：一失于不审，二失于不信，三失于过时，四失于不择医，五失于不识病，六失于不服药。又六不治者：骄恣不论于理，一也；轻命

1 俱：原作"具"，据《素问·上古天真论篇》改。

重财者，二也；衣食失宜，三也；阴阳并，脏气反，四也；形羸不能服药，五也；信巫不信[1]医，六也。凡此类者，有一于是即为不治，非止医家之罪，亦病家之罪也。

天干论

天[2]气治于甲干[3]，地气始于子支者，乃圣人究乎阴阳重轻之用也。著名以彰其德，立号以表其事，由是甲子相合，然后成其纪，远可步于岁而统六十年，近可推于日而明十二时。岁运之盈虚，气令之早晏，万物死生，将今验古，咸得而知之。非特是也，将考其细而知人未萌之祸福，明其用而察病向往之死生，则精微之意，可谓大矣哉。

是以东方甲乙，南方丙丁，西方庚辛，北方壬癸，中央戊己，五行之位也。盖甲乙其位木，行春之令。甲乃阳内而阴尚包之，草木始甲而出也；乙者阳过中，然未得正方，尚乙屈也。又云：乙，轧也，万物皆解孚甲，自抽轧而出之。丙丁，其位火，行夏之令，丙乃阳上而阴下，阴内而阳外。丁，阳，其强适能与阴气相丁。又云：丙，炳也，万物皆炳然著见而强也。戊己，其位土，行周四季。戊，阳土也，万物生而出之，万物伐而入之；己，阴土也，无所为而得己者也。又云：戊，茂也；己，起也。土行四季之末，万物含秀，抑屈而起也。庚辛，其位金，行秋之令。庚乃阴干阳，更而续者也，辛乃阳在下，阴在上，阳干阳极，于此庚更故也；而辛，新也，庚辛皆金，金味辛，物成而后有味。又云：万物肃然，更茂实新成。壬癸，其位水，行冬之令，壬乃阳既受胎，阴壬之，乃阳生之物壬而为胎，与子同意；癸者，揆也，天令至此，万物闭藏，怀妊于其下，揆然萌芽，天之道也，以为日名焉。故《经》曰："天有十日，日六竟[4]而周甲者"，此也。乃天地之数，故甲、丙、戊、庚、壬为阳，乙、丁、己、辛、癸为阴，五行各一阴一阳，故有十日也。

---

1 信：原脱，据《史记·扁鹊仓公列传》补。

2 天：原作"火"，据《素问入式运气论奥》卷上"论十干"改。

3 干：原字被后人描改作"子"。据江户抄本及下文"子支"，此乃"干"字。

4 竟：原作"境"，此句见《素问·六节藏象论》，据改。

地 支 论

清阳为天，五行彰而十干立；浊阴为地，八方定而十二支分。运移气迁，岁岁而盈虚，应纪上升下降，物物而变化可期。所以支干配合，共臻妙用矣。

子者，北方，至阴寒水之位而一阳肇生之始，故阴极则阳生，壬而为胎。子之为子，此十一月之辰也。至丑，阴尚执而纽之。又丑，阴也，助也，谓十二月终始之际，以结纽为名焉。寅，正月也，阳已在上，阴已在下，人始见之时，故律管飞灰以候之，可以述事之始也。又寅，演也，津也，谓物之津涂。卯者，日升之时也。又卯，茂也，言二月阳气盛而孳茂。辰者，阳已过半，三月之时，物尽震而长。又谓辰言震也。巳者，四月正阳而无阴也。自子至巳，阳之位，阳于是当。又巳，起也，物毕尽而起。午者，阳尚未屈，阴始生而为主。又云：午，长也，大也，物至午月，皆满长大矣。未，六月，木已重成矣。又云：未，味也，物成而有味，与辛同意。申者，七月之辰，申阳所为，而已阴至于申则上下通，而人始见白露叶落，乃其候也，可以述事以成之。又云：申，身也，言物体皆成。酉者，日入之时，乃阴正中八月。又云：酉，緧[1]也，万物皆緧缩收敛。戌者，九月，阳未既也，然不用事，潜藏戌土中，乃乾位，戌为天门故也。又云：戌，灭也，万物皆衰灭矣。亥者，十月，纯阴也。又亥，劾也，言阴气劾杀万物。此地道也，故此名月焉。

甲之干乃天之五行，一阴一阳言之；子之支以地方隅言之，故子、寅、午、申为阳，卯、巳、酉、亥为阴，土居四维，王在四季之末。土有四，辰戌为阳，丑未为阴，故其数不同也。合而言之，十配十二，共成六十日，复六六而成岁，故《经》云：天以六六之节，以成一岁，此之谓也。十二支亦曰十二律，亦曰十二辰，其辰有属者，乃位中所临二十八宿之主星禽也，故当其生与宿之禽为所属故也。而星禽又有正副焉。如尾火虎、箕水豹皆在寅，亢金龙、角木蛟皆在辰。虎龙为正，余皆此例。火虎、金龙者，又以七曜纪之，今谓蜜日者，乃七曜之名，号太阳直日，则日蜜是随日宿而言也，二者乃医家之标本、阴阳之奥义、五运六气之本然耳。

1 緧：《说文解字》：“緧，马纣也。”《汉语大辞典》：“套车时拴在牲畜股后的皮带。”

五行生死顺逆论[1]

五行相生相克，其理昭然。十干、十二支、五运六气、岁月日时，皆自此立，更相为用。在天则为气，风寒暑湿燥火；在地则成形，金木水火土。形气相感而化生万物，此造化生成大纪也。原其妙用，可谓无穷矣。

木主东，应春，为言触也、冒也。阳气触动，冒地而生也，水流趋东以生木也，上发而覆下，乃自然质也。

火主南，应夏，为言化也，毁也。阳在上，阴在下，毁然盛而变化万物也。钻木作火，木所生也。火无正体，体本木焉，出以应物，尽而复入，乃自然之理也。

金主西，应秋，为言禁也。阴气始禁止，万物而揪敛，披沙拣金，土所生也。生于土而别于土，自然之形也。

水主北，应冬，为言润也，阴气濡润，任养万物。水西而东，金所生也。水流曲折，顺下而达，自然之性也。

土主中央，兼位西南，应于长夏，为言吐也。含吐万物，将生者出，将死者归，为万物家，故长于夏而火所生也。土或胜水，反一，自然之义也。

五行木火土金水，互能相生也，乃其始也，顺也；木土水火金，互能相克也，乃其终也，逆也，皆出乎天之性也。弱可攻强，土得木而达。实可胜虚，水得土而绝。阴可消阳，火得水而灭。烈可敌刚，金得火而缺。坚可制柔，木得金而伐。故五者流行而更转，顺相生而逆相克，如是则各各为用，以成其道而已。

五运所化总论

五运者，以土为尊，故为君，而南面谓之南政。四时配五行，惟土不时，何也？尊居中，以配天，故无部职耳。播五行于四时。四时者，气也；五行者，象也。四时各九十一日，八十分之，二十五为一时之正，故土寄旺于四时，每季月旺一十八日三时一刻一十分强。五行在地为物，在天为时，故十干化运者，冬水生春木，春木生夏火，夏火弗能生秋金，故小暑火甚，而逢季土之旺，土得火生，土甚则金生矣。遇庚而伏，故名三伏。且柔金尚稚，而乙庚化金，

1 五行生死顺逆论：该论摘引自〔宋〕刘温舒《素问入式运气论奥》卷一“论五行生死顺逆第一”，略有化裁。

庚子纳土，子居母腹，甲己化土，甲子纳金，子假母生，怀六甲之象也。化运二易者，万物由乎庚甲也。合者，遇六则合，六乃阴数之终者耳。

方谓阴阳之配，夫妇之道也。子者，坎之位，天一之水，媾精之象，胎辰阳中，故男子从子左行三十至巳，阳也，故男子三十而娶；女子从子右行二十至巳，阴也，故女子二十而嫁。此人事合五行之造化也。

化者，二十八宿之应。如丹天之气，经于奎、壁、牛、女戊分，戊与癸合。丹，火气也，故戊癸为火之运。黅天之气，经于心、尾、角、轸甲分，甲与己合。黅，土气也，故甲己为土之运。苍天之气，经于危、室、柳、鬼，危室壬位，柳鬼丁位。苍，木气也，故丁壬为木之运。素天之气，经于亢、氐、昴、毕，亢氐乙位，昴毕庚位。素，金气也，故乙庚为金之运。玄天之气，经于张、翼、娄、胃，张翼丙位，娄胃辛位。玄，水气也，故丙辛为水之运也。

其周天三百六十五度，四分度之一，太阳旋转，故有七十二候、二十四气、八节之令。五日为候，三候为一气，二气为一节，六气谓之时，四时为一周，一周方成一岁。二十四气全数者，凡三百六十五日零二时七刻一十分也。四时者，各九十一日三时六刻弱也。终一大气者，连闰共计一十九年，每年方得三百六十五日零足耳。

天之五运化图

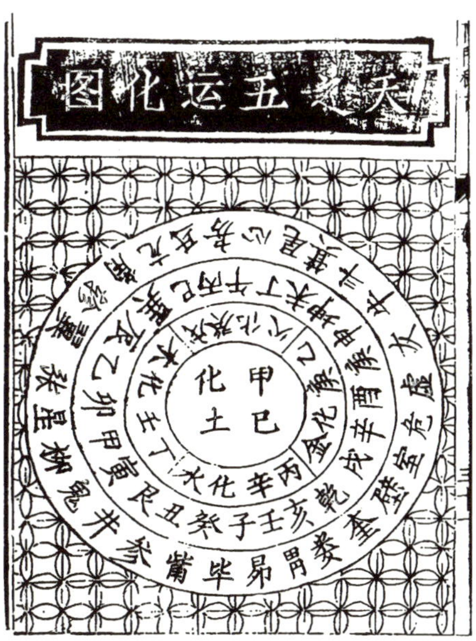

图2 天之五运化图

运 气 说

夫五运者，金木水火土也；六气者，风寒暑热燥火也。天干取运，地支取气。天干有十，配合则为五运；地支十二，对待则为六气。天气始于甲，地气始于子，天地相合，则为甲子。故甲子者，干支之首。天气终于癸，地气终于亥，天地相合，则为癸亥。故癸亥者，干支之末。阴阳相间，刚柔相须，是以甲子后乙丑继之，壬戌后癸亥继之。故天以六为节，地以五为制。周天气者，六期为一备；终地纪者，五岁为一周。凡三十岁，千四百四十气为一纪，六十年为一周。太过不及，斯皆见矣。

五星五运五音相配之图[1]

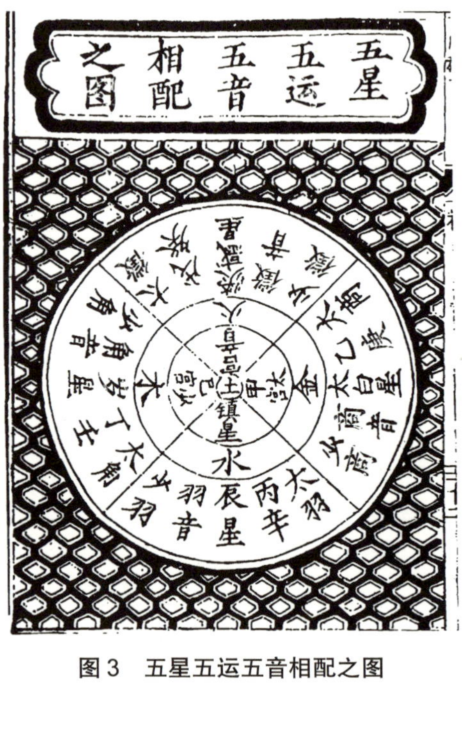

图3 五星五运五音相配之图

---

1 五星五运五音相配之图：此图与下之“五行干支图”原误置于“凡例”之中，据“总目录”移至此。

五行干支图

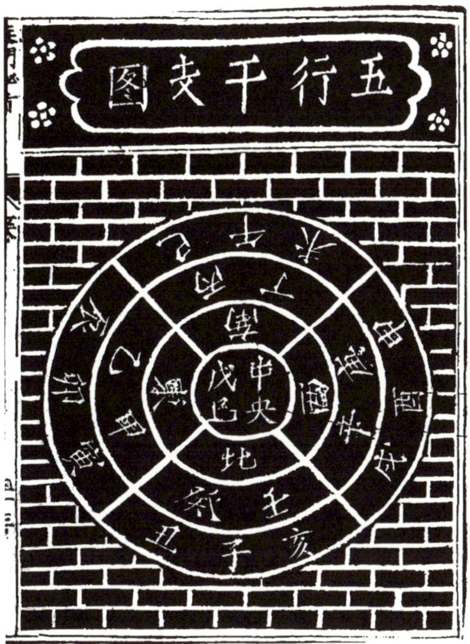

图4 五行干支图

天 干 阴 阳

甲、丙、戊、庚、壬，属阳；乙、丁、己、辛、癸，属阴。

地 支 阴 阳

申、子、辰、寅、午、戌，属阳；巳、酉、丑、亥、卯、未，属阴。

干支阴阳配论

阳支配阳干，二阳用事，其气常盛，故运行为太过；
阴支配阴干，二阴用事，其气常衰，故运行为不及。

五运化歌

甲己化土乙庚金，丁壬化木尽成林，
丙辛俱是三江水，戊癸南方火炎侵。

太始天地初分之际，阴阳析位之时，天分五运，地列五行，五行定位，步政于四方；五气分流，散支于十干、当是黅气横于甲己，白气横于乙庚，黑气横于丙辛，青气横于丁壬，赤气横于戊癸。故甲己应土运，乙庚应金运，丁壬应木运，丙辛应水运，戊癸应火运然也。

太过有余之岁

土运甲岁　水运丙岁　火运戊岁　金运庚岁　木运壬岁

不及不足之纪

水运辛岁　火运癸岁　土运己岁　金运乙岁　木运丁岁

天符说

天符者，假如丙戌岁，丙辛水运，岁之本位，辰戌太阳寒水司天，司天是水又合水运，故曰天符。

岁会说

岁会者，谓运与岁相会。假如甲己化土运，而遇辰戌丑未岁是也。余仿此推之。

同天符

太过之运加地气，曰同天符。假如庚子、庚午年，运同司地燥金。

同　岁　会

不及之运加地气，曰同岁会。假如辛丑、辛未年，运同司地寒水。

顺　化　诀

天气生运，曰顺化。假如甲子年，甲己化土，子午少阴君火，火下生土运。余仿此推之。

天　刑　诀

天气克运，曰天刑。假如庚子年，乙庚化金，子午少阴君火，火下克金运。余仿此推之。

小　逆　诀

运生天气，曰小逆。假如壬子、壬午年，丁壬化木，子午少阴君火，木上生下火。余仿此推之。

不　和　诀

运克天气，曰不和。假如丙子、丙午、丙丁，俱是三江水，子午君火，水上克下火。余仿此推之。

太 乙 天 符

天符、岁会相合，曰太乙天符。戊午、乙酉、己未、己丑，六十年有此四年，太乙天符七。

支　德　符

运与四孟月同，曰支德符。假如寅属木，春孟月也，壬寅岁木运临之；巳属火，夏孟月也，癸巳年火运临之，六十年有此四年。余仿此。

干　德　符

运与交司日相合，曰干德符。甲与己、乙与庚之类。一年遇此二干，天地德合，亦为平气之岁也。

五脏相应歌

甲胆乙肝丙小肠，丁心戊胃己脾乡，
庚属大肠辛属肺，壬是膀胱癸肾堂。

六气主客论

六气者，有主有客。天以六气动而不息，上应乎客；地以五行静而守位，下应乎主。《经》曰：先立其年，以明其气。是知司天在泉，上见下临为之始也。五运有旋转之机，六气有迟早之变，天以是终，始之因于地；地以是终，始之因于物。五运者，即五行也；六气者，五行之变，风寒暑湿燥火也。故一气王六十日，六六三百六十日，终六甲而成阴阳寒暑之岁，方为一岁矣。

客气之图[1]

天以六气动而不息，上应乎客。客气一岁而迁。客气应天者动。

1 客气之图：此前有标题“又图”，其下即“客气”“主气”二图。此层次多余，删之。

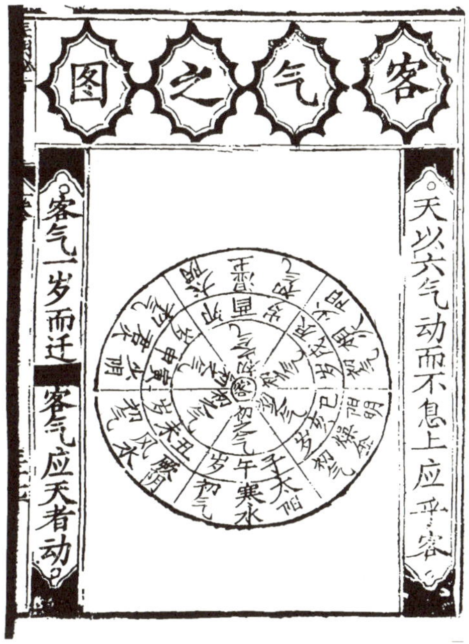

图 5　客气之图

主气之图

地以五行静而守位，下应乎主。主气万载而不易。主气应地者静。

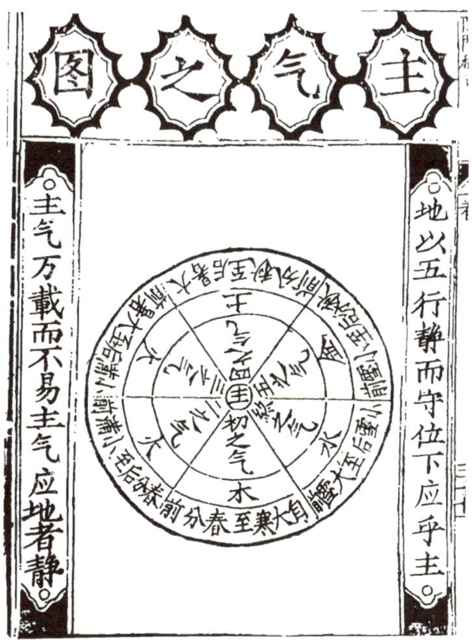

图 6　主气之图

五脏阴阳相配

五脏属阴，阳干为兄；六腑属阳，阴干为弟。相合而谓为表里也。

五脏所属歌

子午少阴君火心，丑未太阴湿土临。
寅申少阳相火位，卯酉阳明属燥金。
辰戌太阳寒水是，巳亥厥阴风水寻。

起 掌 诀 歌

岁之本位曰司天，顺数前三见在泉。前四便是初之气，二三四五六排连。

假如子午年，子午为本位，即司天前三位，即卯乃卯酉，阳明燥金在泉也。余仿此推之。

排山掌法图

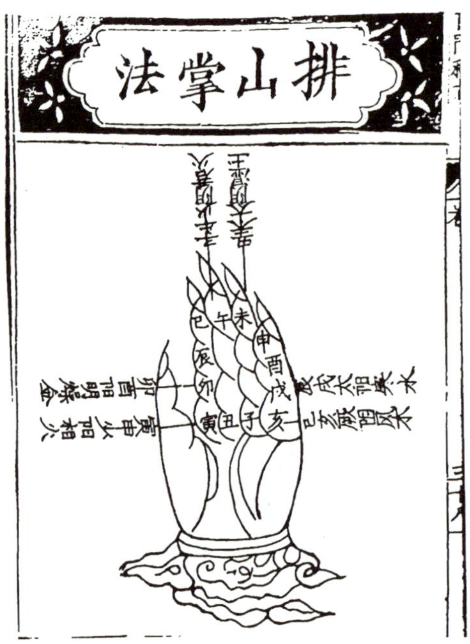

图7　排山掌法图

司天在泉图

司天统运气以管上半年，在泉符运气以镇下半岁。

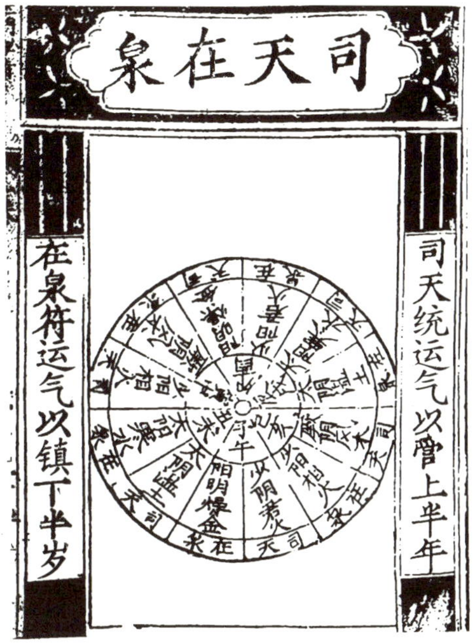

图 8 司天在泉图

六气加临上下论

五运六气，相摩相荡。上加下临，六十年之纪不能齐。

太过之纪有五：木曰发生，火曰赫曦，土曰敦阜，金曰坚成，水曰流衍。

不及之纪有五：木曰委和，火曰伏明，土曰卑监，金曰从革[1]，水曰涸流。

平气之纪有五：木曰敷和，火曰升明，土曰备化，金曰审平，水曰静顺。

太过则乘己所胜而侮所不胜，反受邪，寡于畏也；不及则胜己者来欺之，子必为母复仇也。

1 从革：原字缺损，据《素问·五常政大论》补。

六十年纪运之图

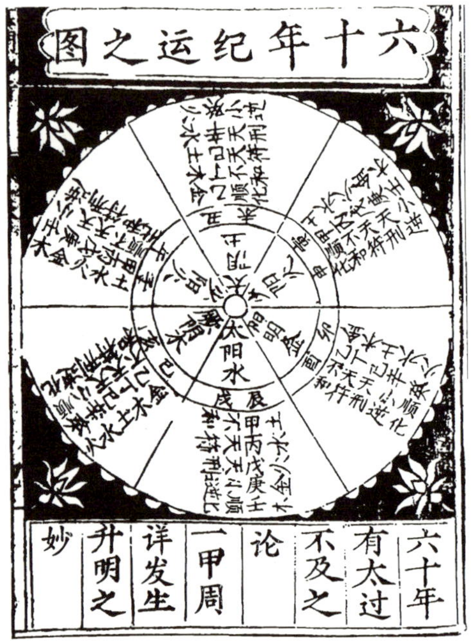

图9 六十年纪运之图

六十年有太过不及之论，一甲周详发生升明之妙。

太过之纪

木曰发生之纪

谓壬子、壬午、壬寅、壬申、壬辰、壬戌六年也。岁木太过，风气流行，脾土受邪，偃木飞砂，草木早生，岁星明见。民病腹痛濡泄、饮食上走两胁，膈噎不通，胃脘当心而痛，甚则忽忽眩冒颠疾。

火曰赫曦之纪

谓戊子、戊午、戊寅、戊申四年也。岁火太过，热气流行，肺气受邪，火焰沸腾，山川赤地，荧惑星明见。民病咳逆喘嗽，肺痿寒热，血溢血泄，甚则身热肤痛。

土曰敦阜之纪

谓甲子、甲午、甲寅、甲申、甲辰、甲戌六年也。岁土大过，湿气流行，肾水受邪，淫雨水潦，田牧[1]土驹，镇星明见。民病七疝鹜溏，甚则腹大肿满。

金曰坚成之纪

谓庚辰、庚戌二年也。岁金太过，燥气流行，肝木受邪，草木晚生，不时霜降，太白星明见。民病胁痛善恐，如人将捕之状，甚则皮肤皴揭。

水曰流衍之纪

谓丙子、丙午、丙寅、丙申、丙辰、丙戌六年也。岁水太过，寒邪流行，心火受邪，雪霜凛冽，水泽冰坚，辰星明见。民病心悬如病饥[2]、坚痞甚痛，甚则厥逆禁固。

不及之纪

木曰委和之纪

谓丁丑、丁未、丁卯、丁酉四年也。岁木不及，燥气妄行，肝反受邪，草木晚生，黄落凋陨，太白光芒。民病胁痛支满；复[3]则火令大举，肺气受制，民病咳逆唾血。

火曰伏明之纪

谓癸丑、癸未、癸卯、癸酉四年也。岁火不及，寒气妄行，心反受邪，雪霜时降，寒气凛冽，辰星光芒。民病吐痢腥秽，食已不饥。复则温令大举，肾水受制，民病膝痛胫肿。

土曰卑监之纪

谓己卯、己酉、己巳、己亥四年也。岁土不及，风气妄行，脾反受邪，雨水愆期。大风数举，肝木受制，民病胁痛。

金曰从革之纪

谓乙巳、乙亥二年也。岁金不及，热气妄行，肺反受邪。草木焦黄，天暑地热，荧惑光芒。民病肺痿、寒热咳血。复则寒令大举，心火受制，民病厥心痛。

---

1 牧：原作“蚑”，据《素问·六元正纪大论》改。

2 饥：原作“肌”，据《素问·玉机真藏论》改。

3 复：原误作“腹”，据此下诸纪，当作“复”，因改。

水曰涸流之纪

谓辛丑、辛未、辛巳、辛亥四年也。岁水不及，湿气妄行，肾反受邪。阴雨淋溃，雪霜晚降，镇星光芒。民病膝痛胫肿。复则风令大举，脾土受制，腹痛濡泄。

平气之纪

木曰敷和之纪

谓丁巳、丁亥二年也。木本不及，上逢天符助之，得其平也。气化均，民病少。

火曰升明之纪

谓戊辰、戊戌二年也。火本太过，上逢天刑克之而得其平也。癸巳、癸亥二年，火本不及，上逢顺化天气生之，助而得其平也。气化均，民病少。

土曰备化之纪

谓己丑、己未二年也。上逢太乙天符助之，得其平也。气化均，民病少。

金曰审平之纪

谓庚子、庚午二年也，上逢君火。

庚寅、庚申二年，上逢相火，天刑克之，减而得其平也。

乙丑、乙未二年，上逢顺化生之。

乙卯年逢天符。

乙酉年逢太乙天符助之，得其平也。气化均，民病少。

水曰静顺之纪

谓辛卯、辛酉二年也，上逢顺化生之，得其平也。气化均，民病少。

卷之二[1]

1 卷之二：本卷之首出卷二、卷三分目录，此后诸卷之首或有数卷分目录，或无目录。各分目录与正文实际标题并不全合，且无法区分层次。校点本保留各卷目录作为资料，且将其分别置于相应的各卷之首。下同不注。

目　　录

医　　论

或问：仲景、东垣、河间、丹溪诸书孰优？学之宜何主？曰：宜专主《内经》而博观乎四子，斯无弊矣。盖医之有《内经》，犹儒道之有六经，无所不备。四子之说则为《学》《庸》《语》《孟》，为六经之阶梯，不可缺一者也。四子之书，初无优劣，但各发明一义耳。仲景见《内经》载伤寒，而其变迁反复之详未备也，故著论立方以尽其变。后人宗之，传用既久，渐失其真，用以通治温暑、内伤诸症，遂致误人。故河间出，而始发明治温暑之法。东垣出，而始发明治内伤之法。河间之论，即《内经》五运六气之旨；东垣之说，即《内经》饮食劳倦之义。仲景非不知温暑与内伤也，特其著书未之及。河间、东垣之于伤寒，则遵用仲景而莫敢违矣。至于丹溪出，而又集诸医之大成，发明阴虚发热，类乎外感内伤，及湿热、相火为病甚多，随症著论，亦不过阐《内经》之要旨，补前贤之未备耳。故曰外感法仲景，内伤法东垣，热病用河间，杂病用丹溪，一以贯之，归于《内经》，医道之大全矣。

或问：仲景处方药品甚少，及东垣用药，多至二十余味。丹溪云：余每治病，用东垣之药，效仲景处方，庶品味数少则药力专精。丹溪何以不法东垣而效仲景也？曰：明察药性，莫如东垣则可多，他人而效其多，斯乱杂矣。东垣如韩信将兵，多多益善；丹溪不过能将十万，故不敢效其多矣。

亢则害承乃制

气之来者，既以极而成灾，则气之乘也，必以复而得平。物极则反，理之自然也。大抵寒暑燥湿风火之气，木火土金水木之形，亢极则所以害其物，承乘则所以制其极。然则极而成灾，复而得平，气运之妙，灼然而明矣，此亢则害承乃制之意。原夫天地阴阳之机，寒极生热，热极生寒，至神不测，有以斡旋牵制于其间也。故木极而似金，火极而似水，土极而似木，金极而似火，水极而似土。盖气之亢极，所以承之者反胜于己也。夫惟承其亢而制其害者，造化之功，可得而成也。今夫相火之下，水气承而火无其变；水位之下，土气承而水无其灾；土位之下，木承而土顺；风位之下，金承而风平。火热承其燥金，自然金家之疾；阴精承其君火，自然火家之候。所谓亢而为害，承而乃制者，如斯而已。

且尝考《六元正纪大论》云："少阳所至为火生，终为蒸溽[1]。"大化以生则火生也，阳在上故终为蒸溽。是水化以承相火之意。"太阳所至为霜[2]雪、冰雹、白埃"，是土化以承之，气寒，水之气也。霜雪、冰雹，水也；白埃，下承土之气也。以至"太阴所至为雷霆骤注烈风"，雷霆骤注，土也；烈风下承之，木气也。"厥阴所至为风生，终为肃"，风化以生，则风生也。肃，静者也。"阳明所至为霜落、温[3]"。霜落，金也；湿下承之，火气也。"少阴[4]所至为热生，终为寒"。热化以生则热生也，阴精承上，故终为寒也。岂非亢为害承[5]乃制者欤？

昔者黄帝与岐伯，上穷天纪，下达地理，远取诸物，近取诸身，更相问难，以作《内经》。至于《六微旨大论》有及于六气相承之言，以为制则生化，外别盛衰，害则败乱生化。水病发而雹雪，土发而骤飘，木发而毁折，金发而清明，火发而曛昧[6]。此皆郁极乃发，以承折亢之意也。呜呼！通天地人，曰儒医二家者流，岂止治疾而已，当思其不明天地之理，不足以为医士之语耳。

能合色脉可以万全

欲知其内，当以观乎外；诊于外者，斯以知其内。盖有诸内者形诸外，苟

1 溽：原作"蓐"，据《素问·六元正纪大论》改。
2 霜：《素问·六元正纪大论》原作"寒"。
3 温：原作"湿"。据《素问·六元正纪大论》改。
4 阴：原作"阳"，据《素问·六元正纪大论》改。
5 承：原误作"则"。据本节标题改。
6 昧：原误作"昧"，据《素问·六元正纪大论》改。

不以相参而断其病之逆顺，不可得也。为功者深烛厥理，故望其五色，以青黄赤白黑以合于五脏之脉，穷其应与不应，切其五脉急大缓涩沉，以合其五脏之色顺与不顺，诚得察其精微之色，诊其微妙之脉，内外相参以治之，则万举万合之功可坐而致矣。《素问》曰："能合脉色[1]，可以万全。"其意如此。

原夫证，辨虚实而为阴阳，散而为五行，而人之所禀皆备焉。夫五脉者，天之真，行气通阴阳，以荣于身。五色者，气之华，应五行，合四时，以彰于面。惟其察色按脉而不偏废，然后察病之机，断之寒热，归之以脏腑，随症而疗之，而获全济之效者，本于能合色脉而已。假令肝色如翠羽之青，其脉微弦而急，所以为生；浮涩而短，色如草滋者，岂能生乎？心色如鸡冠之赤，其脉当浮大而散，所以为顺；若沉濡而滑，色见如衃血者，岂能顺乎？脾色如蟹腹之黄，其脉当中缓而大，所以为从；若微弦而急，色见如枳实者，岂能从乎？肺色如豕膏之白，其脉当浮涩而短，所以为吉；若浮大而散，色如枯骨者，岂能吉乎？以至肾色见如乌鸦之黑，其脉沉濡而滑者祥；或脉来中缓而大，其色见炲者死。死生之理，夫惟诊视相参，既如此则药证相对，厥疾弗瘳者，未之有也。

抑尝论之，容色所见，左右上下，各有其部；脉息所动，寸关尺中，皆有定位。左颊者，肝之部，以合左手关位，肝胆之分，应于风木，为初之气。颜为心之部，以合于左手寸口，心与小肠之分，应于君火，为二之气。鼻为脾之部，合于右手关脉，脾胃之分，应于湿土，为四之。右颊肺之部，合于右手寸口，肺与大肠之分，应于燥金，为五之气。颐为肾之部，以合于左手尺下，肾与膀胱之分，应于寒水，为终之气。至于相火，为三之气，应于右手命门与三焦之分也。若夫阴阳五行相生相胜之理，当以合之于色脉而推之也。是故《脉要精微论》曰："色合五行，脉合阴阳。"《十三难》曰："色之与脉，当参相应。"然而治病万全之功，苟非合于色脉者，莫之能也。《五脏生成篇》云："心之合脉也，其荣色也。"夫脉之大小滑涩沉浮，可以指别，则微诊可以自察，继之以能合色脉，可以万全。谓夫赤脉之至也，喘而坚；白脉之至也，喘而浮；青脉之至也，长而左右弹；黄脉之至也，大而缓；黑脉之至也，上坚而大。此先言五色，次言五脉，欲后之学者，望而攻之以相合也。厥后扁鹊明乎此，述之曰：

1　脉色：原互乙作"色脉"，据《素问·五脏生成篇》乙转。

“望而知之谓之神，切脉而知之谓之巧”。深得《内经》之理也。下至后世，有立方者，目之曰“神巧万全”，厥有旨哉。

诊 脉 法

凡诊脉法，于饮食未进，血气未动之时。医者先须调停自己呼吸，澄心静虑，先以中指取定关部，然后下前后二指，以定寸、尺。男先左手，女先右手，所以别阴阳也。如人臂长则疏下指，臂短则密下指。三部以定，却诊左寸心与小肠脉，轻举指，于皮肤之上消息之，谓之浮候，以辨其表，脉应于腑也；次略加重，于肌肉之间消息之，谓之中候，以探其胃气；次加重按于筋骨之间，举指腹按至骨消息之，谓之沉候，以探其里脉应于脏也。如此三候毕，却诊关部肝胆之脉，如前浮中沉三候毕。次诊尺部肾与膀胱之脉，亦如前浮中沉三部三候，共成九候。复诊右手寸部肺与大肠脉、关部脾胃脉、尺部心包络与三焦脉，亦如左手九候。逐部详究，先须识得本部平脉，但见病脉、贼脉、怪脉、死脉，便能体认，如此详察如何，以断其死生疾病也。苟或部位不能熟认，经络不能明谙，脉形不能备知，则诊候之际，仓皇失措，罔无所知，而求其所谓平脉、病脉者，鲜矣。《经》云：“切而知之谓之巧”。又云：“心中了了，指下难明。”信不诬矣。要在乎得之于心，应之于指，行之于用可也。

八脉八要诀

《经[1]》云：“病有八要，不审则病不能去。非病之不去，无去病之术也。”大哉言乎！呜呼！今之昧者，曷能知此八要者乎？夫八要者，表、里、虚、实、寒、热、邪、正是也，夫百病枢机，不越乎此。苟不知此而妄治，安能鞫其病之情耶？八要者，将何以明之？非诊候八脉、参以外症弗能也。八脉者，浮、沉、迟、数、滑、涩、大、缓是也。表者，病不在里也，脉浮以别之；里者，病不在表也，脉沉以别之；虚者，五虚也，脉涩以别之；实者，五实也，脉滑以别之；寒者，脏腑积冷也，脉迟以别之；热者，脏腑积热也，脉数以别之；邪者，外邪相

1 经：此下文非出医经，乃出〔宋〕寇宗奭《本草衍义》。

干也，脉大以别之；正者，外无邪干也，脉缓以别之。故洪、弦、长、散，浮之类也；伏、石、短、牢，沉之类也；细、小、微、败，迟之类也；疾、促、紧、急，数之类也；动摇、流利，滑之类也；芤虚、结滞，涩之类也；坚实、钩、革，大之类也；濡弱、柔和，缓之类也。此八者，脉之纲领也。苟能得其要领，而诸脉可以类推，而八要从可知矣。其变化无穷，在乎参之而已，难以悉举，若能举一反三，斯用之不竭也。岐伯云："知其要者，一言而终；不知其要者，流散无穷。"此之谓也。学者引而伸之，触类而长之，有无穷之应变，学者思之。

察脉之法

先须六部齐诊，看何部与本部之脉不合者，便是此部有病，然后每部另诊，方可得其精微。无病之人，左[1]手弱右手强，是血虚；右手弱左手强，是气虚。有病之人，左手大、右手小，是外感；右手大、左手小，是内伤。如邪气盛，脉大，医而使之小；正气虚，脉小，医而使之大者，皆效也。

东坡先生说[2] 吾[3]平时细察医之工拙，至于有疾，必先尽告以所患，而复诊视。故中医疗疾，尝愈吾病而已，岂以困医为事哉[4]。今之人[5]往往以脉试医，医者亦不屑问，孟浪一诊，以自挟其所长，宁免实实虚虚之祸哉。盖脉理精微，必尽得其所患，庶几可以意求耳。

宋景濂[6]先生论 扁鹊、华它[7]，天下固不常有，使有之耳，而值浅易之疾，遇难语之人，上之不足展吾术，次之不能从吾所欲，为法宜针而责我以砭，为病是实而究我以虚，何以成其功哉？此言深足为任医者劝，敢并及之。

---

1 左手：原误作"立手"。据文义改。

2 东坡先生说：此与下一标题"宋景濂先生论"乃"察脉之法"下的两段引文，不应单立标题，与上级标题同一层次，故改。

3 吾：原作"於"。此下之说，化裁自《苏沈良方》卷一《脉说》。据此，该字当作"吾"。

4 中医……为事哉：此处过简，导致语意不畅，原文作："故虽中医治吾病常愈。吾求疾愈而已，岂以困医为事哉！""中医"，乃中等水平之医。

5 今之人：此下之文，乃张四维所加评语。

6 宋景濂："濂"，原误作"廉"。此即元末明初大臣、文学家宋濂，景濂为其字。此下之论，作者撮取宋濂《文宪集》卷九《赠郑院判序》而成，多有简省。

7 它：同"佗"，古籍常见称"华佗"为"华它"。

人身五运六气主病歌注

诸风掉眩乃肝木，

掉，摇也；眩，昏乱旋运也，风主动故也。所以风气甚而头目眩运者，由风木旺，必是金衰不能制木，而木旺生火，风火皆属阳，多为兼化阳，主乎动，两动相合，则为之旋转。故火本动也，焰得风自然旋转矣。又或乘车、跃马、登舟、环舞以致眩运呕吐者，风热甚然也。《经[1]》云“曲直动摇，风之用也”。

痛痒疮疡心火属。

人近火气者，微热则痒，热盛则疼，附近则灼而为疮，皆火之用也。痒者，美疾也，火旺于夏而万物蕃鲜荣美也。灸之以火，渍之以汤，而痒转甚者，为火甚之所使也。因而痒去，热令腠[2]理开泄而去故也。或夏月肤痒，以冷水沃之不去者，寒能收敛，腠理闭密，阳气郁结，不能散越，怫热内作故也。痒得爬而解者，爬为火化，微则亦能令痒，爬令皮肤辛辣而属金，辛能散，则火力分解矣。

湿肿满本脾土经，

土湿过急，则否塞肿满，故长夏属土，则诸湿万物隆盛也。

诸气膹郁痿肺属。

膹，满也；郁，奔迫也；痿，手足痿弱，无力以运化也。

寒之收引肾水乡，五运主病枢要目。

收敛引急，寒之用也，故冬寒则拘缩矣。

六 气 为 病

风类

诸暴强直，支[3]痛里急，筋缩软戾，本足肝胆二经厥阴风木之气也。

暴，促也；强直，坚劲也；支痛，支持也。谓坚固支持，筋挛不柔而痛也。

---

1 经：下之引文，出《素问玄机原病式》。
2 腠：原作“胜”，不通。据文义，“胜”为“腠”之形误，因改。
3 支：通“肢”，肢体也。按本书凡例不改。作者谓“支，支持也”，不合文义。

软，缩也；戾，乖戾也。然燥金主于收敛，短缩劲切，风木为病，又见燥金之化者，由亢则害承乃制也。况风能胜湿，甚者皆兼于燥也。

寒类

诸病上下，所出水液，澄澈清冷，癥瘕㿗疝，坚痞，腹满急痛，下利清白，食已不饥，吐利腥秽。屈伸不便与厥逆，厥逆禁固太阳经。肾与膀胱为寒水，阴阳标[1]本六气里。

上下所出水液澄澈清冷，如天气寒则水自然汀清也。癥，气聚积，或聚或散，无有常处也。瘕，血结之块，盖女子月水沉滞，久而成此也。《经》曰：小肠移热于大肠，为虚瘕，为沉。然则血瘕亦有热者也，当以标本论之。㿗疝，足厥阴经受寒则阴肿也。坚痞、腹满痛急，如水寒则冰，坚硬如地也。下利清白，水寒则清净明白也。食已不饥，胃热能消谷，寒则不能消谷，食虽已而亦不饥也。吐利腥秽，寒水甚而制火，不能平金，肺金自盛，故水腥也。屈伸不便、厥逆禁固，谓手足蜷挛而冷也。

暑类

诸病喘呕及吐酸，暴注下迫转筋难。小便浑浊血溢泄，瘤气结核瘟疹斑。痈疽吐下霍乱症，瞀膹肿胀鼻基干。衄衄淋闭身发热，恶寒战栗惊惑惑。笑悲谵[2]妄衄蔑污，腹胀鼓之有声和。少阴君火手二经，真心小肠气之过。

喘，火气甚而息粗，热伤肺而喘也。呕，胃膈热盛则为呕，火气炎上之象也。吐酸者，肝木之味也，由火盛制金，不能平木而肝木自盛，故为酸也。如饮食热蕴，久则酸矣。暴注，卒泻也，火性疾速故也。下迫，里急后重也。火性燥物，能令下焦急迫也。转筋，热燥于筋而筋转也。小便浑浊，天气寒则水清洁，天气热则水浑浊矣。腹胀大，鼓之如鼓，气为阳，热盛则气盛，故腹胀满也。痈，浅而大也；疽，深而恶也。疡，有头小疮也；疹，浮小瘾疹也。瘤，气滞瘤也；丹，火热胜气也；结核，热气郁结其痰而坚硬，如果中核也。吐下霍乱，三焦为水谷传化之道路，热气盛则传化失常而吐泻霍乱也。瞀，神昏而气浊也。膹，郁热极则腠理郁结，而气道不通也。肿胀，阳热太盛则肿满膜胀

1　标：原作“表”，下文提及“当以标本论之”，据改。
2　谵：原作“担”，不通，据下文解释及《素问·六元正纪大论》改。

也。鼻室，谓鼻塞也。鼽，鼻出清涕也。衄，鼻出血也，溢血出于上窍也。泄，血出于下窍也。淋，热客膀胱，小便涩痛也。闭，大便涩滞也。身热恶寒，邪在表而反恶寒也。因[1]《经》谓火热过极，反兼水化制之，乃阳极似阴，故战栗而动摇也。惊，心卒动而不宁也；惑，疑惑而志不一也。悲，谓心火热盛则凌肺金，金不受制，故发悲哭也。笑，心火热盛，喜志发也。或以手扰人胁肋胭腋，令人痒而笑者，扰乱动挠，火之化也。谵，多言也，心热神乱，言妄出也。妄，狂妄也，心热神昏，则目有所见也。衄蔑血污[2]，谓热盛伤肺，鼻出紫黑血也。

湿类

痓与强直积饮滞，霍乱中满诸膈痞。体重吐下胕肿痿，肉软如泥按不起。太阴湿土二足经，脾与从中胃之气。

痓，痉也。强直，谓强项也，太阳经中湿则令人强项。有汗者曰阴痓，仲景所谓柔痓是也。积饮，谓留饮也。痞，否也，谓气不升降也。隔，阻滞也。中满，土位湿盛则令中焦满也。吐下霍乱，谓肠胃湿饮相兼故也。体重，清阳为天，浊阴为地，湿土为病，体重然也。胕肿，湿流于下。肉如泥，按之不起，湿胜于身也。

燥类

诸燥枯涸，干劲皴揭，皆属于燥，乃阳明燥金肺与大肠之气也。

燥，遍身燥滞而不滑泽也。枯，不荣生也。涸，不流通也。干，不滋润也。劲，不柔和也。皴揭，皮肤开裂也。而上皆血液衰耗病耳。

火类

诸热瞀瘛筋惕惕，悸动搐搦瘛疭极。暴瘖冒昧躁扰狂，骂詈惊骇气上逆。胕肿痛酸嚏呕疮，喉闭耳鸣聋欲闭。呕涌溢食下不能，目昧不明瞤气翳。或禁栗之如丧神，暴病暴死暴注利。少阳相火手二经，心包络与三焦气。

瞀，昏也。瞤，热令肌肉跳动也。暴瘖，卒哑也，心火热盛，上克肺金，不能发声也。冒昧，昏愦也。躁扰，谓热盛于外，手足不宁也。狂越，谓乖越礼法而失常也，《经》曰：登高而歌，弃衣而走，骂詈不避亲疏，热极故也。骂詈

---

1 因：原作“囙”，不通。据其字形及上下文义，参《素问·五常政大论》，改作“因”。
2 污：原作“汗”，据本条正文“衄蔑污”，则此“汗”或为“汚”（“污”之异体）之形误，故改。

者，言之恶也，心火热极则发恶言也。惊骇，君火化同。胕肿，热盛于内也。疼酸者，由火盛制金，不能平木故也。气逆冲上，火气炎上也。禁栗如丧神守，栗，战栗也。禁，冷也。如丧神守，火极而似水化也。嚏，鼻中因痒而气喷作声也。呕、疮疡[1]，君火化同。喉痹，热客上焦也。耳鸣，热冲听户故也。聋，水衰火盛，气道闭塞然也，微则可治，久则难通。呕涌，溢食不下，胃膈热盛，火气炎上之象也。目昧不明，五脏热极则目昏不能视物也。暴注卒泻，君火化同。瞤瘛，惕跳而肉动也。暴病暴死，火性疾速故也。盖因肾水衰虚，心火暴盛，水不能制之，热气怫郁，心神昏冒，则筋骨不用，卒倒而无所知也。若热盛至极则死，微则发过如故，俗云暗风疾也。

标　本　论

夫标本之道，要而博，小而大，可以言一[2]而知百病之害。言标与本，易而勿损；察本与标，气可令调。又曰：知本知标，万举万当；不知标本，是谓妄行。盖六气为本，三阴三阳为标。又曰：为病之气为本，受病经络脏腑为标。又曰：先病为本，后病为标。全在医家之活法，而急则治其标，缓则治其本也。或本而标之，或标而本之，故曰：知其要者，一言而终；不知其要者，流散无穷。

六气治宜

必先岁气，勿伐天和。故太阳寒水，治宜辛热；阳明燥金，治宜苦温。少阳相火，治宜酸寒；太阴湿土，治宜苦热。少阴君火，治宜咸寒；厥阴风木，治宜辛凉。以其时而化其气，过犹[3]不及，病乃生焉。故察其盛衰，以味折之，以正其气。《经》云："必折其郁，而取化源。益其岁气[4]，无使邪胜。"使暴过不生，苛疾不起。是理岁之大要，学者宜熟玩之。

---

1 疡：原字类"汤"，据《素问·六元正纪大论》改。

2 一：原缺，据《素问·至真要大论》补。

3 犹：原作"尤"，据上下文义改。

4 气：原脱，据《素问·六元正纪大论》补。

十二经脉歌[1]

手太阴肺中焦生，下络大肠出贲门。上膈属肺从肺系[2]，系横出腋臑中行。肘[3]臂寸口上鱼际，大指内侧爪甲根。支络还从腕后出，接次指属阳明经。此经多气而少血，是动则病喘与咳。肺胀膨膨缺盆痛，两手交瞀为臂厥。所生病者为气嗽，喘渴烦心胸满结。臑臂之内前胁痛，小便频数掌中热。气虚肩背痛而寒，气盛亦疼风汗出，欠[4]伸少气不足息，遗矢[5]无度溺变别。

阳明之脉手大肠，次指内[6]侧起商阳。循指上廉出合谷，两筋歧骨循臂肪。入肘外廉循臑外，肩端前廉柱骨傍。从肩下入缺盆内，络肺下膈属大肠。支从缺盆直上颈，斜贯颊前下齿当。环出人中交左右，上侠鼻孔注迎香。此经气盛血亦盛，是动颈肿并齿痛。所生病者为鼻衄，目黄口干喉痹生。大指[7]次指难为用，肩前臑外痛相仍。

胃足阳明交鼻起，下循鼻外上入齿。还出侠口绕承浆，颐后[8]大迎颊车里。耳前发际至额颅。支下人迎缺盆底。下膈入胃络脾宫，直者缺盆下乳内。一支幽门循腹里，下行直合气冲[9]中。遂由髀关抵膝膑，胻跗中指内关同。一支下膝注三里，前出中指外间通。一支别走足跗指，大指之端经尽已。此经多气复多血，是动欠伸面颜黑。凄凄[10]恶寒畏见人，忽闻木音心震惧[11]。登高而歌弃衣走，甚则腹胀仍贲响。凡此诸疾皆骭厥，所生病者为狂疟。湿温汗出鼻流血，口㖞唇胗[12]又喉痹。膝膑疼痛腹胀结，气膺伏兔胻外廉。足跗中指

---

1 十二经脉歌：此歌见于《医经小学》卷三《经络·十二经脉》，以下据此篇校改者仅标《医经小学》。

2 系：原作“丝”，下一“系”亦作“丝”，据《医经小学》。下同径改。

3 肘：原作“胕”，据改同上。

4 气盛亦疼风汗出欠：原缺损，据补同上。

5 矢：原作“失”，据改同上。

6 内：原作“端”，据改同上。

7 指：原作“持”，据《医经小学》改。

8 后：原作“下”，据改同上。

9 冲：《医经小学》同，《灵枢·经脉》作“街”。

10 凄凄：原作“妻妻”，据改同上。

11 惧：《医经小学》原作“慑”，皆可通。

12 胗：原误作“吻”，据改同上。

俱痛彻。有余消谷溺色黄，不足身前寒振栗。胃房胀满食不消，气盛身前皆有热。

太阴脾起足大指，上循内侧白肉际。核骨之后内踝前，上臑循胻经[1]膝里。股内前廉入腹中，属脾络胃与膈通。侠喉连[2]舌散舌下。支络从胃注心宫[3]。此经气盛而血衰，是动其病[4]气所为。食入即吐胃脘痛，更兼身体痛难移。腹胀善噫舌本强，得后与气快然衰。所生病者舌亦痛，体重不食亦如之。烦心心下仍急痛，泄水溏[5]瘕寒疟随。不卧强立股膝肿，疸发身黄大指痿。

手少阴脉起心中，下膈直与小肠通。支者还从心络走，直上咽喉系目瞳。直者上肺出腋下，臑后肘[6]内少海从。臂内后廉抵掌后，兑骨之端注少冲。多气少血属此经，是动心脾痛难任。渴欲饮水喉干燥，所生胁痛目如金。胁[7]臂之内后廉痛，掌中有热向经寻。

手太阳经小肠脉，小指之端起少泽。循手外侧出踝中，循臂骨出肘[8]内侧。上循臑外出后廉，直过肩解绕肩甲。交肩下入缺盆内，向腋络心循咽嗌。下膈抵胃属小肠。一支缺盆贯颈颊，至目锐[9]眦却入耳，复[10]从耳前仍上颊。抵鼻升至目内眦，斜络于颧别络接。此经少气还多血，是动[11]则病痛咽嗌。颔下肿兮不可顾，肩如拔兮臑似折。所生病主肩臑痛，耳聋目黄肿腮颊。肘臂之外后廉痛，部分犹当细分别。

足经[12]太阳膀胱脉，目内眦上起额尖。支者巅上至耳角，直者从巅脑后悬。络脑还出别下项，仍循肩膊侠脊[13]边，抵腰膂肾膀胱内。一支下与后阴

1 经：原误作"觔"，据改同上。
2 连：原误作"项"，据改同上。
3 宫：原作"胸"，据改同上。
4 病：原作"痰"，据改同上。
5 溏：原误作"塘"，据改同上。
6 肘：原误作"胕"，据改同上。
7 胁：原作"肋"，据改同上。《灵枢·经脉》作"臑"。
8 肘：原误作"胕"，据《医经小学》改。
9 锐：原误作"兑"，据改同上。
10 复：原作"后"，据改同上。
11 动：原误作"病"，据改同上。
12 经：原脱，据补同上。
13 脊：原作"眷"，据改同上。

连。贯臀斜入委中穴。一支臂内左右别，贯胛[1]侠脊过髀枢，臂内后廉腘中合。下贯腨内外踝后，京骨之下指外侧。是经血多气犹少，是动头疼不可当。项如拔兮腰似折，髀强痛彻脊中央。腘如结兮腨如裂，是为踝厥筋乃伤。所生疟痔小指废[2]，头囟[3]项[4]痛目色黄。腰尻腘脚痛连背，泪流鼻衄及巅狂。

足经肾脉属少阴，小指斜趣涌泉心。然骨之下内踝后，别入跟[5]中腨内侵。出腘内廉上[6]股内，贯肝属肾膀胱临。直者属肾贯肝膈，入肺循喉舌[7]本寻。支[8]者从肺络心内，仍至胸中部分深。是经多气而少血[9]，是动病饥不欲食。喘嗽唾血喉中鸣，坐而欲起面如垢。目视䀮䀮气不足，心悬如饥常惕惕。所生病者为舌干，口热咽痛气贲逼。股内后廉并脊疼，心肠烦痛疸而澼[10]。痿厥嗜卧体怠惰，足下热痛皆肾厥。

手厥阴心主起胸，属包下膈三焦宫。支者循胸出胁下，胁下连腋三寸同。仍上抵腋循臑中，太阴少阴两经中，指透中冲支者别，小指次指络相通。是经少气原多血，是动则病手心热。肘臂挛急腋下肿，甚则胸胁支满结。心中澹澹或大动，善笑目黄面赤色。所生之者为烦心，心痛掌中热之病。

手经少阳三焦脉，起自小指次指端。两指岐骨手腕表，上出臂外两骨间。肘后臑外循肩[11]上，少阳之后交别传。下入缺盆膻中分，散络心包膈[12]里穿。支者膻中缺盆上，上项耳后耳角旋。出下至颐仍注[13]颊；一支出耳入

1 胛：原误作“脾”，据改同上。
2 废：原误作“发”，据改同上。
3 囟：原误作“腮”，据改同上。
4 项：原作“顶”，《医经小学》同。据《灵枢·经脉》改。
5 跟：原误作“哏”，据改同上。
6 上：原误作“土”，据改同上。
7 喉舌：原误作“候千”，据改同上。
8 支：原误作“安”，据改同上。
9 血：原误作“今”，据改同上。
10 澼：原误作“癖”，据改同上。
11 肩：原误作“间”，据改同上。
12 包膈：原作“膈高”，据改同上。
13 注：原误作“洼”，据改同上。

耳前。却从上关交曲颊。至目内眦乃尽焉。是经少血还多气，是动耳鸣喉肿痹。所生病者汗自出，耳后痛兼目锐眦。肩臑肘臂外皆疼，小指次指亦如废。

足脉少阳胆之经，始从两目锐眦生。抵头循角下耳后，脑空风池次第行。手少阳前至肩上，交少阳右至缺盆。支者耳后贯耳内，出走耳前锐眦循。一支锐眦大迎下，合手少阳[1]抵项根。下加颊车缺盆合，入胸贯膈络肝经。属胆仍从胁里过，下入气街毛际萦[2]。横入髀厌环跳内，直者缺盆下腋[3]膺。过季胁下髀厌内，出膝外廉是阳陵。外辅绝骨踝前过，足跗小指次[4]指分。一支别从大指去，三毛之际接肝经。此经多气乃少血，是动口苦善太息。心胁[5]疼痛难转移，面尘足热体无泽。所生头痛连锐眦，缺盆肿痛并两腋。马刀侠瘿生两傍，汗出振寒痎疟疾。胸胁髀膝[6]至胻骨，绝骨踝痛及诸节。

厥阴足脉肝所终，大指之端毛际丛[7]。足跗上廉太冲分，踝前一寸入中封。上踝交出太阴[8]后，循腘[9]内廉阴股充，环绕[10]阴器抵少腹，侠胃[11]属肝络胆逢。上贯膈里布胁肋，侠喉颃颡[12]目系同。脉上巅会督脉出。支者还生目系[13]中。下络颊里环唇内。支者便从膈肺起。此经血多气少焉，是动腰疼俯仰难。男疝女人少腹肿，面尘脱色及咽干。所生病者为胸满，呕吐洞泄小便难。或时遗溺并狐疝，临症还须子细看。

---

1 阳：原误作“阴”，据改同上。
2 萦：原误作“荣”，据改同上。
3 腋：原误作“腽”，据改同上。
4 次：原误作“大”，据改同上。
5 胁：原误作“肠”，据改同上。
6 膝：原误作“脉”，据改同上。
7 丛：原误作“发”，据改同上。
8 阴：原误作“门”，据改同上。
9 腘：原误作“踝”，据改同上。
10 绕：原作“统”，据改同上。
11 胃：原误作“肙”，据改同上。
12 颃颡：原作“项与”。据改同上。
13 系：原误作“多”，据改同上。

周身经穴赋[1]

手太阴兮大指侧，少商、鱼际兮太渊穴。经渠[2]兮列缺，孔最兮尺泽。侠白共天府为邻，云门与中府[3]相接。右凡十一穴，左右二十二穴。

手阳明兮[4]大肠之经，循商阳兮二三而行。二间、三间。历[5]合谷、阳溪之腧，过偏历、温溜之滨。下廉、上廉、三里而近，曲池、肘髎[6]、五里之程。臑、髃即臂臑、肩髃[7]二穴。上于巨骨。天鼎纡乎扶突。禾髎唇连，迎香鼻边。凡二十穴。左右共四十穴。

胃乃足之阳明，厉兑趋乎内庭。过陷谷[8]、冲阳之分。见解溪、丰隆之神。下巨虚兮条口陈，上巨虚兮三里仍。犊鼻引入于梁丘、阴市之下。伏兔上贯于髀关、气冲之经。归来兮水道，大巨兮[9]外陵。运天枢兮滑肉，礼太乙兮关门。梁门兮承满，不容兮乳根。乳中之膺窗、屋翳，库房之气户、缺盆。气舍、水突，人迎，大迎。地仓兮巨髎续，四白兮承泣分。御颊车于下关[10]，张头维于额垠。凡四十五穴。左右共九十穴。

足太阴兮脾中州，隐白出兮大指头。赴大都兮瞻太白，访公孙兮至商丘。越三阴之交，而漏谷[11]、地机可即；步阴陵之泉，而血海、箕门是求。入冲门兮府舍轩豁，解腹结兮大横优游。腹哀[12]、食窦兮，接天溪[13]而同派；胸乡周荣兮，缀大包而如钩。凡二十一穴。左右共四十二穴。

---

1 周身经穴赋：此赋见于《医经小学》卷三《经络》同名赋，以下据此篇校改者仅标《医经小学》。

2 渠：原误作“络”，据《医经小学》改。

3 府：原误作“脘”，据改同上。

4 兮：原脱，据补同上。

5 历：原误作“立”，据改同上。

6 肘髎：“肘”原误作“肘”，“髎”原误作“胶”，据改同上。

7 臑髃即臂臑肩髃：原作“髃臑即臂脱肩髃”，据《医经小学》改错并调整文字顺序大小。

8 谷：原误作“骨”，据《医经小学》改。

9 兮：原误作“虚”，据改同上。

10 下关：原误作“再”，据改同上。

11 谷：原误作“骨”，据改同上。

12 哀：原作“衰”，据改同上。

13 溪：原误作“谿”，据改同上。下同径改不出注。

迨夫真心为手少阴，少冲出乎小指，少府直乎神门。阴郄、通理兮，灵道非远；少海、青灵兮。极泉何深。凡九穴。左右一十八穴。

手之太阳，小肠之荥。路从少泽，步前谷、后溪之隆；道遵腕骨。观阳谷、养老之崇。得支正于小海，逐肩贞以相从。值臑腧兮遇天宗，乘秉[1]风兮曲垣中。肩外俞兮肩中俞，启天窗兮见天容。匪由颧髎，曷造听宫。凡十九穴。左右三十八穴。

足膀胱兮太阳，交背部之二行。穷至阴于通谷之口。寻束骨于京骨之乡。申脉命仆参以前导，昆仑辟金门于踝傍。奋跗[2]阳飞阳之志，转承山、承筋之行。至于合阳，委中、委阳。浮郄、殷门以岐往，承扶[3]、秩边而胞肓。入志室兮肓门、胃仓，开意舍兮振彼阳纲。出魂门兮隔关，乃噫嘻乎神堂。膏肓兮在四椎之左右，魄门[4]兮随附分而会阳。下、中、次、上之髎[5]，白环中膂之房。膀胱俞兮小肠，大肠俞兮在傍。三焦肾俞兮胃俞接，脾、胆[6]、肝、膈兮心俞当。厥阴、肺俞之募，风门、大杼之方。天柱竖兮玉枕、络却；通天溪兮见彼承光。自五[7]处、曲差而下，造攒竹、睛明之场。凡六十三穴。左右共一百二十六穴。

足少阴兮肾属[8]，涌泉流于然[9]谷。太溪[10]、大钟兮水泉缘，照海、复溜兮交信续。从筑宾兮上阴谷，掩横骨[11]兮大赫麓。气穴四满兮中注，肓腧上通兮商曲。守石关兮阴都宁，闭通谷兮幽门肃。步廊[12]、神封而灵墟存，神藏[13]、或中[14]而腧腑足。凡二十七穴。左右五十四穴。

1　秉：原作“乘”，《医经小学》同，据《素问·气府论》改。
2　跗：原误作“付”，据《医经小学》改。
3　承扶：原误作“扶承”，据《医经小学》乙转。
4　门：原误作“户”，据改同上。
5　髎：原误作“交”，据改同上。
6　胆：原脱，据补同上。
7　五：原误作“立”，据改同上。
8　属：原误作“出”，据改同上。
9　然：原误作“热”，据改同上。
10　溪：原误作“谿”，据改同上。
11　骨：原误作“舍”，据改同上。
12　廊：原误作“即”，据改同上。
13　藏：原误作“气”，据改同上。
14　或中：后世多作“彧中”。

手厥阴心包之络，中冲发中指之奇。自劳宫、大陵而往，逐内关、间使而驰。叩郄门于曲泽，酌天泉于天池。凡九穴。左右一十八穴。

手少阳三焦之脉，在小指次指之端。关冲开乎液[1]门，中渚[2]、阳池外关[3]。支沟、会宗、三阳络，四渎、天井、清冷渊，消泺臑会，肩髎相连。天髎处天牖之下，翳风让瘈脉居先。颅息定而角孙近耳，丝竹空而和髎倒悬。耳门既辟，夏蚋闻焉。凡二十三穴。左右共四十六穴。

足少阳兮胆经，穴乃出乎窍阴。溯[4]侠溪兮地五会，过临泣兮丘墟[5]平。悬钟兮阳辅、光明，外丘兮阳交、阳陵。西出阳关[6]兮，抵中渎、风市之境；环跳、居髎兮，循维道、五枢之名。考夫带脉，询至京门。日月丽兮辄筋荣，渊液[7]泄兮肩井盈。临风池兮脑空鸣，穷窍阴兮完骨明[8]。举浮白于天冲，接承灵于正营[9]。目窗兮临泣，阳白兮本神。率谷回兮曲鬓出，悬厘降[10]兮悬颅承。颔厌兮嘉[11]客主人，听会兮童子髎迎。凡四十三穴。左右八十六穴。

厥阴在足。肝经所钟。起大敦于行间，循太冲于中封。蠡、中都之会，膝关曲泉之宫。袭阴包于五里兮，阴廉乃发；寻[12]羊矢于章门兮，期门可攻。凡十三穴。左右二十六穴。

至[13]若任脉行乎腹与胸，承浆泄兮廉泉通。窥[14]天突于璇玑，捣[15]华盖于紫宫。登玉堂兮膻中集，履[16]中庭兮鸠尾冲。瞻巨阙兮二脘上中，过建里兮下脘

---

1 乎液：原误作“千掖”，据《医经小学》改。
2 渚：原误作“者”，据改同上。
3 关：原误作“门”，据改同上。
4 溯：原作“泝”，乃“溯”之异体“泝”之误，据改同上。
5 丘墟：原误作“合谷”，据改同上。
6 关：原误作“明”，据改同上。
7 液：原误作“掖”，据改同上。
8 明：原误作“门”，据改同上。
9 营：原误作“宫”，据改同上。
10 厘降：原误作“丰隆”，据改同上。
11 嘉：原作“佳”，据改同上。
12 寻：原脱，据补同上。
13 至：原误作“王”，据改同上。
14 窥：原误作“窍”，据改同上。
15 捣：原误作“祷”，据改同上。
16 履：原脱，据补同上。

攸同。水分兮神阙缥缈，阴交兮气海鸿蒙。石门直兮关元、中极，曲骨横兮会阴乃终。凡二十四穴。

督脉行乎背部中，兑端接兮龈[1]交从。素髎在鼻[2]兮，水沟疏通。神庭入发兮，上星瞳朦。囟会现兮前顶，百会俨兮尊崇。后项辅兮强间逢，脑户蔽[3]兮风府空。哑门通于大椎兮，陶道坦夷[4]；身柱缥于神道兮，灵台穹[5]窿。至阳立下，筋缩脊中。接脊悬枢，命门重重。歌阳关兮舞腰腧，愿长强兮寿无穷。凡二十[6]七穴。

十二经气血多寡歌

多血多气君须记，大肠手经足经胃。少血多气有六经，三焦胆肾心脾肺。多血少气心包络，膀胱小肠肝无异。

血气周流尺寸法

周天三百六十五度，太[7]阳一日行一度，从房至胃十四宿，为阳，主昼，正[8]人身血气行阳二十五度也。从昴至氐十四宿，为阴，主夜，正人身血气行阴二十五度也。

盖人身经络共长一十六丈二尺。手三阳之脉，从手至头，长五尺，五六方三丈。手三阴之脉，从手至胸中，长三尺五寸，三六一丈八尺，五六三尺，合二丈一尺。

足三阳之脉，从足至头，长八尺，六八四丈八尺。足三阴之脉，从足至胸中，长六尺五寸，六六三丈六尺，五六三尺，合三丈九尺。

---

1 龈：原误作“断”，据改同上。
2 鼻：原误作“面”，据改同上。
3 蔽：原误作“闭”，据改同上。
4 坦夷：原互乙，据乙正同上。
5 穹：原误作“穷而”，据改同上。
6 十：原误作“一”，据改同上。
7 太：原作“六”。《图书编》卷七十三作“太”，义长据改。
8 正：原作“止”，据改同上。

人两足跻脉，从足至目，长七尺五寸，二七一丈四尺，二五一尺，合一丈五尺；

督脉、任脉各长四尺五寸，二四八尺，二五一尺，合九尺。凡脉长一十六丈二尺也。人一呼脉行三寸，一吸脉行三寸，呼吸定息脉行六寸，十息脉行六尺，百息脉行六丈，二百七十息脉行一十六丈二尺，气血周身一度也，漏水下二刻焉。至明日寅时，周身五十度，脉八百一十丈，该一万三千五百息，漏水下百刻焉，日行二十八舍也。

其始从中焦，注[1]手太阴、阳明，阳明注足阳明、太阴，太阴注手少阴、太阳，太阳注手足阳明、少阴，少阴注手厥阴、少阳，少阳注足少阳、厥阴，厥阴循环注手太阴。周而复始，循环无端。气主煦之，血主濡之，脉在其中，为之枢纽也。春秋分昼夜两停，脉行五十度，合乎正类也。若冬至之后，昼四十刻，夜六十刻，阴多阳少，气血疑涩而脉道迟，止行四十度也。夏至之后，昼六十刻，夜四十刻，阳多阴少，气血滑利而脉道疾，及行六十度也。若天气暴热，脉行亦疾；天气暴寒，脉行亦迟。故人不能调养，以顺造化之气，则病生而脉变矣。

1 注：原作“住”，据《难经·二十三难》改。

卷之三

目　录

药　性　赋[1]

寒品

诸药识性，此类最寒。犀角解乎心热，羚羊清乎肺肝。泽泻利水通淋而补阴不足，海藻散瘿破气而治疝何难？闻知菊花能明目而清头风，射干疗咽闭而消痈毒。薏苡理脚气而除风湿，藕节消瘀血而止吐衄。瓜蒌子下气润肺喘兮，又且宽中；车前子止泻利小便兮，尤能明目。是以黄蘗疮[2]用，兜铃嗽医。地骨皮有退热除蒸之效，薄荷叶宜消风清肿之施。宽中下气，枳壳缓而枳实速也；疗肌解表，干葛先而柴胡次之。百部治肺热，咳嗽可止；栀子凉心肾，鼻衄最宜。玄参治结热毒痈，清利咽膈；升麻消风热肿毒，发散疮痍。尝闻腻粉抑肺而敛肛门，金箔镇心而安魂魄。茵陈主黄疸而利水，瞿麦治热淋之有血。朴硝通大肠，破血而止痰癖；石膏坠头疼，解肌而消烦渴。前胡除内外之痰实，滑石利六腑之涩结。天门冬止嗽，补虚冷而润肝心；麦门冬清心，解烦渴而除肺热。又闻治虚烦除哕呕，须用竹茹；通闭结导瘀血，必资大黄。宣黄连治冷热之痢，又厚肠胃而止泻；淫羊藿疗风寒之痹，且补阴虚而助阳。茅根止血与吐衄，石韦通淋于小肠。熟地黄补血，且疗虚损；生地黄宣血，更医眼疮。赤芍药破血而疗腹疼，烦热亦解；白芍药补虚而生新血，退热尤良。若乃消肿满逐水于牵牛，除毒热杀虫于贯仲。金铃子治疝气而补精血，萱草

1　药性赋：此全文摘取明初《药性赋》，以“四性”分类为特征。后世版本甚多，且或托名〔元〕李杲（东垣）撰。本次校点取《医要集览》所收佚名氏《药性赋》为校本。

2　疮：原作“沧”，据《医要集览·药性赋》改。

根治五淋而消乳肿。侧柏叶治血山[1]崩漏之疾，香附子理血气妇人之用。地肤子利膀胱，可洗皮肤之风；山豆根解热毒，能止咽喉之痛。白鲜皮去风，治筋弱而疗足顽痹；旋复花明目，治头风而消痰嗽壅。又况荆芥穗清头目便血，疏风散疮之用；瓜蒌根疗黄疸毒痈，消渴解痰之忧。地榆疗崩漏，止血止痢；昆布破疝气，散瘿散瘤。疗伤寒解虚烦，淡竹叶之功倍；除结气破瘀血，牡丹皮之用同。知母止嗽而骨蒸退，牡蛎涩精而虚汗收。贝母清痰，止嗽咳而利心肺；桔梗下气，利胸膈而治咽喉。若夫黄芩治诸热，兼主五淋；槐花治肠风，亦匡痔痢。常山理痰结而治温[2]疟，葶苈泻肺喘而通水气。此六十六种，药性之寒，又当考《图经》，以博其所治，观夫方书，以参其所用焉，其庶几矣。

热品

药有温热，又当审详。欲温中以毕拨，用发散以生姜。五味子止嗽痰，且滋肾水；腽肭脐疗痨瘵，更壮元阳。原夫川芎祛风湿，补血清头；续断治崩漏，益筋强脚。麻黄表汗以疗咳嗽，韭子助阳而医白浊。川乌破积，有消痰治风痹之功；天雄散寒，为去湿助精阳之药。观夫川椒达下，干姜暖中。葫芦巴治虚冷之疝气，生卷柏治癥瘕而血通。白术消痰壅，温胃兼止吐泻；菖蒲开心气，散冷更治耳聋。丁香快脾胃而止吐逆，良姜止心气痛之攻冲。肉苁蓉填精益肾，石硫黄缓胃驱虫。胡[3]椒主去痰而除冷，秦椒主攻痛而治风。吴茱萸疗心腹之冷气，灵砂定[4]心藏之怔忡。盖夫散肾冷助脾胃，须荜澄茄；疗心疼破积聚，用蓬莪术。缩沙止吐泻安胎[5]，化酒食之剂；附子疗虚寒翻胃，壮元阳之力。白豆蔻治冷泻，疗痈止痛于乳香；红豆蔻止吐酸，消血杀虫于干漆。岂不知鹿茸生精血，腰脊崩漏之均补；虎骨壮筋骨，寒湿毒风之并祛。檀香定霍乱，而心气之疼愈；鹿角秘精髓，而腰脊之痛除。消肿益血[6]于米醋，下气散寒于紫苏。扁豆助脾，则酒有行药破血之力；麝[7]香开窍，则葱为通中发汗之

1 山：原脱，据《医要集览•药性赋》补。
2 温：原误作“湿”，据改同上。
3 胡：原误作“葫”，据改同上。
4 定：原误作“之”，据改同上。
5 胎：原误作“脸”，据改同上。
6 血：原脱，据补同上。
7 麝：原误作“射”，据改同上。下同径改。

需。尝观五灵脂治崩漏，理血气之刺疼；麒麟竭止血出，疗金疮之伤折。麋茸壮阳以助肾，当归补血而养血。乌贼骨[1]止带下，且除崩漏目翳；鹿角胶住血崩，能补衰羸劳绝。白花蛇治瘫痪，除风痒之癞疹；乌梢蛇疗不仁，去疮痒之风热。《图经》云：乌药有治冷气之理，禹余粮乃疗崩漏之因。巴豆利痰水，能破积热；独活疗诸风，不论久新。山茱萸治头晕遗精之药，白石英医咳嗽吐脓之人。厚朴温胃而去呕胀，消痰亦验；肉桂行血而疗心痛，止汗如神。是则鲫鱼有温胃之功，代赭乃镇肝之剂。沉香下气补肾，定霍乱之心疼；橘皮开胃去痰，导壅滞之逆气。此六十六种，药性之热，又当博本草取焉。

温品

温药总括，医家素谙[2]。木香理乎气滞，半夏主于风痰。苍术治目盲，燥脾去湿宜用；萝卜去膨胀，下气制面尤堪。况夫钟乳粉补肺气，兼疗肾虚；青盐治腹痛，且滋肾水。山药而腰湿能医，阿胶而痢嗽皆止。赤石脂治精浊而止泻，兼补崩中；阳起石暖子宫以壮阳，更疗阴痿。诚以紫菀[3]治嗽，防风祛风。苍耳子透脑涕止，威灵仙宣风气通。细辛去头风，止嗽而疗齿疼；艾叶治崩漏，安胎而医痢红。羌活明目祛风，除筋挛肿痛；白芷止崩治肿，疗痔漏疮痈[4]。若乃红蓝花通经，治产后恶血之余；刘寄奴散血，疗汤火金疮之苦。减风湿之痛，则茵芋[5]叶；疗折伤之症，则骨碎补。藿香叶辟恶气而定霍乱，草果仁温脾胃而止呕吐。巴戟天治阴疝白浊，补肾尤滋；玄胡索理气痛血凝，调经有助。尝闻款冬花润肺，去痰嗽以定喘；肉豆寇温中，止霍乱而助脾。抚芎走经络之痛，何首乌治疮疥之资。姜黄能下气，破恶血之积；防己之消肿，去风湿之施。藁本除风，主妇人阴痛之用；仙茅益肾，扶元气虚弱之衰。乃曰破故纸温肾，补精髓与劳伤；宣木瓜入肝，疗脚气并水肿。杏仁润肺燥[6]，止嗽之剂；茴香治疝气，肾疼之用。诃子生津止渴，兼疗滑泄之疴；秦艽攻风逐水，又除肢节之痛。槟榔豁痰而逐水，杀寸白虫；杜仲益肾而添精，去腰膝重。当知紫

1 骨：原脱，据补同上。
2 谙：原误作“诸”，据改同上。
3 菀：原误作“苑”，据改同上。下同径改。
4 痈：原误作“壅”，据改同上。
5 芋：原误作“芽”，据改同上。
6 燥：原误作“余”，据改同上。

石英疗惊悸[1]崩中之疾，橘核仁治腰疼疝气之瘨。金樱子兮涩遗精，紫苏子兮下气涎。淡豆豉发伤寒之表，大小蓟除诸血之鲜。益智安神，治小便之淋数；麻仁润肺，利六腑之燥坚。抑又闻补虚弱排脓疮，莫若黄耆[2]；强腰脚壮筋骨，无如狗脊。兔丝子补肾以明目，马蔺花治疝而有益。此五十四种药性之温，更宜参《图经》而默识也。

平品

详论药品，平和性存。以硇砂而去积，用龙齿以安魂。青皮快膈除膨胀，且利脾胃；芡实益精治白浊，兼补真元。原夫木贼草去目翳，崩漏亦医；花蕊石治金疮，血行则却。决明和肝气，治眼之剂；天麻主脾湿，祛风之药。甘草和诸药而解百毒，盖以性平；石斛平胃气而补肾虚，更医脚弱。观夫商陆[3]治水，覆盆[4]益精。琥珀安神而散血，朱砂镇心而有灵。牛膝强足补精，兼疗腰痛；龙骨止汗住泄[5]，更治血崩。甘松理风气而痛止，蒺藜疗风疮而明目。人参润肺宁心，开脾助胃；蒲黄止崩治衄，消瘀调经。岂不知南星醒脾，去惊风痰吐之忧；三棱破积，除血快气滞之症。没石主泄泻而神效，皂角治风痰而响应。桑螵蛸疗遗精之泄，鸭头血医水肿之盛。蛤蚧治劳嗽，牛蒡[6]子疏风壅之痰；全蝎主风瘫，酸枣仁去怔忡之病。尝闻桑寄生益血安胎，且止腰痛；大腹[7]子去膨下气，亦令胃和。小草、远志[8]，俱有宁心之妙；木通、猪苓，尤能利水之多。莲肉有清心醒脾之用，没药有治疮散血之科。郁李仁润肠宣水，去浮肿之疾；茯苓宁心益智，除惊悸之疴。白茯苓补虚劳，多在心脾之有准；赤茯苓破结血，独利水道以无过。且如麦蘖[9]有助脾化食之功，小麦有止汗养心之力。白附子去面风之游走，大腹皮治水肿之泛溢。椿根白皮主泻血，桑根白皮主喘息。桃仁破瘀血，兼治腰疼；神曲健脾胃，而进饮食。五加皮坚筋骨

1 悸：原误作“悖”，据改同上。
2 耆：原误作“著”，音义皆误，据改同上。
3 陆：原误作“六”，据改同前。
4 盆：原脱，据补同上。
5 泄：原误作“湿”，据改同上。
6 蒡：原误作“螃”，据改同上。下同径改。
7 腹：原误作“复”，据改同上。下同径改。
8 志：原误作“智”，据改同上。
9 蘖：原误作“孽”，据改同上。

以立行，柏子仁养心神而有益。抑又闻安息香辟恶，且止心腹之痛；冬瓜仁醒脾，实为饮食之资。姜[1]蚕治诸风之喉闭，百合敛肺劳之嗽痿[2]。赤小豆解热毒，疮肿宜用；枇杷叶下逆气，哕呕可医。连翘排疮脓与肿毒，石楠叶利筋骨与毛皮。谷蘖养脾，阿魏除邪气而破积；紫河车补血，大枣和药性以开脾。然而鳖甲治劳疟，兼破癥瘕；龟甲坚筋骨，更疗崩疾。乌梅主便血疟痢之用，竹沥治中风声音之失。此六十八种平和之药，更宜参本草而求其详也。

药性阴阳论

夫药有寒热温凉之性、酸苦辛咸甘淡之味、升降浮沉之能。互相气味，厚薄不同，轻重不等，寒热相杂，阴阳相混。或气一而味殊，或味同而气异。总而言之，不可混说；分而言之，各有所能。本乎天者亲上，本乎地者亲下。轻清成像，重浊成形。清阳发腠理，浊阴走五脏。清中清者荣食于神，浊中浊者坚强骨髓。辛甘发散为阳，酸苦涌泄为阴。气为阳，气厚为阳中之阳，气薄为阳中之阴。气薄则发泄，气厚则发热。味为阴，味厚为阴中之阴，味薄为阴中之阳。味薄则通，味厚则泄。升降浮沉之理，胸中豁然而贯通矣。人徒知药之神者，乃药之力也，殊不知乃用药者之力也。人徒知辨[3]真伪识药之为难，殊不知分阴阳用药之为尤难也。

药本五味

酸为木化气本温，能收能涩胃肝经。苦因火化气终热，能燥能坚心脏丁。甘始土生气化湿，能开缓掺助脾经。辛自金生气滞燥，能散润濡通肺窍。咸从水化气生寒，下走软坚足肾导[4]。淡[5]之其为五行本，运[6]用须之造化要。

---

1 姜：原应作“僵”，本书俗写作“姜”，后世多沿袭，故仍其旧。下同。
2 痿：原误作“萎”，据改同上。
3 辨：原误作“变”，据文义改。
4 导：原作“道”，《医经小学》卷一《药本五味》作“导”，义长，据改。
5 淡：原误作“谈”，据《医经小学》改。
6 运：原误作“连”，据改同上。

气味生成流布论[1]

阳为气，阴为味；味归形，形归气，气归精，精归化。精食气，形食味，味化生精，气生形，味伤形，气伤精；精化为气，气伤于味。

阴味出下窍，阳气出上窍。味厚者为阴，薄为阴中之阳。厚则泄，薄则通。气厚者为阴，薄者阳中之阴。薄则发泄，厚则发热。

壮火食气，少火生气。天食人以五气，地食人以五味。五气入鼻，藏于心肺，上使五色修明，音声能彰。五味入口，藏于肠胃，味有所藏，以养五气，气和而生[2]，津液相成，神乃自生矣。

气　味　辨

气味辛甘发散为阳，酸苦涌泄为阴。

药　味　所　忌

牛膝忌牛肉。土茯苓忌茶。天门冬忌鲤鱼。甘草、桔梗、黄连忌猪肉。香附、知母、菖蒲、生地忌铁。

药性升降浮沉补泻法

足厥阴肝经、足少阳胆：味辛补、酸泻，气温补、凉泻。

手少阴心、手太阳小肠：味咸补、甘泻，气热补、寒泻。

足太阴脾、足阳明胃：味甘补、苦泻，气温凉寒热补泻，各从其宜。

足[3]太阴脾、手阳明大肠：味酸补辛泻，气凉补、温泻。

足少阴肾、足太阳膀胱：味苦补、咸泻，气寒补、热泻。

---

1 气味生成流布论：本节摘取自〔元〕王好古《汤液本草》卷二《气味生成流布》。

2 生：原误作“主”，据《汤液本草》改。本句下一“主”字亦同，径改为“生”。

3 足：原误作“手”，据本条上文改。

药分身稍[1]

凡药在土者，中半以上，气上行也，以生苗者为根；中半已下，气脉下行也，以入土为稍。病在中焦者用身，下焦者用根稍，盖根升而稍降也。

大凡用药以头、身、稍分为上、中、下：病在人身半已上者，天之阳也，用头；在中焦者，用身；在人身半已下者，地之阴也，如形圆而无根稍者，当以气味取焉。

药宜六陈歌

枳壳陈皮并半夏，茱萸狼毒[2]及麻黄，
六般之药宜陈久，入用方知功效良。

药明十八反

本草明言十八反，逐一从头说与君：人参芍药与沙参，细辛玄参及紫参。苦参丹参并前药，一见藜芦便杀人。白及白敛并半夏，瓜蒌贝母五般真。莫见乌头与乌喙，逢之一反疾如神。大戟芫花并海藻，甘遂以上反甘草。若还吐毒并翻肠，寻常犯之都不好。蜜蜡莫与葱相见，石决明休见云母。藜芦莫把酒来浸，人若犯之都是苦。

药明十九畏

硫黄元是火之精，朴硝一见便相争。水银莫与砒相见，狼毒最怕密陀僧。巴豆性烈最为上，便与牵牛不顺情。丁香莫与郁金见，牙硝难合京三棱。川乌草乌不顺犀，人参又忌五灵脂。官桂善能调冷气，若逢石脂便跷蹊。

1 稍：通“梢”，指植物茎枝或根的末端。
2 毒：原作“独”，据《证类本草》卷十一“狼毒”改。

引 经 报 使

小肠膀胱属太阳，藁本羌活是本乡。三焦胆与肝包络，少阴厥阴柴胡强。太阴阳明并足胃，葛根白芷升麻当。太阴肺脉中焦起，白芷升麻葱白乡。脾胃少与肺部异，升麻兼之白芍详。少阴心经独活主，肾经独活加桂良。通经用此药为使，岂能有病到膏肓。

妊 娠 服 禁

芫[1]花水蛭及虻[2]虫，乌头附子配天雄。野葛水银并巴豆，牛膝薏苡与蜈蚣。三棱代赭蚖斑麝，大戟蛇退黄雌雄。牙硝朴硝牡丹桂，槐花牵牛皂角同。南星半夏与通草，瞿麦干姜桃仁通。硇砂干漆蟹甲爪，地胆藜芦都不中。

诸药泻诸经之火邪

黄连泻心火，栀子、片芩泻肺火，柴胡、黄连泻肝胆火，白芷泻脾火，木通泻小肠火，柴胡、黄芩泻三焦火，知母泻肾火，片黄芩泻大肠火，川黄柏泻膀胱火。

用药丸散有别

仲景云：剉如麻豆大，㕮咀，同取清汁，循其经络，故治至高之病也。加酒以煎，俾腾经络而升上。去湿加生姜，补元气以大枣，发散风邪以葱白。膈上之疾以细末者，不循经络，止去脾胃上疾及脏腑之疾。气味厚者，白汤调服；气味薄者，煎以和渣服。去下部之疾者，其丸极大；而去中焦之疾及上焦者，极小。糊丸取之易化。直之下焦者，或酒或醋，取其收散之意也。犯半夏、南

1 芫：原误作“莞”，据《证类本草》卷十四“芫花”改。
2 虻：原误作“蛮”，据《证类本草》卷二十一“蜚虻”改。

星，或欲去湿者，宜生姜汁稀糊，取其易化。水浸一宿，蒸饼为丸者，又易化也。炼蜜为丸，取其迟化也，而气寻经络也。蜡丸者，取其迟化而旋旋施功矣。大抵汤者，荡也，去新久病者皆能之，散者，散也，去急疾用之；丸者，缓也，舒缓而治之也。

升合分两有殊

古之方剂，锱铢分两，与今不同。谓如㕮咀者，即今剉如麻豆大是也。云[1]一升者，即今时一大盏也。云铢者，六铢为一分，即二钱半，二十四铢为一两也。云三两者，即今一两。曰一两，即今之六钱半也。料例大者只合二分之一足矣。

七　　方

大　君一臣三佐九，制之大也。远而奇偶，制大其服也。大则数少，少则二之。

肾肝位远，服汤散不厌频而多。

小　君一臣二，制之小也。近而奇偶，制小其服也。小则数多，多则久之。

心肺位近，服汤散不厌频而少。

缓　补上治上，制以缓，缓则气味薄。

治主以缓，缓则治其本。

急　补下治下，制以急，急则气味厚。

治客以急，急则治其标。

奇　君一臣二，奇之制也。君二臣三，奇之制也。阳数奇。

偶　君二臣四，偶之制也。君二臣六，偶之制也。阴数偶。

复　奇之不去则偶之，是为众方也。

---

1 云：原作“去”，不通，据文义改。

十 二 剂

宣 可以去壅，姜、橘之属是也。

通 可以去滞，木通、防己之属是也。

补 可以去弱，人参、羊肉之属是也。

泻 可以去闭，葶苈、大黄之属是也。

轻 可以去实，麻黄、葛根之属是也。

重 可以去虚，磁石、铁浆之属是也。

滑 可以去怯，冬葵心、榆白皮之属是也。

涩 可以去脱，牡蛎、龙骨之属是也。

燥 可以去湿，桑白皮、赤小豆之属是也。

湿 可以去枯，白石英、紫石英之属是也。

寒 可以去热，大黄、朴硝之属是也。

热 可以去寒，附子、官桂之属是也。

只如此体[1]，皆有所属。凡用药者，审而详之则无失矣。陶隐君云[2]：药有宣、通、补、泻、轻、重、滑、涩、燥、湿，十剂已详，惟寒热二法遗之，故续补于上，以尽厥旨。

古人服药有法

病在上，不厌频而少；病在下，不厌顿而多。病在上者，先食而后药；病在下者，先药而后食。病在四肢，饥食而服药在旦；病在骨髓，饱食而服药在夜。

南北地气辨

或问曰：人言东南气热，可服寒药；西北气寒，须服温药。然今东南之俗，

1 体：原作“休”，乃“体”之形误，今改，与文义合。

2 陶隐居云：此下之言，乃出〔宋〕寇宗奭《本草衍义》卷一。“十剂”之说，乃出〔唐〕陈藏器《本草拾遗》，非出〔梁〕陶弘景也。

胡椒、姜、桂，人常食之不见生病，而北京士夫畏食胡椒辛热之物，何也？曰：东南虽热，然地卑多湿；西北虽寒，然地高多燥，辛热食药却能助燥故耳。治病用药须识此意。

发热辨

南方之人称发热为劳发，盖谓劳苦而发热，即东垣内伤之旨也。此病轻者一二发自愈，重者用东垣法补之，重甚可加熟附子。人若因劳力辛苦而发热，切不可误作外感，轻易发汗。慎之慎之！

伤寒发热，是寒邪入卫，与阳气交争而为外热。阳气主外寒所伤，而失其职，故为热。其脉紧而有力，是外之寒邪伤卫也，治主外，宜表散。

伤暑发热，是火邪伤心，元气耗散而邪热入客其中，故发热，汗大泄，无气以动。其脉虚迟而无力，是外之热邪伤荣也。治主内，宜补元气。

内伤发热，是阳气自伤，不能升达，降下阴分而为内热，乃阳虚也。故其脉大而无力，属脾肺。

阴虚发热，是阴血自伤，不能制火，阳气升腾而为内热，乃阳旺也。故其脉数而无力，属心肾。《经》曰：脉大而无力为阳虚，脉数而无力为阴虚。无力为虚，有力为实也。

病有感、有伤、有中：感在皮毛，为轻；伤者，兼肌肉，稍重；中者，入脏腑，最重。寒有感寒、伤寒，风有感风、伤风、中风，暑有感暑、伤暑、中暑，当分表里轻重，治各不同。又如[1]中暑、中气、中毒，皆云中，中者，中也，诸邪直入于中也，故为中流也。

丹溪曰：气病则治气，血病则治血，兼痰则行痰，兼郁则开郁。斯言尽之矣。近世治病，多不知分气血，但见虚病，便用参、芪之属。气虚者固宜矣，若是血虚，则助气而反耗阴血也，是为血病，治气则血愈虚耗，甚而至于气俱虚也。故治病用药须要分，则气血不可混淆，此第一义也。

---

1 如：原误作“加”，据文义补。

声 色 臭 味

肝色青，其嗅臊，其味酸，其声呼，其液泣；

心色赤，其嗅焦，其味苦，其声言，其液汗；

脾色黄，其嗅香，其味甘，其声歌，其液涎；

肺色白，其嗅腥，其味辛，其声哭，其液涕；

肾色黑，其嗅腐，其味咸，其声呻，其液唾。是五脏声色臭味也。

十二经见症[1]法

手太阴肺经症：善嚏，悲愁欲哭[2]，洒淅寒热，缺盆中痛，脐下痛，背肩痛；腹痛，小便数，溏泄，皮肤痛及麻木，喘，少气，颊上气见，交两手而瞀。

足太阴脾经：五泄，注下无色，大小便不通，面黄，舌本强痛，口甘，食即吐，食不下咽，怠惰嗜卧，抢心，善饥[3]善味，不嗜食，不化食，尻阴膝臑胻足背痛，烦闷，心下急痛，当脐有动气，按之牵若痛，心下痞，腹胀鸣，飧泄不化，足不收，行善瘈[4]，脚下[5]痛，九窍不通，溏泄，水下后出余气则快然，饮发中满，食减善[6]噫，形醉，皮肤[7]肉痛，身体不能动摇，足胻肿若水。

足阳明胃经：恶烟火，闻木音惊狂，上登[8]歌，弃衣而走，颜黑，不能言，唇胗[9]，呕，呵欠，消谷善饥[10]，颈肿，膺乳冲股伏兔[11]、胻外廉足跗皆[12]痛，胸膀过乳

1 十二经见症：此下之文多引自《丹溪心法》卷首附录《十二经见证》。《丹溪心法》又摘取《灵枢•经脉第十》，故诸症颇为凌乱。

2 哭：原作“咲”，乃“笑”之异体，义正相反。据《丹溪心法》“附录”改。

3 饥：原误作“肌”，据改同上。

4 瘈：原误作“气”，据改同上。

5 下：原误作“不”，据改同上。

6 减善：原误作“喊”，据改同上。

7 皮肤：《丹溪心法》“附录”下有“润而短气”四字。

8 登：《丹溪心法》“附录”下有“而”字。

9 胗：《丹溪心法》“附录”作“肿”。

10 饥：原误作“肌”，据《丹溪心法》“附录”改。

11 伏兔：下有“卧”字，据《丹溪心法》“附录”，此字当衍，删之。

12 跗皆：原误作“趺背”，据改同上。

痛，口㖞，腹大，水肿奔鸣，腹胀，胻内廉肘痛髀不可转，腘如结，腨如裂。膝膑肿痛，遗溺失气，善伸数欠，癫疾，湿浸，心欲动，则闭户独处，惊栗，身前热，身后寒。

手阳明大肠经：手大指次指难为用，耳聋，辉辉焞焞，耳鸣嘈嘈，耳后肩臑肘臂外痛，气满，皮肤壳壳[1]然坚而不痛。

足太阳膀胱经：头苦痛，目似脱，头两边痛，泪出，脐反出，下肿，便脓血，肌肉痿，项似拔，小腹胀痛，按之欲小便不行也。

手太阳小肠经：咽嗌痛，颔下肿，不可顾，肩如拔，臑如折，耳聋，目黄，腮颊肿，颈颔肩臑肘臂外后廉痛[2]。

手少阳三焦经：耳鸣，喉闭肿痛，耳后廉、目锐眦痛，汗自出，肩臑、肘外皆疼，小指痛，指如废。

足少阳胆经：口苦，马刀侠瘿，胸胁肋髀[3]膝，外至胻[4]绝骨外踝前诸节皆痛[5]，足外热，窃寒憎风，体无膏泽[6]，善太息。

足少阴肾经：面如漆，眇中青，面黑如炭，咳唾多血，渴，脐左胁下肩背髀间痛，胞中满，大小腹痛，大便难，饥不欲食，心悬如饥，腹大胫肿，喘嗽，脊臀股后痛，脊中痛，股内后廉痛，腰冷如水及肿，足痿厥，脐下气逆，下腹急痛，泄下，肿足胻而逆，肠澼，阴下湿，四指正黑，手指青厥，足下热，嗜卧，坐而欲起，冻疮，下利，善思善恐，四肢不收不举。

手厥阴心包络经：笑不休，手心热，心中热，面黄目赤，心下动。

手少阴心经：消渴，两肾[7]内痛，后廉腰背痛，浸淫，善笑、恐，善忘[8]，上咳吐，下气泄，眩仆，身热而腹痛，悲，心痛，掌中热，烦心。

足厥阴肝经：头疼，脱色，善洁，耳无闻，颊肿痛。肝逆面青，目赤肿痛。

---

1 壳壳：原误作“縠縠”，据改同上。
2 颈颔……后廉痛：原作“腰臑痛”“肘臂之外后廉痛”，今据《灵枢·经脉》改。
3 肋髀：原误作“用脾”，据《灵枢·经脉》改。
4 胻：原误作“行”，据《丹溪心法》“附录”改。
5 皆痛：原脱，据《灵枢·经脉》补。
6 泽：原误作“浑”，据改同上。
7 肾：此下原有“经”字，不通，据《丹溪心法》“附录”删“经”字。
8 忘：原作“心”，据改同上。

两肋下痛引小腹痛，背下则两肋下肿痛，妇人小腹痛肿，腰脐痛不可俯仰，四肢满闷挺长热，呕逆血，睾肿疝，暴痒，足厥寒，胻善瘛，节时肿，遗溺淋溲，便难，癃，狐疝，洞泄，大人癞疝，眩冒，转筋，阴缩，两筋挛，善恐，胸中喘，骂詈。血在胁下，喘。

十二经水火分治[1]

肝胆由来从火治，三焦包络都无异。脾胃常将湿处[2]求，肺与大肠同湿类[3]。肾与膀胱心小肠，寒热临时旋商议。恶寒表热小膀湿[4]，恶热表寒心肾炽。十二经，最端的，四经属火四经湿。四经有热有寒时，攻里解表细消息。里热里寒宜越竭，表热表寒宜汗释。湿同寒，火同热，寒热到头无两说。六分分来一分寒[5]，寒热中停真浪舌。热寒格拒病机深，亢则害，承乃制。别紧寒，数热脉，正[6]邪标本求之真妙诀[7]。休治风，休治燥，治得火时风燥了。当解表时莫攻里，当攻里时莫解表，表里如或两可攻，后先内外分多少。治湿无过似决[8]川，此个筌蹄最分晓。感谢轩岐万世恩[9]，争奈醯鸡笑天小[10]。

1 十二经水火分治："十二经"前原有"寻"字。考此篇目在《儒门事亲》卷十四作"辨十二经水火分治法"，故"寻"当为"辨"。然此下歌诀又更接近《医经小学》卷五《水火分治》，云出《玉匮金钥》。今本篇以《医经小学》为主对校，参以《儒门事亲》，故删"寻"字。

2 处：原误作"出"，据《医经小学》改。

3 肺与大肠同湿类：《儒门事亲》作"胃与大肠同湿治"，其义不同。

4 湿：《儒门事亲》作"温"。

5 一分寒：《儒门事亲》作"半分寒"，《仁斋直指方论》《医经小学》《医学入门》均作"火热寒"，当以后者为是。据此，则其含义或为十二经属性以六来分，只有"火热"与"寒"两种，即所谓"寒热中停"（寒热各占一半）。

6 正：原误作"症"，据《医经小学》改。

7 别紧寒……真妙诀：《仁斋直指方论》附《补遗》作："紧寒数热脉正邪，标本治之真妙诀。"

8 决：原作"掘"，《医经小学》作"决"，义长，据改。

9 恩：原误作"思"，据改同上。

10 天小：原作"快"，字少不通，且不押韵。据《儒门事亲》改。

虚实分治法

心为血之主，肝为血之藏。肺为气之主，肾为气之藏。诚哉，是言也！学者惟知血之出于心，而不知血之纳于肝；惟知气之出于肺，而不知气之纳于肾。用药模规，往往南辕而北辙矣。假如血痢作恙，以五苓、门冬等剂行其心，以巴豆、大黄等剂逐其积，而其痛独存者，血之所藏无以养也。必佐以川芎或川归汤，则其痛止。假如喘急气鸣，以姜、橘、枳实、苏、桂调其气，以南星、半夏、细辛降其痰，而终不下降者，气之所藏，无以散也，必佐以补骨脂或安肾丸辈，则其气归元。病有标本，治有先后，纲举而目斯张矣。噫！此传心吃紧之法也。耳目所接，敢不与生之家共之？

气血冲和，万病不生。一有愤郁，诸病生焉。故人身诸病，多生于郁，苍术、抚芎总解诸郁，越鞠丸解郁。如妇人病多忧虑者，必加去心贝母解之，贝母开胸中郁结之气，《诗》所谓“言采其蝱”者是也。

《经》云：肾气，动气，五脏六腑之本，十二经脉之根，呼吸之门，生气之原，不可不知也。又曰：“形不足者，温之以气。”温者，养也，温之者，所以调其饮食，适其起居，澄心息虑，从容以待其真气之复常也。《礼记》所谓“柔色以温之”，此“温”字正与彼同，或以药扶助之，亦温养也。东垣乃以“温”为温凉之“温”，盖讲宜温药以补元气而泻火邪。世人相循而用药，流弊尚未尽者也。请问此而复举前人之说以赘之，盖欲申明其义也欤。

治病求源论

筠亭张子曰：治病之法，必求其源。先察六淫七情之感，次明五运六气之传。主客必分于胜负，标本要知夫后先。风寒暑温之燥火，外因成病；喜怒忧思悲恐惊，内因之源。不触外感，不由内因，有此之感，不内外因。六淫之发，辩其何淫；九气之纵，察其何真。三阴三阳十二经之候，六脏六腑乃九脏之神。二结五郁，当审其源。五劳七伤，穷究其症。必先岁气天和，毋伐之机；斟酌老少虚实，定要详分。深明亢则害之理，须别承乃制之因。脉详七诊九候之法，病分痰血气三者而成。药有君臣佐使、新旧、地道、梢身，方有七方、十剂。古留后学之绳，不须执此之规，合宜加意以寻。诚哉！望闻问切之工，神圣工[1]巧之能。虽无三折肱之良谋，实有曲全活人之心矣。于戏！误服汤丸者，食不及新；特犯禁戒者，死必不腊。医乃人之司命，不可轻忽也。岂弗当切切留心于斯哉？

1 工：原作“功”，据《难经·六十一难》“问而知之谓之工”改。

卷之[1]四

1 之：原作"第"，据各卷序号通例改。

目　录

1 脉：原随“中风”后，“中风”为子病名，“脉”为其首论，故分列。

2 莶：原作“签”，据正文改。

3 活：原作“破”，据正文改。

4 证：原作“症”，据正文改。

5 之疾：原作“方”，据正文改。

肿胀

脉法　治水肿方　水肿禁针灸　丹方奇术　五皮散[1]　奇效即安散　三花神佑丸　二消散　七圣散　鄙续

燥门

论　秘丹[2]　枇杷散　天门冬膏

火门

脉法　病机论　恶寒论　升阳散火汤[3]　三黄丸　大金花丸　抑青丸　左金丸　清胃汤　柔金丸　鄙续

风　门

中风

脉[4]　《脉经》云：脉多沉伏浮迟或虚者，易治；急大数实，或坚急而疾者，难治。阳浮而滑，阴濡而弱者，宜吐。或浮而滑、沉而滑、微而虚者，皆虚与痰；微而数、浮而紧、缓[5]而迟者，皆气中。沉滑为痰气，浮大为风，浮数为热。为风浮而缓，皮肤不仁或微数。浮而紧、浮而大、缓而迟、滑而浮数者，此瘫痪之症也。

中风之症，有因外感，有因内伤。昔人言风者，外感也。东垣言气，河间言火，丹溪言痰者，内伤也。外感者，其人内有郁热，以至腠理疏豁，适遇暴风而卒中也；内伤者，其人膈间有痰，肾水亏耗，适因忿怒伤肝，肝气上升为火，火无所制，火载痰壅，遂致不救。以气也、火也、痰也，其实一源流。为治之法，外感者，分中血脉、中腑、中脏之异而治之。内伤者，论是气、是火、是痰之的而理之。先用开关窍之药，次用治本病之剂是也。又中风之病，亦与中气相同，但中风之症，身温痰涎，多不能治；中气之症，身凉无痰涎，须臾便醒者。木旺足以动火也，此名为中气。老衰之人，血气俱虚，真水已竭，适因

1 散：原作“汤”，据正文改。
2 秘丹：原作“总治三消方”，据正文改。
3 升阳散火汤：原在论说之前，据正文改。
4 脉：原随子病名“中风”后。此下所言皆属“中风”，非专属“中风脉”，故分列。
5 缓：原作“绶”，无此脉名。《脉经》言“缓而迟”者五处，且“绶”“缓”形似，故改。

怒，动肝火，金火相畏，木得以上升，所以身温有痰涎，多不能语者，水竭无以降火也，名为中风。

中风不治症

发直，吐沫，摇头，上窜直视，口开手撒，眼合遗尿，不知人。或面赤如妆，头面青黑，汗缀如珠，声如鼾睡，皆不可治也。

通关散

治卒中风邪，昏闷不醒，牙关紧闭，汤水不下。

细辛洗去土、叶　猪牙皂角去子，各一钱[1]

右为末。每用少许吹入鼻中，候喷涕服药。一方加半夏壹钱。

牛黄清心丸

治诸风缓纵不语，语言蹇涩，心忡健忘，恍惚去来，头目眩冒，胸中烦郁，痰涎壅塞，精神昏愦。

又治心气不足，神志不定，惊恐怕怖，悲忧惨戚，虚烦少睡，喜怒无时，或发狂颠，神情昏乱。

白芍药煨，一两五[2]钱　羚羊角末，一两　人参去芦，二两五钱　芎藭一两二钱　白茯苓去皮，一两二钱半　防风去芦，一两五钱　阿胶蛤[3]粉炒，一两七钱　干姜炮，五钱半　白术一两五钱　牛黄一两二钱五分　麝香研，一两　犀角镑，二两　雄黄研，飞，捌钱　龙脑研，壹两　当归去芦，壹两五钱　金箔壹千贰百片，内四百为衣　柴胡去芦，壹两贰钱半　甘草剉，炒，五钱　麦门冬去心，一两五钱　杏仁去皮尖[4]，壹两贰钱半　干山药柒两　桔梗壹两贰钱　黄芩去腐，壹两五钱　神曲贰两半　白敛柒钱半　大枣壹百个，蒸熟，去皮核　蒲黄炒，贰两半　大豆黄卷炒，壹两七钱半　肉桂去皮，一两七钱半

右除枣、杏、金箔二帖末，及牛黄、麝香、龙脑、雄黄四味另为细末，入药和匀，炼蜜、枣肉为丸。每两作十丸，金箔为衣。每服壹丸，食后温水化下。小儿惊痫，即度多少，以竹叶煎汤下，或温酒亦可。

---

1 钱：原用处方剂量手书简写法“尒”，今统改为“钱”。下同不注。

2 五：原误作“王”，据文义及字形近似改。

3 蛤：原误作“拾”，据文义改。

4 尖：原误作“失”，据文义改。

胡麻散

治脾肺风毒攻冲，遍身皮肤燥痒，或生疮疥，或生瘾疹，用手搔时，侵肤成疮，久而不愈，而复作面上游风，或如虫行，紫白癜，顽麻，或肾脏风攻注，脚膝生疮，神效。

胡麻拾贰两，壁虱者佳　荆芥穗捌两　苦参捌两　甘草炙，六钱　何首乌焙，十两　威灵仙陆钱

右为末，每服贰钱，薄荷汤或茶汤、蜜汤调下。药后频浴之，自得汗出而立效。

稀莶丸

治中风口眼㖞斜，时吐痰涎，言语蹇涩，四肢缓弱，筋脉拘挛，骨节疼痛。久服耳目聪明，髭发乌黑，筋骨壮健，屡用有验。

稀莶草，用五月五日、六月六日、九月九日采叶，净洗晒干，不拘多少，铺入甑中，用好酒和蜜，层层匀洒，蒸之，复晒干。如此制之九次，为末，炼蜜为丸，如梧桐子大。每服四十丸，空心，无灰酒送下。一方制膏用，效。

当归饮

治半身不遂，夜间疼痛。

当归酒洗，一钱　生地黄酒洗，俱用无灰酒，一钱　川芎八分　黄柏炒，一钱　苍术米泔水浸洗，一钱　升麻六分　防风去芦，八分　荆芥八分　羌活八分　独活八分　片芩炒，八分　防己一钱　甘草二分　龙胆草洗去土，八分

用水一钟半，煎八分，温服。

人参饮　治半身不遂。

羌活　独活　桂心二分[1]　白薇　川芎　甘草三分　人参去芦　防风去芦　细辛去土　半夏水浸　石菖蒲　茯神去木　远志去心　苍耳草各等分[2]

水一钟半，煎八分，温服。

千金保命丹

治诸风瘫痪，不能言语，心忡健忘，恍惚来去，头目眩运，胸中烦闷，郁结

1　二分：按例此前应有“各”字，此后“甘草三分”亦应有“各”字。

2　各等分：在同一方中，某些药已出示剂量，按理就不能在其他药下再说“各等分”，原文如此，无法揣测“等分”具体剂量，特予说明。

痰涎壅塞，脚气攻心。又治心气不足，及小儿惊痫泄泻，大人猪羊颠发，伤寒发狂热症。

朱砂一两　珍珠三钱　南星姜汁浸　甘草　防风去芦，各一两　麻黄去根　白附子炮　雄黄　龙脑各一钱　琥珀三钱　僵蚕炒去丝　犀角镑　桔梗　麦门冬去心　地骨皮　柴胡去芦　升麻各一两　牛黄三钱　天麻五钱　枳壳麸炒　神曲炒　茯苓去皮　白术　远志去心　人参去芦，各一两　胆矾五钱　麝香少许　片脑少许　牙硝四钱　河车一具　黄芩炒　荆芥各二两　蝉退五钱　金箔一百张　天竺黄二两

右为末，炼蜜为丸如弹子大，每服壹丸，薄荷汤下，不拘时服。忌鸡、猪、羊肉、核桃动风引痰之物及猪头肉。又方加猪牙皂角一两、川乌去皮尖、炮、半夏生姜汁浸、白芷、川芎各一两，共为末，和前药末为丸，尤妙。

一醉驱风酒　治瘫痪，筋骨疼痛。

萆薢　五加皮　仙灵脾各四两　杜仲贰两，醉[1]

㕮咀，黄酒六七斤，生浸五六日。服一醉，效。

祛风散　治中风口眼㖞斜，半身不遂。

白附子　姜蚕炒　全蝎各等分，去足

右为末。每服壹钱伍分，热酒调下。

活血益荣汤　治左臂拘挛，腿痛，半身不[2]遂。

桂心　熟地黄各钱半　当归无灰酒浸　芍药各二钱　川芎　柴胡去芦　青皮去穰　桃仁去皮尖　红花各一钱

如此十剂，去青皮、柴胡，加姜汁、竹沥服。

治不语方

用茶子壹个去壳　糯米七粒

右研细，水调三匙，灌在鼻内，痰即出为妙。

去痰方

治胖人中风不语，不知人事。用好醋一大碗，将炭火氽入醋内，吹醋气入患者鼻内，自[3]然苏醒。

---

1 醉：此非炮制法。本书杜仲有“酥油炒”法，疑此字为“酥炒”之误。

2 不：原误作“术”，据字形及文义改。

3 自：原误作“白”，据字形及文义改。

驱风酒 治左瘫右痪。

防风去芦 荆芥各三两 白芷 细辛各四两 川芎半两 苍术[1]米泔浸 黄踯躅[2]花各四两，即闹[3]羊花 红花一两

烧酒六斤，蜜一斤，搅匀，将药以绢袋盛，入酒内浸一七去渣。能饮者服壹钟，量小者半钟，食后并临卧，须要静服，取微汗妙，不可多服，恐醉伤人。

捉虎丹

治风气并走注疼痛不能忍。临卧时服一丸，赶到脚心中出黑汗，乃除根。如病在上者，食后临卧用好酒下。如中风体重、瘫软偏枯者，酒下二丸。不醒人事、牙关紧闭者，用酒二钟，研调二丸灌下，醒为验。

京墨烧烟尽 麝香各贰钱半 乳香 木香各七钱半 白胶香 草乌去皮尖 五灵脂各一两伍钱 地龙去土 木鳖子迫去油，各一两伍钱 当归无灰酒浸洗，七钱伍分

为末和匀，糯米打糊为丸，如鸡子大，好酒送下。

经验方 治诸风痪，极效药酒。

防风去芦，贰两 主四肢骨节疼痛拘挛。

虎骨酥炙，贰两，研碎 主[4]腿骨邪风湿等气。

晚蚕沙二两，炒 主瘫痪[5]，肢节不遂，利小便疼。

秦艽去芦，三两 主四肢拘急，语言蹇涩。

枸杞子五两炒 主补五脏内及皮骨风湿。

茄根干，细，八两，饭上蒸熟为末 主风湿骨节不伸。

鳖甲酥炙，贰两，无酥以香油[6]代 主四肢不遂。

苍耳子四两，去刺，捣碎 主风，骨节顽麻。

当归全用，无灰酒浸洗[7]，贰两 主和血定痛。

---

1 术：原误作“木”，其形似简体“术”，据字形及文义改。

2 躅：原误作“跼”，据字形及文义改。

3 闹：原误作“闲”，据字形及文义改。

4 主：原误作“土”，据字形及本方文义体例改。

5 痪：原误作“瘫”，据“肢节不遂”改。

6 油：原误作“迪”，据字形及文义改。

7 洗：原字近“洗”，但不成字，据本书当归常见之“酒洗”法改。

萆薢二两，生焙　主补腰背痛。

羌活贰两　主百节疼痛。

牛膝酒洗，贰两　主手足软麻。

加五味子　牛蒡子各贰两　苍术米[1]泔水浸，贰两　松节贰两　大麻子一升，炒去壳　黑豆一升，炒去壳

右㕮咀，用无灰酒贰拾斤，以布袋装药，入酒中浸一十四日取饮。不可面对瓶口，恐气冲目。每进三杯，一日三次。渣晒干，捣罗为末，酒糊为丸如梧桐子大，每服三四十丸，空心温酒下。忌一切动风物。

沐浴方　服前药酒，亦用此洗。

椿根皮　桃仁　槐枝　火麻　柳枝　茄树　天罗藤　松叶　枯桑枝　金绵藤　杉树头七个[2]

共一锅煎汤，大桶盛之，用芦席重围，不许透风，洗久效。此方治左瘫右痪，口眼歪斜，百节疼痛，七十二风邪，悉皆治之。

青礞[3]散

治卒暴风中风，痰涎壅塞，牙关紧急，目上视等症。

青礞石四两，焰硝炼过

为末。每服贰钱，酒调下。

南星散

治急中风，目闭牙噤，人事不省，无门下药者。

川乌去皮尖　草乌去皮　苍术米泔水浸，各八钱　川芎　石斛　人参去芦　荆芥　附子　当归无灰酒浸　白芷　防风去芦，各一钱　甘草六分　全蝎去足　何首乌忌铁器　天麻　麻黄去节　细辛各一钱

右为末，每服壹钱，用好酒临卧时调下，汗出为妙。隔二日再进壹服。时用为保身之具。

驱风至宝丹

治一切风痰，男子、妇人半身不遂，左瘫右疼[4]，口眼歪邪，百节疼痛，行步

---

1 米：原误作“水”，据字形及文义改。

2 个：古代“个、箇、個”是三个字，作量词时通用，简体均作“个”。

3 礞：原作“蒙”，据分卷目录及方中药名改。

4 疼：疑作“痪”，因无旁证，故存疑。

艰难，并皆治之。

荆芥去根　麻黄　川芎　羌活　细辛　当归酒[1]洗　草乌去皮　天麻　苍术米泔水洗　两头尖各等分

右为末，用姜汁打糊为丸，印作锭子。好酒化下半锭。如风病者，化下一锭，照[2]服药法。

秘选锭子

治大人一切诸风，破伤风疾，小儿急慢惊风。

天麻　白芷　人参去芦　薄荷　白术　茯神去木，各五钱　防风去芦，五钱　干姜三钱　白附子　川乌炮　牛胆南星七钱　川芎　木香五钱　牛黄　片脑各三钱　全蝎二十个，生用　朱砂一两　麝香二钱　姜蚕二十一个，生用

右为末，将麻黄一斤、甘草半斤、蜂蜜贰两煎作膏子，稀调，将前药末印作锭子，金箔为衣。小儿急惊风，昏睡不省人事，四肢不收，生姜汤送下；大人伤风，酒汤下。

换骨丹

治男子、妇人左瘫右痪，半身不遂，口眼歪斜，筋脉拘急，语言蹇涩，痰涎阻滞，潮热不退，精神昏愦，手足顽麻，骨节疼痛，诸般风症，大肠下血，心腹疼痛，五膈五噎，并皆治之。

沉香　檀香　米壳[3]各三钱　人参去芦　全蝎去足　乳香制　没药　甘草炙　茴香炒　川椒　荆芥　草乌　木香　白胶香各五钱　当归酒洗　藿香各六钱　牛膝酒洗　天麻　细辛　山药去皮　芍药煨　川芎　生地黄无灰酒洗，各七钱　虎骨酥炙　甘松　白芷　自然铜烧过红，余入醋七次，为末，各八钱　羌活　川乌炮　麻黄去节　防风去芦　苍术米泔浸，各一两　两头尖八两

右为末，酒糊为丸如弹子大。每服一丸，临卧用好酒[4]送下，嚼碎亦可，衣被盖暖。依病调引：

左瘫右痪，用好酒送下；狂颠诸症，朱砂汤送下；

遍身血气疼，茶汤送下；耳聋、腰背肾疼，米泔下；

---

1 酒：原作“洞”，据字形及本书当归常用酒制改。

2 照：原作“昭”，据字之音形及文义改。

3 米壳：据方剂组成，该药当为“御米壳”，即罂粟壳，非谷壳也。

4 酒：原脱，据下文“调引”有“左瘫右痪用好酒送下”补。

紫白点风，防风汤送下；手足退皮、掌肿，天麻汤下；
遍身疼痛，乳香汤送下；心腹胀满冷痛，生姜汤下；
淋[1]涩疼痛，用盐汤送下；发随梳落、肾风，盐汤下；
妇人手足麻、血风，醋汤下；赤鼻风，用艾叶汤送下；
伤风咳嗽，生姜汤送下；耳作蝉鸣，川椒汤送下；
眼疾湿痒，煎茶汤送下；起坐艰难、脚风，地黄汤下；
口吐酸水、胆寒，茴香汤下；鸡爪风，石榴皮煎汤下；
妇人黄肿、血风，当归汤下；赤白带下，生姜汤送下；
胎前产后咳嗽、肺风，用红花煎汤送下。

麝香散

治中风哑，忽然倒，不省人事，左瘫右痪，口眼歪斜，诸末药不效，惟服此有效。

麝香贰钱，或三钱，细研　真香油二三两

若过此症，急将麝研细，调清香油搅匀，将患人口挍[2]开灌下，其人自醒。

千槌膏

治男子、妇人左瘫右痪，寒湿脚气及腰痛。

龙骨二两，煨　乳香　没药各制　铜青绝好，生佳，各肆两　大风子十个，去壳　木鳖子四十个，去壳　松香明净者，一斤，俱为末　大麻肉[3]贰碗，为君

共一处捣千下为膏，任大小摊贴，效。合时忌鸡、犬、妇人、生人见。

破伤风

一字散

治破伤风紧急用者。

金头蜈蚣一条，去头足　草乌　天麻各五钱　白芷一钱

为末，每服一钱。发热，清茶送下；发寒，温酒送下。或半夏、茯苓煎汤送下亦可。

---

1 淋：原作“林”。不通，据字形与文义补。

2 挍：《中华字海》出示此字义项（同校，或乱、愤意）均与本方不合，当是“撬”之音误俗写。

3 大麻肉：即火麻子仁，须去外壳。

二仙饮　治破伤风。

雄黄　白芷各等分

右㕮咀，好酒浓煎服。如牙紧者，灌之立愈。

夺命还真丹

张秋显惠庙中泰山二处石刻，治风疾，百发百中。

全蝎去足　姜蚕炒　菊花　半夏汤泡　陈皮去白　地黄酒洗　独活　生地忌铁　黄连炒　川芎　蔓荆子　桂　地骨皮各一两　天麻　拣参[1]　兔丝子酒洗　木香　白术　藁本各两半　白芍药煨　茴香　防风去芦　知母忌铁　杜仲炒断丝　白茯去皮　柴胡去芦　黄芩炒　枳壳　甘草炙　石膏　当归酒洗　薄荷各二两　麻黄去节　桔梗各二两五钱　羌活三两　细辛十两　蛤蚧二对

共为末，蜜为丸，如理中丸大，金箔为衣。每服一丸，细嚼。若中风瘫痪、癞，酒下；遍身筋骨痛，心气疼，不省人事，醋下；洗头风暗风，茶下；惊痫，口吐涎沫，酒下；妇人胎前产后经脉不调，香附汤下，极有神验。

寒　门

阴阳辨证

凡阴症，身静，有语无声，气短净息，目不了了，鼻中呼不出吸不入，鼻气粗，水浆[2]不入，二便不禁，面上畏寒，犹如刀割。

阳症，身温，无语有声，目睛[3]了了，鼻中呼吸出入，能往能来，口鼻中气热也。

熨脐法

治阴症，用葱一束，以绳扎如饼大，切去根、叶，留葱白，长二寸。先以火熁灰面，令热面着脐并脐下，外面以熨斗熨之，令热透脐中。更作三四饼，坏则易之。候病人稍省，手足温，有汗，服四逆汤。

三阳和解散

治四时疫疠，冒风，感伤寒，发癍。初起者只可服一二剂。

1　拣参：即经过拣选的上好人参。

2　浆：原作“奖”，不通，据字形及文义改。

3　睛：原作“青”，与阳症不合，据字形及文义改。

干葛君　柴胡臣　香附使，制　桔梗臣　甘草使　川芎佐　茯苓佐　枳壳佐　前胡臣　紫苏君　独活臣　羌活君

用水一钟半，姜三片，葱一茎，煎八分，食远热服，取微汗。忌鹅、羊、鸡、鱼、酒、面、猪肉等物。

酒耳散

猪耳草[1]去皮，连根捣碎，热酒送下，出汗为妙。若生恶疮，亦用此出汗。端午日取者妙，其渣敷疮亦好。

鄙续

鼻塞身重，畏风寒，人迎脉浮，此为冒风。畏寒战栗，脉涩大，此为冒寒，重则为伤寒也，方传其经。

内伤

东南二方，溶[2]和之气，外感少，内伤者十有八九。邪之所凑，其气必虚，当补中益气汤主之。如饮食内伤，谓之有余之伤，平胃散加神曲、山查、麦芽主之。又有口食寒物生冷，以至手足厥冷，脐胀腹痛，脉沉或迟。

凡治诸病，时常审察有无饮食伤损。但见胸膈饱闷，或噫气咽酸，腹痛肠泄，恶食少食，便问曾食何饮食，审知伤积，即便先调脾胃，消导饮食，然后用本病药，或于本病药内加入消导饮食药。若不知审此，则药虽对症而不效。盖人以脾胃为主，脾胃自伤，则不能运化药味以成功也。亦有食后即药，或药后即睡，或药服太多者，谓之伤药，要须识此。

吾妻尝病胎漏，忽日血大崩，昼晕去，服小便而醒。少顷复晕。急煎服荆芥，随醒随晕。服止血、止晕之药不效。忽然呕吐，予以其童便、药汁满于肠胃也，即以手探吐之，少顷吐出米饭及菜碗许。询问，适方午饭后着恼，少顷即崩下不止。予悟曰："因方饱食，胃气不行，故崩盛。血既大崩，胃气益虚而不能运化，宜乎崩晕不止而血药无力也。"急宜调理脾胃，遂用白术五钱、陈皮、麦芽各贰钱煎服之。服未半而晕止，再服而崩止。遂专理脾胃，服数十

1 猪耳草：古医籍或用作"虎耳草"异名。其治疮与虎耳草合，但虎耳草无皮可去，或"皮"指叶片，待考。

2 溶：此处或为"融"之误。

剂，胃气始还，然后加血药治之而安。若不审知食滞而专用血崩、血晕之药，岂不误哉？书此以例余。

饮食过伤，变为异常急暴之症，人多不识。尝有一壮年人，忽得暴疾如中风，口不能言，目不识人，四肢不举，急投苏合香丸，不效。余偶过，闻之，因询其由，曰："适方陪客饮食，后忽得此症。"遂教用生姜汁、淡盐汤多饮，探吐之，吐出饮食数碗，即时病愈。

又一妇人，先伤饮食，损胃。后夜饭早卧，因事复起，少穿衣服，觉虚冷[1]，少顷得厥逆，昏迷不醒。余曰："此必有食也。"令煎姜汤吐之，出夜饮食，即醒。后服白术陈皮半夏汤，又加麦芽调理而愈。

大抵此症多因饮食醉饱之后，或感风寒，或着气恼而得。饮食填塞，胃气不得行，内伤时重，误作中风、中气症，而用驱风解表、行气散气之药，则胃气重伤，死在旦夕。尝见人有卒暴病，多作中风、中气用药，须臾不救，莫知其由。《内经》虽有暴病暴死之症，但恐多有因于食者。前辈曾言，但人不识耳。今后遇有此等急症，要审问明白。若方饮食醉饱，或屡伤饮食，重复受伤，但觉胸有食滞者，只作食治之。

凡人四时以胃气为本，然治病必先诊六脉皆有胃气，外症虽病重亦可治。胃气未绝，则药力运化而输[2]散于皮毛经络，故易治而生胃气。胃气既绝，药虽对症，不能使其运用以输精于皮毛经络，脾脏独见而药不及矣，遂成不治之症也。东垣曰"脉贵有神"。有神者，有胃气之谓也。故诸经方论皆曰有病早治疗，不令邪气深入，所以圣人治未病不治已病，正谓此也。

消痰益气汤

游宦四方，水土不服，当用此药。若任两广，尤宜多服。

陈皮去白　白术　茯神去木　黄芩炒　栀子炒　甘草五分　神曲八分，炒　半夏姜制　山查　黄连姜片伴炒　前胡各一钱　苍术米泔水浸一宿，炒八钱

用水一钟半，姜三片，煎八分，温服。一日一服，或间日一服，可免瘴病。何也？苍、白二术去湿，芩、连清热解毒，二陈化痰，查、曲理脾，百病自却。更宜戒酒色，慎起居。

---

1 冷：原作"令"，与文义不合，乃"冷"字缺笔。下同径改。

2 输：原误作"轮"，据字形及文义改。下同此字径改，不出注。

补中益气汤

治形神劳役或饮食失节，劳倦虚损，身热而烦，脉大而虚，头痛，或恶寒而渴，自汗无力，气高而喘。

柴胡去芦　当归酒浸　升麻　白术　陈皮各五分　人参去芦　甘草各一钱　黄芪一钱五分，待热盛加之[1]

其加减法前具《辨惑论》中，作一服，水二钟，煎一钟。早饭后温服。

枳术丸　健脾养胃，消痰导滞。

枳实麸炒　半夏姜制　陈皮　白茯去皮　白芍煨　香附各一两　白术四两　甘草五钱　神曲炒　山查各二两，去核　麦芽炒，两半

右为末，碧[2]色荷叶煎和老米末为丸，如菉豆大。每服五十丸，米汤下。

按：麦芽用江北者良。考江南粪麦，食之令人发病，江北之麦粪不然，何也？江南之麦，其花自昼发，江北花夜发。用者审之，矧麦芽下胎破血，用之尤所当谨。

暑　门

《脉经[3]》云：暑伤元气，所以脉虚，弦细芤迟，体状无余。又曰：脉虚身热，得之伤暑。脉浮自汗，火动而散故也。或浮大而散，或洪而大，或弦细芤迟，或弦而带微紧，或脉隐伏而弱，或虚迟无力，中得洪缓，皆暑病也。

东垣曰：暑热之时，无病之人，或避暑热，纳凉于深堂大厦，静而得之者，名曰中暑。其病必头痛恶寒，身体拘急，肢节疼痛而烦心，肌肤大热，无汗，为房室之阴寒所遏，使周身阳气不得升越，故治以顺气散热药主之是也。如伤暑，若行人或农夫，于日中劳役得之[4]者，名曰中热。其病必头疼发燥，恶热，扪之肌肤大热，大渴饮，汗大泄，无气以动，乃为大热外伤肺气，人参白虎汤凉剂主之。

1 加之：此下原底本错简，然文枢堂本不误。此下文字乃依文枢堂本校点。

2 碧：原作“壁”，无壁色一说。据字音及文义改。

3 脉经：该书无“暑伤元气”四字。《素问·刺志论篇》载“气虚身热，得之伤暑”。“暑伤元气”之说可见于《丹溪心法》《本草品汇精要》《玉机微义》等书，乃后人归纳之说。

4 得之：此下底本原有两页错简，校点时已据文义乙正。

注夏属阴虚元气不足，夏初春[1]末，头疼脚软，食少体热者，是宜补中益气汤调之。

五苓散

治暑泻暑热、小便不利之症。

肉桂一两　白术　猪苓　茯苓各两半　泽泻二两半

右为末，每服二三钱，滚白汤调下。

清暑益气汤

治长夏湿热蒸人，四肢困倦，精神减少，懒于动作，胸满气促，肢节疼痛，或气高而喘，身热而烦，心下胀闷，小便黄而数，大便溏而频，或痢或渴，不思饮食，自汗体虚，身体微热。静中所感，或注夏之病，俱能治之。

甘草　黄柏炒　归身酒洗　麦门去心　青皮去白　葛根各三分　人参去芦　白术　陈皮　神曲炒　泽泻各六分　升麻一钱　苍术米泔水浸　黄芪各一钱五分，汗少，除五分　五味子九个

水二钟，煎一钟。食远热服。

生脉散

人参去芦　麦门冬去心　五味子各等分

用水一钟半，煎八分，温服。

六一散

治暑，身热，小便不利。此药性凉，除胃脘积热。又淡能燥湿，故利小便而散湿热。

滑石飞过，六两　甘草细末，一两　辰砂三钱

右拌匀，每服三钱，新汲水调下。

按：六一散入干姜以温寒[2]也，名曰温六一散；加红曲以清热也，名曰清六一丸。治痢俱效，附此。

益元汤

治注夏，春末夏初，头疼脚软，食少体热。

黄芪炒　白术　甘草炙　陈皮　人参去芦　芍药煨　黄柏去粗皮，炒　当归

---

1 夏初春：三字残缺，据《丹溪心法·注夏》补正。

2 温寒：原互乙，不通，据文义与下“清热”对文乙转。

无灰酒洗

水钟半，煎八分，空心温服。夹痰，加半夏、麦门冬、五味子。

鄙续

静而得之，谓之中暑，宜以辛散之剂微发之，不可泥伤寒之法也。动而得之，谓之伤暑，汗大出，无气以动，当以人参、白虎、黄芪大剂主之。夹饮食内伤者，恶食，右关脉冲过气口。暑药内加神曲、山查；劳倦内伤者，脉弱无力，黄芪、人参倍加则安矣。

有暑风一症，因其夏月而病搐搦，故有此名，非风也，乃暑热亢极，火盛金衰，木无所制，汗闭于外，于郁于内，故手足扬，为动摇，内扰神舍，治宜清暑治痰之药，不可以风治之。

湿　门

《脉经[1]》云：沉细缓，或涩或濡，皆中湿。浮为风湿。大而浮、虚而涩，为寒湿。滑主痰。身热烦喘，胸满口燥，发黄，为湿热。洪缓为湿热自甚，洪弦而动，湿热为痛。

脉沉而缓、沉而细、微缓者，皆湿。

脉浮风湿。脉大，或浮而虚涩者，皆寒湿。脉来滑疾，身热烦喘，胸满口燥，脉沉数，湿热。脉洪而缓，阴阳两虚，湿热自甚。脉洪而动，湿热为痛。

丹溪曰："六气之中，湿热为病，十居八九。"湿有自外入者，有自内得者。阴雨湿地，皆从外入，宜汗散。久则疏[2]通泄之，湿在上宜微汗而解。《经》曰：湿上盛而热，治宜苦温，佐以甘辛，以汗为效而已。不欲汗多，故不用麻黄、桂枝等剂。湿在中，宜利小便，此淡渗利湿也。在下，宜升提之。

《内[3]经》曰："诸湿肿满，皆属于脾土。""湿盛则濡泄。""地之湿气，感则害人皮肉筋脉。"

---

1 脉经：此下文字均非晋•王叔和《脉经》之直接引文，故此"脉经"，只能理解为作者从古代脉学文献中综述而成。凡此下内容，本书亦不再追溯其出处。

2 疏：原作"竦"，据文义，此当为同音致误，改之。

3 内：原作"难"。此下诸条，皆出《内经•素问》之《至真要大论》《阴阳应象大论》，然略有增改。据此改"内"字。

独活寄生汤

治风湿卧床不起，七日见效。

独活三两　细辛　牛膝无灰酒洗　桑寄生如无，续断代之　秦艽　茯苓去皮　桂心　杜仲姜汁炒断丝　防风去芦　川芎各贰两　芍药煨　当归无灰酒洗，各三两　甘草五钱　人参去芦，贰两　熟地黄酒洗，二两

右㕮[1]咀，每服一两，姜三片，水钟半，煎八分，通口食前服。外用金凤花、柏子仁、朴硝、木瓜煎汤洗浴，每日二三次，妙。

四制柏术丸 一名健步丸，一名二妙丸

滋阴降火，开胃进饮食，除周身之湿，治下部之湿尤效。

黄柏去粗皮四斤，切成片，一斤酒制，一斤乳制，一斤童便制，一斤米泔水制，各制十三次方可用。

苍术去皮一斤，切成片，四两川椒炒、四两破故纸炒，四两五味子炒，四两川芎炒。四味各用一钱炒讫，除[2]去四味，方可为末。

右为末，炼蜜为丸，如梧桐子大。每服六七十丸，早酒、午茶、晚白汤送下。

薏苡仁粥

用薏苡仁和米煮粥。常食去湿极效，功胜诸药，可验。

鄙续

湿热为病，十居八九，明土气火热所生，方多燥湿药。医者不可以此拘，当兼凉药以治之。腰以上宜汗，腰以下宜利小便。大法分利之药，中不可无也。其湿症有二：如脉滑数，小便赤涩，引饮，为湿热证；若小便自利，清白，大便泄利或痛，自汗，为寒湿症，治宜五苓散加香附、苍术、木瓜主之。自内而出者，膏粱过多，涌溢于中，湿从内作。或衣湿汗，或冒雨露，或卧阴润，湿从外入也。

疸疾[3]

《脉经》云：脉沉，渴欲饮水，小便不利，皆发黄也。凡黄候，寸口近掌无

---

1 㕮：原脱。"㕮咀"为固定词组。药材虽有"咀片"，但药业无单一"咀"法。本书"㕮咀""咀"皆用，今统一为"㕮咀"。下同径改。

2 除：原误作"徐"，据字形及文义改。

3 疾：原无，据分卷目录补。

脉，口鼻冷，不治。

丹溪云：不必分五种，同是湿热，如盦[1]曲相似。

戴先生曰：五疸，周身皮肤并眼如栀子水染。因食积为黄者，量人虚实，真否食积，其余但利小便为先，小便利白，其黄自退。

疸重者，大温中丸。热多加黄连，湿者温中五苓散。食积药，湿热因伤胃气，服下药。大便不利，参、芪加栀子、茵陈、甘草。

茯苓渗湿汤

治湿热发汗，黄尿或赤。

白茯去皮　泽泻　茵陈　猪苓　黄芩炒　黄连炒　栀子各炒　防己　陈皮　枳实炒　苍术各等分，米泔浸洗

右㕮咀，水钟半，姜三片，煎八分，热服。

如小水不通，加木通、车前。

如饮食不思，受伤，倍加砂仁、山查、神曲炒、麦芽各等分。

治黄疸之疾

用田螺四十九个，去壳，捣烂如泥。又用白果四十九个，以童便煮熟。又用生白果四十九个，共捣为一处，入乳一杯，加童便与水二三碗，露一宿，空心随服。天凉分为七日服。

祛黄酒　治黄疸神方。

用醇酒[2]一碗、陈艾一把，研熟[3]，酒泡浸。又将田螺十个，将前艾酒同擂，去渣，温服。

茵陈五苓散　治五疸，其色如赤金。

茵陈　泽泻　白术　赤茯苓各一钱，去皮　猪苓八分　肉桂三分

水钟半，煎八分，空心服。

痞疾

《脉经》云：胸痞，脉滑为有痰结，弦伏亦痞，涩则气劣。

---

1 盦：原误作“盒”，不通，据字形及文义改。《说文解字》：“盦，覆盖也。”

2 醇酒：此处同“醅”，乃酿米成酒，未经压榨、掺水，连酒带糟状态之酒。

3 研熟：即熟研，反复揉研。

河间曰：痞与否同，不通泰也。心膈闷而不痛者为痞满，内外皆急胀者为肿聚，而成块者为积块也。

痞者有食积兼湿，东垣有法有方：心下痞，用枳实炒黄连。如禀受色苍骨露，气实之人而心下痞者，枳实、黄连、青皮、陈皮、枳壳。如禀受素弱，转运不调，饮食不化而心下痞者，宜白术、山查、曲蘖、陈皮。如肥人心下痞者，乃是痰，宜苍术、半夏、砂仁、茯苓、滑石。如瘦人心下痞者，乃是郁热在中焦，宜枳实、黄连、葛根、升麻。如食后感寒，饮食不化，心下痞，宜藿香、草豆蔻、吴茱萸、砂仁。痞夹血成窠囊，用桃仁、红花、香附、大黄之类。无不效也。

橘[1]皮枳术丸

治老幼元气弱，饮食不消，脏腑不调，心下痞满。

枳实麸炒，去穰　陈皮各一两　白术二两，东墙土炒

为末，荷叶煎汤，打糊为丸，如梧桐子大。每服五六十丸，滚水送下，食远服。夫内伤用药之大法，强人胃气，令胃气益后能猛食、多食、重食而不伤，此为用药者也。服此久久益胃气，令人不伤也。

鄙续

伤寒下早而痞者，寒伤荣。心主荣，邪入于本，故心下痞，以黄连泻心汤主之。

饱食伤脾，不能欲[2]而痞者，恶食。气口脉紧甚者，是痰因气滞，不能运化，积于胸膈，脉滑而痞者。湿热大盛而痞者，四肢软弱，面黄者是也。下多伤脾而痞者相类。肥人多湿痰而痞，瘦人多郁热而痞，分而治之可也。

肿胀

《脉经》曰：肿胀之症，有阴有阳。察脉观色，问症须详。阴脉沉滞，其色青白，不渴而泻，小便清色。脉或沉数，色赤而黄，燥屎赤溺，兼渴而胀，为阳，浮大者生，沉细者死。肿胀因脾虚不能制水，水渍妄行，当以参、术补脾胃，使胃气得实则自健运，自能升降运动其枢机，则水自行，非五苓、神佑之行水也。宜补中行湿利小便，可用二陈汤加白术、人参、苍术为主，佐以黄芩、

---

1 橘：原作“桔”，据方中无桔梗、有陈皮改。

2 欲：义不明，据字形及文义，或为“饮”之误。

麦门、炒栀子制肝木。若胀，佐以厚朴。气不运，加木香、木通。气若陷下，加升麻、柴胡提之。随病加减，必须补中行湿。二陈治湿，加升提之药，能使大便润而小便长。若产后，必须大补血气为主，少佐苍术、茯苓，使水自降。用大剂白术补脾，若壅满，用陈皮、半夏、香附治之。有热，当清肺经，麦门冬、黄芩之属。一方用山栀子去皮取仁炒，碾碎，米汤送下一抄。若肺胃热，病在上者，连皮用。

治水肿方

木香一钱五分　白术二钱半　山栀子炒，五钱

右㕮咀，取急流水煎服。水肿用大戟。香薷浓煎汁成膏丸，去暑，利小水。大戟为末，枣肉丸，泻小水，劫快实者。

鼓胀，又名单腹胀，宜大补中气，行湿。乃脾虚之盛，必须远音乐、断厚味、节饮食、祛盐味、戒暴怒，久久调之，方得安矣。

水肿禁针灸

按：水肿惟针灸水沟可，针余穴，水尽即死，此《明堂铜人》所戒也。庸医多为人针分水，杀人多矣。若其他穴，亦有针得愈者，特幸焉，不可以为法也。水沟名人中，在鼻柱下，灸三壮。其水肿人中满，不治。

丹方奇术　治肿胀，不服药自去水。

生硫黄一钱　水银粉二钱　巴豆肉研去油，四钱

右三味和成饼，要匀。先用新绵一块铺脐上，次以饼当脐掩之，外用绵缚，如人行三五里，自然泻下恶水。待行三五次，除去药，以温粥补之。久患者，隔日取水。一饼可救十人，神效。

五皮散

治水肿烦渴，小便赤涩，大便闭，此属阳水。

陈皮　桑白皮　大腹皮　生姜皮　茯苓皮

右㕮咀，每服八钱，水钟半，煎八分，温服。

奇效即安散

治黄肿，腹大如鼓之状。

南木香　槟榔　牙皂各四钱　黑牵牛一两

右为末，头一日服四钱，消上截；次日早服三钱半，消中截；三日早服三钱，

消下截。用巽方[1]石榴根上青皮、半夏煎水送下。先服五积散一贴，出汗愈。

三花神佑丸

治中满腹胀，咳嗽，淋闭，一切湿肿皆治。

甘遂　大戟　芫花炒，六钱　牵牛贰两　大黄一两　轻粉一钱

为末，水丸菉豆大，每服十丸，丸量虚实加减，温水送下。

二消散　治十臌。

蝼蛔壹个，大者佳，即土狗　大戟　芫花各二钱

右为末，将蝼蛔从中破开二块，研烂，左半个消左半边肿，右半个消右半边肿，用银器盛好酒调服。用药之后，切忌房事、辛辣、油腻之物。湿热，等过暑湿之月时日，可避之百日后，方可用盐、酱油、醋。此虽神效，但霸劫之药，用者当斟酌之。

七圣散　治水蛊诸满肿症。

蛊药七圣君子，名方著在烟霞。

白皮甘遂干葛，商陆槟榔配合。

葶苈牵牛等分，休将各味争差。

豆汤调服甚丹砂，水肿心膨消下。

鄙续

风肿者，主于风湿；血肿者，四物之类。阳水者，清水养脾；阴水者，实脾之药。大抵腰以上宜汗，腰以下宜利小便之分，乃为开鬼门、洁净腑之治者也。阳水者，烦渴，小便赤涩，大便闭，脉洪数也。阴水者，小便少而清，大便溏，不渴，脉沉也，治宜温燥利水之药主之。

燥　门

河间论详，然则分大便闭结或消渴之类为里症，皮肤燥涩、干疥爪枯之类为表症，而于阳结阴结、气盛血少、痰郁风热而又悉之。

秘丹，吐血为[2]主，总治三消方。

1 巽方：按八卦方位，巽在东南方。

2 为：原作"乌"，不通，据字形及文义改。

黄连炒　天花粉二味为末　藕汁　人乳汁　生地汁佐

以姜、蜜和，二味为膏。每次一指面大，放在舌上，徐徐白汤送下。

枇杷散　治消渴，胸满心烦，津液太少。

枇杷叶二片　麦门冬二分　五味子五分　瓜蒌　生地黄　人参去芦　茯神去木　干葛各壹钱　知母忌铁　甘草各七分

水钟半，竹叶十皮、乌梅一个，煎八分，不拘时服。

夫三消之病，消渴、消中、消肾，皆火也。入水之物，无物不润；入火之物，无物不消。盖消渴之疾，饮水至斗亦不能止其渴。相火燥其膈膜，此膈消也。治法：调之而不下，固无以杀炎上之势；下之而不调，亦无以沃膈膜之干。下之当以三一承[1]气汤，调之当以凉膈散加桂苓甘露饮，大作剂料服之。间用生地黄、生藕擂汁服之。又当慎起居、戒淫欲，消渴之疾，不足忧矣。相火燥其肺脏者，皆肺消也，饮一溲二者，必死。消中之疾，多食而反瘦，亦多消而饮水，相火燥其胃土也，治法当三一承气汤，即次下之五七次，后用凉膈散、白虎饮、桂苓甘露饮，三药合为一服，服之必愈。肾消者，相火燥其肾脏者也，《经》曰：思想无穷，所愿不得，意淫于私，纵欲太甚，白淫因泄而下，或梦遗精脱。治法宜珍珠粉丸，或封髓还元丸，服之必愈矣，此不传之秘妙也。

丹溪云：消渴，养肺降火生血为主，分上中下治三消。皆禁用半夏，血虚亦忌用。口干咽痛、肠燥、大便难者，亦不宜用。汗多者，不可用。不必用盐、姜汁。消渴若泻泄，先用白术、白芍炒为末调服，后服煎药，即诸汁膏。

内伤病根后燥火不解，此有余热在肺经，可用参、苓、甘草少许，姜汁调冷服，或以茶匙执姜汁送之。虚者可用人参汤、天花粉，消渴神药也。

上消者，肺也，多饮水而少食，大小便如常。

中消者，脾也，多饮食而小便黄赤。

下消者，肾也，小便浊淋如膏之状，面黑而瘦。

天门冬膏

天门冬五斤，用温水洗净，拣过，在温水内浸一时即去水，只待软透至骨，去皮心，捣烂。每斤入水五碗，共约算水[2]同煮半干，倾出滤渣滓，再槌。每斤

1 承：原作“陈”，无“三一陈气汤”之名，据此方原名改“承”字。

2 约算水：明代同名方此处多直接列出用水量。该书此三字，或意为按某比例计算所得水量。

再入水四碗，约算水同煮大半干，方用粗夏布滤汁去渣。将前汁同和一处，文武火熬过，必滴水成珠不散，将膏磁[1]罐盛贮。此膏滋阴降火，助元气盛。虚有热者，用之润燥。每日滚白汤调服二三次，清晨一服，午后一服，下晚一服，其妙若神。前有一人单服此膏，生三十二子，以其中又补滋化源也。

火　门

《脉经》云：浮大而虚，为虚。或洪数而细小，为实。沉细或数，难治。又云：《脉理提纲》曰：火脉洪数，虚则浮。

刘宗厚曰：火之为病，其害大，其变甚，其势彰，其死暴。火者，盖能燔灼焚焰，飞走狂越，消铄于物，莫能御之，游行乎三焦，虚实之两途，曰君火也，犹人火也；曰相[2]火也，犹龙火也。火性不妄动，不违于道，当以禀令而运行，造化生存之机矣。夫人气交于中，多动少静，欲不妄动，其可得乎？故凡动者，皆属于火化。火一妄行，元气受伤，势不两立，偏胜则病移害他经，事出非细，动之极也，病则死矣。今所以一水不胜二火，出天造君相之外，又有厥阴、脏腑之火，根于五志之中，六欲七情激之，其火随起[3]。盖大怒则火起于肝，醉饱则火起于胃，房劳则火起于肾，悲衰动中则火起于肺。心为君主，自焚则死矣。

恶寒发热辩

丹溪云：恶寒非寒，明是热症，亦有久服热药而得者。

河间谓火极似水，热盛而又觉寒冷，实非寒也。有用热药而少愈者，亦能发郁遏，暂闻尔。恶热非热，明是虚症。《经》曰：阴虚则外热，阳在外，为阴在内，为阳之守。精神外驰，嗜欲无节，阴气耗散，阳无所附，遂致浮散于肌表之间而恶热也，当作阴虚治之。

升阳散火汤

治男子、妇人四肢发热，肌热，筋皮热，骨髓中热，发困，热如燎，扪之烙

1 瓷：原作“磁”，据文义改。下同径改。

2 相：原作“析”，无此火名，据文义改。

3 其火随起：原作“其随”，因缺字而义晦。据〔元〕朱丹溪《金匮钩玄·附录》补正。

手。此病多因血虚而得之，或胃虚过食冷物，抑遏阳气于土，火郁则发之意。宜服此剂。

升麻　葛根　独活　羌活各伍钱　防风去芦，贰钱　柴胡去芦，八钱　甘草三钱，炙　人参去芦　白芍煨，各五钱　甘草生，二钱

右㕮咀，每服八钱，水煎温服。

三黄丸

治男子、妇人三焦积热，咽喉肿痛，心膈烦燥，小便赤涩，大便闭细，并宜服之。

黄连去须，炒，亦去芦　黄芩去粗皮，土炒　大黄煨，各五钱

右为末，炼蜜为丸，如梧桐子大，每服四五十丸，滚白汤送下。

大金花丸

治中外诸热，寝汗，咬牙，时常惊悸，溺血淋闭，咳、衄血，瘦弱，头痛，并骨蒸肺痿喘嗽，去大黄，加栀子，名曰栀子金花丸，又曰既济解毒丸。

黄连炒　黄柏炒　黄芩炒　大黄煨

右为末，米糊为丸，如绿豆大。每服三四十丸，用新汲水送下。身热去大黄，加栀子。

抑青丸　治肝火。

黄连姜汁炒，不拘多少

右为末，用粥糊为丸。每服六七十丸，以滚白汤送下。

左金丸　治肝火

黄连六两，炒　吴茱萸一两

右用面糊为丸，随意服。

治法

小热之气，凉以和之；大热之气，寒以取之；盛热之气，汗以发之，不尽则逆取之。

清胃汤

治牙床肿痛动摇，黑烂脱落，皆属二阳明大肠与胃二经之火。

条芩炒，一钱　石膏二匙　山栀炒，一钱　牡丹皮一钱　甘草二分　升麻七分　藿香五分　生地黄无灰酒洗，八分　白芍煨，七分　黄连炒，八分　桔梗去芦，七分　连翘去心，一钱

用水钟半，煎八分，食远热服。

柔金丸

竭[1]大便闭结，或生痔疾，奇效。

用山栀子、不拘多少，炒为末，打糊为丸。每服之八十丸，空心，滚白汤送下。

鄙续

心火者，君火也，可以湿伏，可以水灭也。

相火者，龙火也，有名无位，系于肝肾二脏之间，不可以直折之，惟知母、黄柏主之。

五脏之火，名五志也，当论脏腑虚实治之。名实火者焉，有实火也。《经》云：正气夺则虚，邪气盛则实。故实火宜泻之，虚火宜补之。

诸气愤郁，肺经也，悲哀动中，火起于肺。

诸风掉眩，肝火也，怒则火起于肝。

诸湿肿满，脾土也，醉饱则火起于脾胃。

心为君火，则不可轻动，动则自焚而死，故多暴死之症也。

诸逆冲上，属肾火也，房劳则火起于肾。若火起于涌泉者，虚之极也，难治。

---

1 竭：罕见有此用法。据字音及文义，疑当作“解”。

卷之五

目　录

疟　门

《脉经》云:疟脉自弦,弦迟多寒,弦数多热,随时变迁。

疟,《机要》云:《经》曰:夏伤于暑,秋必痎疟。伤之浅者,近而暴;伤之重者,远而迟。曰痎者,久疟也是之。夏月伤暑,气闭而不发泄于外,邪气内行至阳为疟也。有中三阳者,有中三阴者,其症各殊。因伤寒也,太阳经为之寒疟,治多汗之。在阳明经为热疟,治多下之。在少阳经为风疟,治多和之。此阳受病,谓之暴疟,发在夏至后、处暑前,此乃伤之浅者,近而暴也。在阴受病则不分三经,总谓之温疟,当从太阴经论之。处暑后、冬至前,此乃伤之重者,远而为痎。痎者,老症也,居西方,宜毒药疗之。此分风、暑所伤,有阴阳浅深之异,发前人所未论也。

疟疾有风、湿、痰、老疟、疟母。

大法风暑当发汗,夏月多在风凉处歇,闭其汗而不泄故也。恶饮食者,必在饮食上得之。无汗要有汗,以散邪为主,带补;有汗要无汗,扶正气为主,带散。一日一发者,受病一月。间日一发者,受病半年。三日一发者,受病一年。二日连发,住一日者,气血俱病。

疟疾感虚者，须用人参、白术一二钱，则托住其气，不使下陷，后使他药。内伤夹外邪同发，内必主痰多，以汗解散，二陈汤加柴胡、黄芩、常山、草果煎服。

久疟不得汗者，二陈汤加槟榔，倍苍术。一方加柴胡、干葛、川芎。一补一发，不可直截。

老疟者，此系风暑于阴分。血药引出阳分则散入方内。

川芎　抚芎　红花　升麻　当归酒洗　白术炒　甘草　白芷　苍术米泔水浸

右㕮咀，用水一钟半，煎八分，露一宿，次晨温服。

主方

柴胡去芦　白术　苍术米泔浸，一钱　上三味必用

陈皮七分　甘草炙，五分　干葛一钱二分

若一日一发及午前发者，邪在阳分，加枯黄芩、茯苓、半夏各一钱。盛热头痛，再加川芎、软石膏各一钱。口渴，加石膏、知母、麦门冬各一钱。

若间一日或三日，或午后，或夜发者，邪在阴分，加川芎、当归酒炒、芍药、熟地黄、知母酒炒，各一钱、红花酒洗、黄柏酒炒，各四分，提起阳分，可截之。

若间一日，连发二日，或日夜各发者，气血俱病，加人参、黄芪、白茯苓各一钱以补气，川芎、当归、白芍、地黄各一钱以补血。

若阳疟多汗，黄芪、人参、白术以敛之。无汗，柴胡、葛根、白术、苍术、黄芩以发之。

若阴疟多汗，当归、白芍、熟地、黄芪、黄柏以敛之。无汗，柴胡、苍术、大川芎、红花、升麻以发之。故曰：有汗要无汗，扶正气为主；无汗要有汗，散邪为主。

若病人胃气弱，饮食少进，或服截疟药伤脾胃而少食者，人参五分酒炒、麦芽、芍药各一钱。

若伤食，痞满闷，或有食积，加神曲、山查、麦芽、枳实炒，各二钱。

若痰盛，加姜汁、半夏、南星、枳实炒，各一钱，黄连、黄芩各陆分。

若欲截之，加槟榔、黄芩、青皮、常山各一钱，乌梅净肉，三个，肥者佳。

若日久虚疟，寒热不多，或无寒而但微热者，邪气已无，只用四君子合四物汤，加柴胡、黄芩、黄芪、陈皮，以滋补气血。

清脾饮

治瘅疟，脉来弦数，但热不寒，或热多寒少，口苦咽干，小便赤涩。

青皮去穰　厚朴姜制　白术　半夏汤泡七次　黄芩去粗皮炒　柴胡去芦　茯苓去皮　甘草炙，各等分

右㕮咀，每服八钱，水钟半，煎八分，温服，加姜三片。

祛邪扶正汤　治五般疟疾，神效。

柴胡君　黄芩炒，君　甘草使　陈皮去白[1]，臣　青皮君　半夏制，君　猪苓　白茯去皮，臣　泽泻臣　厚朴制，佐　苍术佐，米泔水浸洗

水钟半，姜三片，煎八分，食远热服。

如饮水生冷，过伤脾胃者，加神曲炒，君、山查、麦芽；

如因暑热所盛，加香薷君、黄连炒，臣；

如在阴分，恐久而成他患，加升麻君，以提入阳分截之。

黑豆饮

青皮君，去穰　羌活臣　甘草使　陈皮去白，臣　常山佐　槟榔君，鸡心佳[2]　知母去毛皮，君　黑豆照岁下粒[3]

水钟半，煎八分，露一宿，来晨空心温服，疟即止。

截疟饮　治痰疟、温疟。

柴胡去芦，君　黄芩炒，君　青皮去穰，臣　知母去皮毛，佐　甘草使　陈皮臣　茯苓去皮，臣　黄柏炒去粗皮，臣　黄连炒，佐　石膏二匙[4]　常山臣　草果去壳，臣　槟榔臣　乌梅佐　黑豆四十九粒

用水一钟半，酒半钟，煎八分，食远温服。

扶正驱邪饮

柴胡去芦，君　黄芩炒，臣　人参去芦，臣　苍术米泔浸洗，佐　半夏姜制，臣　甘草使　青皮佐　厚朴姜汁制，臣　神曲炒，臣　草果去壳，佐

用水钟半，姜三片，煎八分，临来二时前服。如寒多加柴胡，热多加黄连，有食加草果、神曲。

---

1 白：原作“句”，此乃笔误，据文义改。

2 鸡心佳：“佳”原误作“圭”。此言槟榔（种子）状如鸡心者佳。

3 照岁下粒：即按患者岁数，决定用黑豆的粒数。

4 匙：原误作“是”，无此计量法，据本书石膏有用“匙”者改。

油煠[1]鬼 治疟疾。

细茶一两 面一两 豆粉伍钱 人言[2]叁钱

为末，水为丸，如鸡头子大，香油煎熟，凉水送下。

鄙续

瘴气，感山岚瘴气作疟者，当扶正气养胃主之。

痎疟，老疟也，三日一发，系风邪于阴分。在脏者，久则成疟母，不可轻截之。单疟，单热不寒，或寒不热。寒疟，畏寒，其病因感寒而成，无汗，治宜发之。食疟，因伤食而得，必胸满、噫气、恶食，俗名脾寒，宜消导之药主之。牡疟、牝[3]疟，名虽不同，俱老疟也。暑疟，伤暑得之，多汗，四肢软弱，治宜补之。各疟多主于痰，诸剂少兼痰药，先宜散之，后宜补之，久则亦补之。

痢　门

《脉经》云：涩则无血，厥寒为盛。尺微无阴，下痢逆冷。又曰：无积不痢，脉宜滑大，浮弦急死，沉细无害。

《原病式》曰：或言下痢白为寒，误也。若为寒，不能消谷，何由反化为脓也？所谓不利谷，反为脓血，如世之谷肉果菜，湿热盛则自化腐烂，溃发为脓血也。其热赤属心火故也，其湿黄属脾土故也，其燥白属肺金也。《经》曰：诸愤郁愤[4]属于肺，谓燥金之化也。然诸[5]泻痢皆兼于湿，反言气燥，谓湿热盛于肠胃之内，而肠胃怫郁，结而又湿，至于痞，以致气液不得宣[6]通，因以成肠胃之燥，使烦渴不止也。假如下痢赤白，欲言寒热相兼，其说有误。岂[7]知水火阴阳寒热者，犹权也，一高则必一下，一盛则必一衰，岂能寒热俱盛肠胃而同

1 煠：音义据同今之“炸”，即在油中煎。

2 人言：即“信”，砒霜（信石）之隐名。

3 牝：原误作“牡”，与前一名重复。据文义改。

4 诸愤郁愤：《素问·至真要大论》原作“诸气𦡱郁，皆属于肺”，本书引文多以己意化裁，故不改。

5 诸：原字缺省，据上下文义补。

6 宣：原误作“宜”，据字形及文义改。

7 岂：原误作“起”，据字音及文义改。

为痢？如热疮疡而出白脓者，岂可以白为寒欤？其在皮肤之分，属金，故色白也。次在血脉之分，属心火，故为血也。在肌肉，属脾土，故作黄脓。在筋部，属肝木，故其脓色带苍。深至骨，属肾水，故紫黑血出也。故随五脏之部，五见五色，是其标也，本[1]则一出于热，但分浅深而已。大法：下迫窘痛，后重里急，小便赤色，皆属燥热，而下痢白者必多有之，然则为热明矣。赤痢属血，自小肠而来。白属气，自大肠而来。皆湿热为本。

初得一二日之间，元气未虚，必推荡之，此通因通用之法，用调理承[2]气汤。下后看其气病、血病，白为气病，赤为血病，而气药用参、术，血药用四物。五日后不可下，脾虚故，壮实者亦可。气口脉虚，不可以风湿热论之，则火盛而然。独火木旺而脾损，以轻则飧泄，身热，脉伏，谷不化，重则大痢脓血。《经》曰：春伤于风，夏必飧泄。又曰：诸下痢皆属于湿。又曰：下痢稠粘，皆属于火。又曰：下痢脓血，多滞下。前症，实症也，忌用龙骨、石脂、粟壳等药。虚症泻痢，或化或不化，并无努责[3]，惟觉困倦，脉弦涩浮大，宜补之。治法须用大黄汤，轻则黄芩芍药汤。初得不可便用参、术，胃虚气虚者亦可用。

主方

黄芩炒，贰钱半　黄连炒，钱　白芍煨，二钱　已上三味必用。

木香　枳壳麸炒，各钱半　槟榔鸡心者佳　甘草炙，三分

若腹痛，加当归一钱五分、砂仁一钱，又加木香、芍药各五分。

若里急后重，加滑石一钱五分，再加枳实、槟榔各五分，芍药生用，再加五分，条芩亦加五分。

若白痢，加白术、茯苓、滑石、陈皮各一钱。初欲下之，再加大黄五钱；兼食积，加[4]山查、枳实各一钱。

若红痢，加当归、川芎、桃仁各钱半。

若红白相杂，加之亦如上以理血，滑石、陈皮、苍术各钱半，砂仁五分、槟榔、枳壳，加炙干姜少许。

---

1 本：原误作“木”，据上文言“标”改。

2 承：原作“陈”，无此方名。观其言“推荡”，则当为泻下“承气汤”，故改。

3 责：原作“渍”，无此词组，据字形及文义，当为“努责”，因改。下同径改。

4 加：原误作“如”，据字形及文义改。

若红痢人，胃弱血虚，或下后未愈，减黄芩[1]五分，加[2]当归、川芎、熟地、阿胶珠、陈皮各一钱、白术钱半。

若色赤黑相杂，此湿盛也，小便赤涩短少，加木通、泽泻、茯苓各一钱、栀子炒，五分，以分利之。

若白痢，加当归、川芎、生地、桃仁、槐花炒，各一钱。

久不愈，减芩、连各七分，去槟榔、枳壳，再加阿胶珠、侧柏各一钱、干姜煨，一钱、白术二钱、陈皮一钱。

若痢已久而后重不去，此大肠坠下，去槟榔、枳壳、黄芩，加升麻一钱以升提之。

若呕吐，食不下，加石膏钱半、陈皮一钱、山栀炒，五分，入生姜汁呷之，以泻胃口之热。

又有一样气血虚而痢者，用四物汤加人参、白术、陈皮、黄连、黄芩、阿胶之类，补之而痢自止。有一样寒痢，用黄连、木香、芍药酒炒、当归、干姜煨、宿砂、厚朴[3]、肉桂之类。

若得痢而误服温热止涩之药，则虽稍久，亦宜用前法，以下之后方调。

若得痢便用前症法以下之而未愈，又同前调理法治而久不愈，此属虚寒而滑脱，可于前虚实[4]、寒温二条择用，更加龙骨、赤石脂、罂[5]粟壳、乌梅肉收涩之药，自愈。

芍药黄芩汤

治泻泄痢疾腹痛，或后重身热久不愈，脉洪疾者，又治下痢脓血。

芍药煨，一两　黄芩炒，一两　甘草炙，伍钱

用㕮咀一两，水二钟，煎一钟，去渣，通口服。

戊己丸

治脾经受湿，泄痢不止，米谷不化，脐腹刺痛。

黄连炒，去须　吴茱萸去梗　白芍药煨，各三两

1 芩：下原有“各”字，药仅一味，“各”字当衍，删之。
2 加：原无。据文义当脱“加”字。
3 厚朴：此下原底本错简，今按已调整之正确底本校对。
4 实：原误作“梅”，据上文文义改。
5 罂：原误作“瞿”，无此药名。但称“粟壳”亦是罂粟壳，“罂”“瞿”形似致误，故改。

右末，米糊丸如梧桐子大，每服五十丸，空心，米汤送下。

禁口痢方

石莲肉不拘多少，晒干为末

每服二钱，老米汤调下，便觉思食。仍以照东方壁土炒真橘皮，为末，姜、枣略煎佐之。

又方

因胃口热盛，用人参、黄连煎汁，终日呷之。如吐再吃，但一呷下咽便好。又用田螺捣入麝香少许，合脐中以引下热。胃口热结，当开以降之，人不知此，多用温药甘味，以火济火，以滞益滞也，亦有误。服热毒之药犯胃者，当以推明而祛其毒。

香连丸

治冷热之痢，赤白如脓血相杂，里急后重。

木香四两八钱　黄连二十两，用吴茱萸炒赤色，去茱萸，各为末，十两同。

用米醋丸如梧桐子大，每服六十丸，空心，米汤送下。治禁口痢，加人参二分、黄连一分，姜汁浓煎，细细呷之。但呷一呷，下咽即开。

姜茶散

县学掌教唐竹墟云：茶用谷雨者，姜用三伏晒过者，治赤白冷热痢疾如神。

生姜切如咀片　细陈茶叶各一钱

二味用新汲水煎，露一宿，温服。腹中响方效，不响再服。

梅连散

昔曹鲁公痢血百余日，国医无能效者。陈应之取水梅，除核研一枚，合蜡茶，加醋汤沃，服之一啜而瘥。大丞相庄萧梁公亦痢血，应之曰：此[1]夹水谷，当用胡黄连、乌梅肉、灶心土等[2]分为末，茶清调下，食前服。

奇验饮

治诸痢疾，以推荡之，继服此药即安。

黄连炒，君　条芩炒，君　陈皮臣　枳壳麸炒，臣　白术佐　槟榔佐　苍术臣，

1 此：原作“比”，据字形及文义改。

2 等：原误作“寺”，据字形及文义改。

制 白芍煨，君

先一剂加大黄君、朴硝臣推荡之，后每剂加木香五分，放盏内热服。

如夏月暑盛，加香薷君。多白，加黄连、条芩，三停减一停，陈皮、苍术倍一停。

如红多，倍加黄连、条芩、荆芥烧灰存性。

如纯红者，加生地黄君、存性荆芥灰，久则加地榆收之。每剂用水一钟半，煎八分，空心热服。

有验方

府学吕桐石师尊得患暑泻，予以暑泻治之已安。后饮食太过，复作疼痛。医以为瓜果过食，有伤生冷，此为寒泻，五脉俱平，惟脾胃之脉法六而数，遂用五积散十剂，泄泻俱好而变为红痢，内有鱼脑色，亦无里急后重、腹痛之症。请予视之，因诊右关秋脉洪大而数如初，予以为中姜、桂之毒，当以苦寒之药治之。服后方三五剂之后，其疾少减，大便成条。住[1]药则大便坚硬如石，又服，再作再止，遂每剂入大黄三分，四五剂大便少润微稀。止用二分，去大黄，其便又结，如此服至三十剂而安。可见姜、桂之药不可轻用，后之医者，当观此而深戒之。

黄连炒，臣 条芩炒，臣 黄柏炒，臣 生地酒洗，臣 栀子炒，臣 白芍煨，臣 陈皮去白，佐 枳壳麸炒，佐 升麻使 地榆臣 荆芥君，去根

用水一钟半，煎八分，空心热服。

愈痢饮

治赤痢白痢，神效。

槐花炒 柴胡去芦 黄连炒 当归酒洗，二钱 红花二分半 地榆 木香另用 桃仁去皮尖七个，小人三个

用水一钟半，煎八分，空心服。

清暑祛痢汤

治赤白痢相兼，里急后重，七八月发者。

泽泻 猪苓 黄连炒去须 香薷 茯苓 砂仁 厚朴各一钱，制 陈皮 白芍煨，各一钱半 青皮去穰 神曲各七分炒 枳壳麸炒 苍术米泔洗，各二钱

1 住：原作“主”，不通，据字形及文义改。

如纯红，加桃仁去皮尖、滑石、当归各一钱半、灯心七根、木香五分。

为末，随汤服。如不利，可用。服此药后有七剂，再服四苓汤加苍术、升麻、干葛，三剂有效。

莲肉散 治禁口痢。

莲肉一两，去心 砂仁伍钱

平胃散共为细末，每服一匙。红者，蜜汤调下；白者，砂糖汤调下；赤者，并小儿脾泻，米汤调下。

柴芩饮 治伤寒赤白痢下。

柴胡黄芩与白芍，甘草肉桂生姜末，

茯苓泽泻与猪苓，升麻苍术姜水合。

治赤白痢方

赤白痢疾十味药，黄连黄芩并枳壳。

木香白术与槟榔，苍术陈皮白芍药。

再加厚朴白水煎，空心顿服如神却。

木香散 治赤白痢久不瘥者。

黄连炒，一两 木香五钱 干姜煨，一两 乳香三钱

右为末，每服三二钱，空心米汤送下。

香连丸

治赤白痢疾，不拘远近，一服即安。

黄连一斤 吴茱萸一斤

先将茱萸量用水浸透，入黄连慢炒萸成炭，一捻成末为度。将连切碎，晒干为末。如连末六两，加百草净霜一两四钱、木香一两二钱，醋打米糊为丸，如菉豆大。每服五六十丸，空心米汤送下。

大黄饮

治泻痢脓血稠粘，里急后重，昼夜无度，再不愈者，用：

大黄一两，煨，好酒二盏，浸半日，煎一盏，去大黄，将大黄酒二分服之。如未止，再服，以利为度。后用芍药汤和之。痢止，再服黄芩芍药汤。

清下汤 治血痢及肠风下血。

升麻一撮 槐花一撮，炒

用好酒一钟，煎六分，去渣，空心热服。

又方

治禁口痢，伤寒闭[1]结亦治。

用清明柳一握、蜜二匙，煎汤热服。

简易方

扁豆花五钱，红用白花，白用红，井水擂服即安。

姜砂散　治痢疾神效。

前姜茶散内加砂仁二枚。

莱菔汤　治痢疾腹痛不可忍者。

用陈久萝卜菜煎汤服下，其痛立止，其病亦安。药虽不贵，效验甚多。

鄙续

治痢先以推荡之，此通因通用之法耳。故湿热之疾干于血分则赤，干于气分则白。赤白相兼者，湿也。鱼冻色者，脾土不健，陈积脱滑也。如白脓者，虚坐努责而出，气受热邪瘀结也。如屋漏水腐色者，元气惫弱也，为里急后重，至[2]圊不能便，下迫窘痛者；湿热内盛也。

泻　泄　门

《脉经》云：脉细，皮寒，少气，泄利前后，饮食不入，是谓五虚，死。其浆粥入胃，泄注止者，难治。

论　泄泻之症，虽分湿、火、寒、虚、痰、食六者之殊，必以渗湿燥脾为主而随症加药焉。湿则导之，火则清之，寒则温之，虚则补之，痰则豁之，食则消之，是其治也。虽然，六症既明，三虚不可不察。三虚者，何也？脾虚、肾虚、肝虚也。脾虚者，饮食所伤也；肾虚者，色欲所伤也；肝虚[3]者，忿怒所伤也。肝木邪克土，皆令泄泻。然肾泄、肝泻，间或有之，而脾泄恒多尔。盖人终日饮食，必有所伤[4]，便致泄泻也多矣，又当论之。

---

1 闭：原误作“闲”，据字形及文义改。

2 至：原作“里”，宋元医书多有“至圊不能便”之语，据改。

3 肝虚：此下原书错简，今依据调整书页后之文本校勘。

4 终日饮食必有所伤：原脱。今据明《冯氏锦囊秘录·杂症大小合参》卷五《方脉泄泻合参》引“河间曰”补。

泄泻、疟、痢同乎一源，多由暑月脾胃气虚，饮食伤损所致。饮食才伤便作，则为泄泻，为轻；饮食停积既久，则为疟、痢，为重。而疟与痢又有分别：饮、食、痰充乎胸膈，则为疟疾；饮食胶乎肠胃，则为痢疾。古人有言曰“无痰不是疟，无积不是痢”，良有以也。今之医者，不能究病之源，而徒执古人之方，以便试之，欲其病愈也，胡可得乎？

《内[1]经》曰："春伤于风，夏生飧泄。"又曰：湿多成五泄。

肝者脾之贼，木能胜土，古人虑之。《经》曰：肝肾气虚为病，泄泻亦孰知？肾者所守司于下，而肝者又门户要束之，其束则不泄也。泄泻而面色青惨者，古书谓肝经受寒所致，特设当归汤、厚朴汤主之。

泄泻有湿、火气、气虚、痰积、食积。

湿，用四苓散加苍术，甚者苍、白术同加炒，同燥湿并渗泄也。

火，用四苓散加木通、黄芩伐火。利者在上[2]，只用吐提；在下陷者，宜升提之，用升麻、防风。

气虚，用人参、白芍煨、升麻。

痰积，宜豁之，用海粉、青黛、黄芩、神曲糊丸服，在上同前。

食积，二陈汤加泽泻、苍术、白术、山查、神曲、川芎，或吞保和丸。

泻水多者，仍用五苓散。久病大肠气泄，用熟地半两、知母三钱，升麻、干葛各二钱，甘草一钱，为末，粥为丸服之。仍用艾炷如麦粒，于百会穴灸三壮。

脾泄，当补其脾。气健运长，用炒白术四两、炒神曲三两、煨芍药三两半，冬月及春初用肉蔻代之，或散或汤。

食积作泄，宜再下之，神曲、大黄作丸服。

脾泄已久，大肠不禁，此脾已脱，宜急涩之，用赤石脂、肉豆蔻、干姜之类，效也。

主方

白术二钱　白茯去皮　白芍煨，各钱半　此三味泄泻必用。

陈皮一钱　甘草五分

---

1 内：原作“难”，此下文出《内经》之《素问·阴阳应象大论》，据改。

2 上：原作“止”，与下文“在下陷者”不合，据字形及文义改。

若伤食泄黄，或食积，加神曲、麦芽、山查[1]各一钱，炒黄连七分，消腹中窄狭[2]饱闷，再加厚朴、枳实、木香各五分。

若小便赤涩，加猪苓、泽泻、木通各一钱以分利。夏月再加茵陈七分、栀子炒，四分。

若口渴引饮，加干葛钱半、人参、麦门冬各一钱、升麻、滑石各四分、乌梅肉三个。

若夏月之间，湿热大行，暑注水泄，加炒黄连、苍术、泽泻各一钱、升麻、木通各五分。发热燥渴，加干葛、石膏各一钱。黄疸、小便赤，加茵陈一钱、栀子、木通各五分。

若饮酒便泄，此酒积热泄也，加黄连、茵陈、干葛各一钱、木香五分、神曲、麦芽各八分。

若寒月溏泄，清冷腹痛，或伤生冷饮食，加神曲、山查、麦芽各一钱、砂仁、木香、益智各七分。

若久泻，胃气下陷，服利小便之药而不效，宜加人参、黄芪各一钱以补中气，升麻、柴胡各四分以升提之，再加羌活、防风、藁[3]本、白芷等风药各四分，助风以平之，更加煨干姜五分以固之。

若久泄脾胃虚弱，食少难化，加炙黄芪、人参各一钱、神曲、麦芽各一钱二分、木香煨、干姜各五分。

若久泻，肠胃虚滑不禁，加豆蔻一钱、诃子皮、赤石脂各一钱、木香、煨干姜各五分。

白术丸

黄芩炒，五钱　白术炒，二两　白芍煨，五钱　神曲炒　山查净肉，各一两五钱　半夏汤泡，五钱

为末，荷叶汤打米糊为丸，如梧桐子大。每服五十丸，食前滚白汤送下。

昔有一老人，奉养太过，饮食伤脾，常常泄泻，服[4]此便愈。

---

1 查：原作“茶”，与“茶”形似。山茶花亦可用于血症，但据此文义，乃消食积泄黄，故当以山查为好，“查”“茶”音同致误，故改作“查”。

2 狭：原作“陕”，不通，据字形及文义改。

3 藁：原作“蒿”，无此药名，据字形及文义改。

4 服：此下原书错简，今据已调整过的文本校点。

祛湿分利饮 治诸泄泻神效。

猪苓君 泽泻臣 赤苓臣 木通君,去粗皮 苍术君 制白术臣 车前 滑石三匙 条芩炒 陈皮

如饮食所伤,加神曲炒,钱半、山查钱半、升麻五分;

如气下陷,加柴胡去芦,五分、升麻三分;

如热盛,加黄连炒,五分、栀子炒,七分;

如暑泄,加香薷钱半,去根、黄连六分,炒。

水钟半,灯心十茎,煎八分,空心热服。

姜连丸 治脾泻。

又治肝气两胁痛楚不仁。

宣黄连四两,去须切片,生姜一斤切片,同拌匀,过一宿,炒,以姜干为度。取出姜,将连为末,米糊为丸如菉豆。每服二钱或一钱,空心一服,临卧一服,米汤下。

燥湿止泻汤 治久泻不止。

陈皮 柴胡去芦 栀子炒 苍术米泔浸 羌活 白术炒 防风去芦 条芩炒 神曲炒,各一钱 白芷 茯苓去皮 豆蔻煨 藁本 干葛各七分 甘草 干姜煨 木香各五分 官桂二分

用水一钟半,煎八分,食远温服。

止泻散

白术四钱 陈皮二钱 苍术一钱,制 厚朴姜制,八分 白茯七分,去皮 泽泻[1]一钱

为末,量人大小,米饮调下。

参术汤

人参去芦,五钱 附子炮去皮尖一钱五分 白术七分

用水一钟半,煎八分,食前温服。

豆蔻香连丸 治小儿水泄痢疾。

豆蔻一个 木香一钱,二件一处用面包,炮 黄连一两,用吴茱萸炒干,去茱萸

右为末,米糊为丸如黍米大。每服服十丸。

1 泻:原作“泄”,此药名不用“泄”字,据改。

赤者粟米汤下，白者厚朴汤下，泄泻米汤下。

单凤散 方见痢门。

水泄不止，空心米汤调下，神效。

鄙续

泄者，泄漏之意，时时溏泄，或作或愈。

泻者，一时水去如注。

湿泻，腹不痛，泻水者是也。

气虚作泻，饮食入胃不住，完谷不化者是也。

火，大渴腹痛，泄水肠鸣，泻一阵痛一阵是也。

痰泻，或多或少，或泄或不泄者是也。

食积，腹痛盛而泄泻后痛减者是也。

右五泻者，濡泄肠鸣，多水肠垢，热也。

热泄，所下粘垢，小便赤涩。

骛泄，小便澄澈清冷，寒也。

飧泄，所下米谷不化，湿兼风也。

虚泄，脾虚气弱，元气不足，阑门不能分别水谷。

滑泻者，泻久不止，大孔如竹筒，直出无禁者，气将脱也，难治。

卷之六

目　录

---

1 痰门：原“血门”下“咳逆”“咳嗽”二子病置于“痰门”之前，与理不合，然原文如此，不便更改。

2 大：原作“地”，正文方名同，但方中无地黄，乃大黄为君，故方名当改。

3 苏子饮：此前原有“补肺汤”，正文无，今删。

齁

丹溪论　五拗汤　劫齁丸　治哮[1]方

惊悸

脉法　丹溪论　益荣汤　安神丸　加减猪心血丸　归神丹　朱砂安神丸　鄙续

颠狂

脉法　原病式论　珍珠五胆丸　四制陈皮丸　倒痰方　梨汁饮　治痰丸　碧玉丸　吐痰法　鄙续

痰饮

脉法　黄龙丸

痓症

丹溪论　自辩　祛痓如神汤　葛根汤　陈皮汤

血　门

衄血

《脉经》云：涩濡为亡血。弦涩，按之虚，为脱血。浮弱，按之绝，为下血。烦咳者吐血，沉弦必衄，沉为吐血。足阳明大而浮，鼻衄吐血。脉经在肌肉，芤为失血，涩为少血。脉来悬钩，为衄血常脉。脉至而抟，衄，身热，死。肠澼，下脓也，弦绝则死，滑大则生。吐血唾血，脉滑小弱者生，弦强者死。血温身热，脉燥者死，脉沉小留连，或微者易治。浮大洪数者难治。凡血症，身热脉大者难治，身凉脉静者易治。正气等丸九[2]。衄血大抵如吐血。

余曰：凡血症须用凉血散火，如药既非凉血，又非散火，何也？盖血病用血药而不效者，以其血之所藏无养也。夫心主血，肝藏血。此方用川芎所以和血通肝，而使血归于肝脏也。用香附所以开郁行气，而使火散经络也。血归火散，何血病之不止哉？

龙骨散　治鼻衄不止。

1 哮：原作"哮"，无此字，据字形及文义改。
2 正气等丸九：本条正文无"正气等丸"，未解何义。

用白龙骨不拘多少，研为细末，少许吹入鼻中，愈。凡九窍出血，皆可用此吹之。

熨会法 治鼻衄屡验。

用烧纸七层水湿，于顶门上，以熨斗熨之即止。

榴花散 治鼻衄如神。

用千层叶[1]石榴花烧存性，吹入鼻孔内即止。

蒜饼子 治鼻衄极效。

用大蒜去壳，捣如泥，左鼻出敷左脚心，右鼻出敷右脚心，两窍俱出，左右俱敷即安。

吐血

《脉经》云：诸症失血，皆见于芤脉，随其上下，以验所出。大凡失血，脉贵沉细，设见浮大，后必难治。又云：脉得诸涩濡弱，为亡血。脉来轻轻在肌肉，尺中自浮，目精晖[2]黄，鼻衄未止。大肠脉大而浮，必衄吐血。病人面无色，无寒热，脉沉弦，衄血也。脉浮弱者，重按之涩者，下血。脉芤为失血也，涩为少血也。尺脉滑而疾为血虚。弦脉而紧，胁痛脏伤，有瘀血、吐血、唾血。脉滑小弱者生，实大者死。唾血脉紧强者死，滑者生。紧脉小抟沉，为肠澼下血。

《原病式》曰：衄者，阳热拂郁于足阳明，而上热则血妄行，鼻衄也。血溢者，上出也。心养血，故热甚则有余而妄行。或为呕吐紫凝血为寒者，误也！此非冷凝，由热甚销烁以为稠浊，而热甚则水化制之，故赤兼黑而为紫色也。血泄，热客下焦而大小便血也。衄蔑，血污血出也。心火热极则血有余，热气上甚则为血液，热甚亢极则燥而污浊，水[3]承乃制则色爇[4]黑而为紫也。

丹溪云：因火载血上，错[5]经妄行，脉必大而芤。

---

1 千层叶：《医方考》卷三《血证门》有“榴花散”，用“百叶榴花”，即重瓣石榴花干末止衄血。据此，则“千层叶”并非药名，其在“石榴花”之前，乃“千叶石榴花”之误。百叶、千叶，俱指重瓣花也。

2 晖：“晖”与“黄”组词，不明其义，疑“晖”为“晦”之误。

3 水：原作“宫”，不通。上文“热甚则水化制之”，据改。

4 爇：《中华字海》：“爇：烧。”

5 错：原作“销”，不通，据《丹溪心法》卷二《呕血》改。

犀角地黄汤

治伤寒汗下，郁于经络，气滞泄[1]为衄血，或清[2]道闭塞，流入胃腹，吐出清血，余血[3]停留，面色黄，大便黑者。

犀角一钱　生地黄　白芍　牡丹皮各等分

右㕮咀，每服八钱，水煎温服，实者亦可服。

四生汤

治吐血、衄血，阳盛于阴，血热妄行。

生荷叶　生艾叶　生柏叶　生地黄各等分

捣烂，丸如芡实大，每服一丸，水三钟，煎一钟，滤过温服。

藕汁膏　治吐、衄血不止。

生藕汁　生地汁　大蓟汁　生蜜半匙

右汁调和令匀。每服一小钟，不拘时服。

治舌衄歌

舌间有窍血无常，且取槐花略炒黄。

细末重罗干掺上，须知奇病有奇方。

凉血饮

一许友，年将六十无子，原有痰火之症，偶因有感而致于吐血，屡医不效，请余诊之。肝脉见芤，以余鄙见，此因怒甚伤肝，不能纳血矣，遂制此方，服四剂，大安也。

千年矮君　牡丹皮臣　薄荷佐　赤芍佐　生地黄君　黄连炒，臣　青皮臣　犀角镑，君　柴胡去芦，佐　香附使，引　甘草使　枳实炒，佐　栀子炒，臣　侧柏一钱　茅根同

用水钟半，煎八分，入藕节汁半杯，食远热服。

五黄汤

治吐血、衄血、咯血、唾血、便血、溺血、瘀血。

黄连炒　黄芩炒　黄柏各炒，二钱　大黄一两二钱　生地黄三钱，酒洗，浸一宿

---

1 气滞泄：《丹溪心法·吐血十八》“犀角地黄丸”此句作“随气涌泄”。

2 清：原作“沟”，据《丹溪心法·吐血十八》改。

3 余血：原脱，据补同上。

水二钟，煎至一钟热服。

呕血

呕血，火载血上，错经妄行，药服大发热，喉中痛，是气虚，用参、芪、蜜炙黄柏、荆芥、当归、生地。用之呕血，韭汁、童便、姜汁磨郁金同饮之，其血自清也。火载血上，错经妄行，用四物汤加炒栀子、童便、韭汁服之。又方用山茶花、童便、姜汁，酒服。又方用郁金末治吐血，入姜汁良。又方用韭汁、童便二物合郁金末和服。又方治吐血或衄血上行，用郁金，如无，以山茶花代之，姜汁、童便和匀调服即止，后以犀角地黄汤加郁金服，效。

怒气逆甚则呕血，暴瘅内逆，肝肺相抟，血溢鼻口，怛[1]怒气血症者则暴甚，故《经》曰"抑怒以全阴者"是也，否则五志之火动甚，火载血上，错经妄行也。用柴胡、黄连、黄芪、地骨、生熟苄[2]、白芍，同水煎服。虚者，用保命生地散，再加天门冬、枸杞、甘草等分，水煎服之自愈。

鄙续

咳血，嗽而血出也；咯血，痰中血疙瘩也；吐血，呕全血也；衄血，鼻出血也；便血，大便血也；溺血，小便血也；瘀血，血畜于中，成紫块也。成块血者，是热伤血结于中，吐出亦好。若脉大身热者难治，脉小留连者易安也。

便血

平肝汤

槐角炒，钱半　生地二钱，酒洗　归头八分，酒洗　柴胡去芦，一钱　条芩炒，钱半　枳壳麸炒，八分　升麻六分　青皮去穰，一钱　黄连炒，一钱　香附便制，一钱　地榆钱半　黄柏去皮炒，一钱

右㕮咀，用水钟半，加侧柏叶四钱，煎八分服。

愈血汤　治便血。重者二服，轻者一服而瘥。

宣黄连去须，酒炒，八钱　枳壳去穰麸炒，四钱，净

水钟半，煎八分，空心热服。

---

1 怛：dá。多义，在此可作惊恐解。《丹溪心法吐血十八》作"但"，亦通。

2 苄：即地黄。

乌梅丸 治大便下血。

乌梅存性，五钱 槐黄炒焦，三钱 五倍二钱半 白芷一钱半

醋糊丸如梧子大。每服五十丸，空心，滚白汤下。

和血饮 治大便下血。

生地君，酒洗 知母臣，各忌铁 地榆佐 木香使 宣连炒，使 柴胡佐，去芦 升麻使 青皮佐 槐角臣，炒 黄柏炒，君 条芩臣，炒 木通臣，去皮 泽泻臣 牡皮臣 栀子炒，君 犀角镑，臣 侧柏三钱

用水钟半，煎八分，空心热服。

加减槐角丸 治便血痔疮。

槐角炒 冬青子各三两 地榆 苦参各二两

右为末，糊丸如梧子大。每服八九十丸，空心滚白汤下。

当归和血散 治肠风下血。

生地酒洗，忌铁器 槐角炒 青皮去穰 荆芥 白术各六分 归身酒洗 升麻各一钱 川芎四分

右为末，每服三钱，侧柏汤调下。

酒煮黄连丸 治血痢、肠风下血。

黄连十二两，酒五分[1]，煮干

为末，曲糊为丸，滚白汤下。

溺血

《脉经》云：便血则芤，数则赤黄。实脉癃闭塞，热在膀胱。

《丹溪心法》云：属热与虚。又曰：下血之法，不可纯用寒凉，必加辛味为佐。久不愈者，后用温剂，必兼升举。药中加酒炒凉药、酒煮黄连丸之类，寒因热用故也。

有热，四物加炒栀子、升麻、秦艽、阿胶珠。去肠湿热，属虚者，当散湿，四物加炮干姜、升麻。凡用血药，不可单行单止。

琥珀散 治溺血。

1 分：此剂量疑误。酒为液体，不用重量单位。若用重量单位，则用量过少，无法炮制，故疑此分当作“升”，或“钟”。

栀子炒　生地忌铁　小蓟　滑石　通草　牛膝去芦，各一两　琥珀三钱

共为末，蒲黄、淡竹叶、藕节、川归、甘草各半两，煎水调服。

升麻六一散　治小儿尿血。

益元散一两　升麻三钱，为末，拌匀

每服一匙，井花水擂侧柏叶汁，空心调下。

咳逆[1]

《脉经》云：浮为风，紧为寒，数为热，细为湿，迟为寒。又曰：脉浮散者不治。又曰：咳逆者，因痰与热、胃火者极多。

丹溪曰：有痰，有气虚，有阴火。

咳逆，气也，气自脐下直冲上，出于口而作声之鸣也。

《经》曰：诸逆冲上，皆属于火。古方言胃弱而不及火，以丁香、柿蒂、竹茹、陈皮治之，未[2]审孰为降火，孰为补[3]虚。况人之阴[4]气，依胃为[5]养，胃土伤损，则木侮[6]之。阴为火乘[7]，不得内守。木挟相火，故直[8]冲清道而不止。言胃弱者，阴弱也，虚之甚也。

柿蒂汤　治胃膈痞满，咳逆。

柿蒂　丁香各壹两[9]

右㕮咀，每服三钱，水钟半，姜三片，煎服。

鄙续

胃火上冲而逆，随口应起于上膈，病者知之，易治也。自脐下直冲，上出于口者，阴火上冲，难治，俗名为之打呃是也。柿蒂为引，不用丁香亦效。

---

1 咳逆：此病与下“咳嗽”均置于“血门”下，实误，当移至“痰门”。为保持原貌，今不改，仅予以说明。

2 未：原误作“谓”，据《玉机微义》卷三十六改。

3 补：原脱，据补同上。

4 阴：原作“气”，据改同上。

5 为：原脱，据补同上。

6 木侮：原作“水海”，据改同上。

7 阴为火乘：原作“阴火所乘”，据改同上。

8 直：原误作“苴”，据改同上。

9 两：原误作“月”，乃处方剂量“两”之俗写致误，今改。

咳嗽

《脉经》云：脉浮风，紧寒，数热，细湿，房劳脉涩。右关濡者，饮食伤脾。左关弦短，疲极肝衰。浮短肺伤，法当咳嗽。五脏之嗽，各是本部浮紧虚寒，沉数实热，沉滑多痰，弦涩少血。形盛脉细，不足以息，沉小伏匿，皆是死脉。惟有浮大而嗽者生。外症内脉参考称停。

子和曰：《素问》言皮毛者，肺之合也，邪因而客之，则为肺嗽。后人见是，断嗽为寒，更不参较他篇。岂知六气皆能为嗽，然可以辨其六者之状[1]。

戴云：风寒者，鼻塞声重，恶寒者是也；火者，有声痰少，面赤者是也；劳者，盗汗出，兼痰者，多作寒热；肺胀者，动则喘满，气急息重；痰者，嗽动便有痰声，痰出嗽止。五者大概耳，亦当明其是否也。

《病机机[2]要》云：咳谓无痰而有声，肺气伤而不清也；嗽谓无声而有痰，脾湿动而生痰也。咳嗽谓有声有痰，因伤脾气，动于湿而生痰咳嗽也。

主方

杏仁去皮尖　白茯去皮　橘红去白　五味子　桔梗去芦　甘草各五分

春作上升之气，宜润肺抑肝，加川芎、芍药、半夏各一钱[3]、麦门冬去心、黄芩炒、知母去皮毛。春若伤风致嗽，鼻流清涕，宜辛凉解散，加防风、薄荷、紫苏、黄芩、麦门各一钱。

夏多火热，炎上最重，宜清金降火，加桑白、知母、黄芩、石膏、麦门冬各一钱。

秋多湿热伤肺，宜清热泻湿，加苍术、桑白各一钱、黄芩、栀子炒，各五分。

冬多风寒外感，宜散表行痰，加麻黄、桂枝、半夏、生姜、防风各一钱。

肺经素有热者，再加黄芩、知母各五分。若发热头痛、鼻塞身重，加藁本、川芎、前胡、柴胡各一钱。

若有痰，加半夏、枳壳。风痰，再加南星姜汁制；湿痰，脾困少食，加白术、苍术；有痰而口燥咽干，勿用半夏、南星，宜加知母蜜水拌炒、贝母、瓜蒌仁、黄芩炒。若夏热痰，或素热有痰，加黄连、黄芩、知母、石膏。

---

1 断嗽……之状：此句原作："咳嗽为寒，更不参较也偏。岂之六气皆能为嗽，然可以辩其疾之状"，其中缺字错字甚多，难以卒读。今据《玉机微义》卷八《论嗽分六气毋拘于寒》补正。

2 机：原脱，据《玉机微义》卷八补。

3 一钱：原为墨丁，据本方加减用药一般用量多作一钱补。

上半日嗽者，胃中有火，加贝母、石膏、黄连炒；五更嗽者，胃中有食、积痰。治法：黄昏嗽者，火浮于肺，宜正治，用寒凉药加五味子、诃[1]子皮，敛而降之。若咳嗽久，肺虚，滋气补血，加人参、黄芪、阿胶、当归、生姜、天门冬、款冬花、马兜铃、芍药之类。肺热咳嗽，去人参，用沙参，此兼补气血也。若午后嗽，属阴虚，即劳嗽也，宜补阴降火，加川芎、芍药、熟地、黄柏、知母、姜汁、竹沥、天门冬、瓜蒌仁、贝母，此专补阴血也。

若火郁嗽而痰郁，火邪在中，须用开郁消痰，诃子炒[2]、童便制香附、瓜蒌仁、半夏曲、海石、青黛、黄芩，为末，炼蜜为丸，噙化，仍服前补阴降火汤药，若失则成痨也。若痰积、食积作咳嗽者，用香附、瓜蒌仁、贝母、海石、青黛、半夏曲、软石膏、山查、枳实、炒黄连，末，蜜调噙化。

五拗汤[3] 治风寒咳嗽肺喘。

麻黄不去节 杏仁不去皮 荆芥穗 桔梗各等分

右用生姜三片同煎，温服。咽喉痛甚者，煎后加朴硝少许。一方去桔梗、荆芥，用半夏、枳实等分。

鄙续

风寒咳者，鼻塞声重，恶寒声哑，属寒，寒包热也。喘急，遇冬则发，亦寒包热也。火者，有声痰少，面赤干咯是也。肺胀而嗽，嗽则喘[4]满，气急息重是也。痰嗽者，痰出嗽止是也。胃中食积作嗽者，五更嗽多者是也。阴虚者，午后嗽多是也。肺火者，黄昏嗽多者是也。其肺在上，药必久服方得取效，不可轻用粟壳、诃子、五倍之类劫之，以致成虚火之患也。

痰　门

《脉经》云：浮当吐，涩难开。脉大者，膈上有痰，可吐之。或伏或大者，痰。眼皮及眼下如灰烟黑者，如脉洪滑[5]。

---

1 诃：原误作“柯”。

2 炒：原作“痰”，不通。据本书诃子有用“炒”制者，据改。

3 五拗汤：该汤应为三拗汤（麻黄、杏仁、甘草）加荆芥、桔梗，此方缺甘草。

4 喘：原作“渴”，据肺胀特点，为喘满气急，故改“渴”为“喘”。

5 滑：此下有墨污，遮蔽一字，疑为“也”字。

丹溪曰：诸病寻痰火，痰火生异症。痰之为物，随气升降，无处不到，有热痰、湿痰、食积痰、风痰、老痰、寒痰。

二陈汤

陈皮去白　半夏汤泡　白茯去皮　甘草少许

用水二钟，姜三片，煎一钟，温服。

润下丸　降痰甚妙。

南星姜制　黄芩炒　黄连炒　甘草各一两　半夏二两，依橘制　橘红半斤，以水化盐五钱，调令匀，煮干烘燥

右末，蒸饼丸如菉豆大。每服五六十丸，滚白汤送下。若加栀子，炒用。

竹沥达痰丸

半夏泡七次，再用姜汁浸透，晒干　陈皮去白　白茯去皮　白术炒，各二两　大黄无灰酒浸透，各二两　人参去芦　礞石制　甘草半生半熟，各一两　黄芩炒，三两　沉香五钱

右末，用竹沥一大碗，拌姜汁二酒钟，和匀，入砂锅内火熬一刻许，令热。将前药末调如稀酱样，以瓷器盛之，晒干，如此三次。仍以竹沥和丸如小菉豆大。每服一百丸，滚白汤下。能运痰于大肠，从大便出。此药不损元气，主能运达如神。闻丹溪云：痰在四肢，非竹沥、姜汁不能达也，信哉。

大[1]黄丸　治诸痰火有效。

大黄一斤，用好酒一斤，浸三日，滤去。一层柳叶，一层大黄，如此三层，蒸熟，取去柳，将大黄晒干　川巴戟水浸去心，取净肉四两，晒

右为末，取竹沥打米糊为丸，用沉香细末伍钱为衣。每服五十丸，临卧茶送下。次日见痰无粪。

除湿化痰汤　治女人湿热白带。

陈皮去白　半夏泡　赤茯去皮　黄柏炒，各一钱　甘草二分　南星姜汁浸　黄连炒　川芎各八分　白术煨，二钱二分　苍术米泔浸，二钱半　香附童便浸一宿，炒黑色，一钱

用水钟半，姜三片，煎八分，热服。

---

1 大：原作“地”。按全方无地黄，且服药后，“次日见痰无粪”，亦是大黄之力，地黄无此功，故据方剂组成改。

礞石滚痰丸

黄芩炒　大黄九蒸九晒，各四两　礞石焰硝火煨，五钱　沉香贰钱半

右末，水糊为丸，如梧子大，每服五十丸，白汤下。

加减润下丸

南星姜制　粉草　黄连炒，各五钱　片芩炒　栀子炒　香附　半夏汤泡，各一两　陈皮四两，用盐五钱泡水浸，去白

右末，米糊丸如梧子大。每服六七十丸，白汤下。

流经丸

桔梗去芦，四两　黄芩炒，一斤　当归一斤，酒浸洗一宿，去归，酒听用　枳壳麸炒，四两　礞石制，二两　大黄用归酒浸，共蒸三次，酒浸为度，一斤　南星姜制，一两　沉香一两　硼沙两半　半夏半斤，用白矾[1]、皂角、生姜共煮，无星[2]，去矾、角、姜，晒干为末用

右末，水丸如菉豆大。每服五六十丸，临卧滚白汤送下。

加减二陈汤　化痰抑火开郁。

半夏钱半，汤泡　陈皮盐水浸一宿，晒干，钱二分　白茯去皮，七分　甘草三分　黄芩炒，一钱　香附童便浸一宿，晒干，钱二分　天花[3]一钱二分　蒌仁七分

右㕮咀，水二钟、姜三片，煎八分，热服。

化痰丸　清痰降火、利上焦之药。

半夏曲二两　黄连炒，两半　茯神去皮心，二两　黄芩炒　天花粉去皮　栀子炒，各二两　黄柏去粗皮，炒两半　陈皮二两　当归身酒洗，一两　贝母去心，二两　香附童便浸一宿，干，两半

右末，糊丸如菉豆大，每服一钱，食远，滚白汤下。

噙化丸　化痰清热，宁肺愈嗽。

天门冬一两　海石煅，一两　风化硝三钱　柿霜一两　青黛五钱　瓜蒌霜一两　黄芩酒炒一两　连翘[4]去仁，五钱　橘红一两　桔梗五钱

右为细末，炼蜜丸如龙眼大。食远噙化。

---

1 矾：原省写为“凡”，今正。

2 星：半夏本无星，所谓“共煮无星”，指将半夏煮到内无“白心”，即煮透，内外一色。

3 天花：即天花粉、瓜蒌根。

4 翘：原作“乔”，乃谐音俗写。误名也，今正。

赛滚痰丸 下痰如神。

黑丑末四两 明矾一两二钱 大皂荚去皮弦[1]子，一两六钱

右为细末，以水为丸，或米饮亦可。每服六七分，量人虚实，至一钱止，极效。

鄙续

热痰、酒痰，面红脉数。湿痰，肥人多有，其痰清。食积痰者，脾胃受伤，清气不舒，饮食不化，五更嗽多，面黄者是也。风痰者，痰如白沫，多兼半身不遂。老痰者，积久稠粘，结于喉中成块，咯吐不出者是也。寒痰者，遇寒则嗽、有痰者是也。治痰者，宜先顺气，气降则痰降，不可专泥于痰也。

喘

《脉经》云：喘逆上气，脉数有热，不得卧者，难治。上气，面浮肿，肩息，脉浮大者；微上气，喘息低昂，脉滑，手足温者生；脉涩，四肢寒者死。在寸沉实而紧，为肺感风邪，亦有六部俱伏者，宜发散则热退而喘定。左寸沉实为实，左尺大为肾虚。

丹溪论[2]：喘急者，气为火所郁而火在肺胃也。喘须分虚实，久病是气虚，用阿胶、人参、五味子补之；新病是气实，用桑白皮、葶苈泻之。

苏子饮 治风寒咳嗽，定喘，神效。

紫苏八分 干葛一钱 前胡一钱 半夏泡，一钱 桔梗七分 陈皮八分，去白 杏仁一钱，去皮尖 羌活一钱 桑白皮八分 甘草三分

水钟半，姜三片，葱一茎，煎八分，热服，取微汗妙。

定喘散

郁金三两 甘草一两 陈皮去白，二两

共为细末。每服一匙，滚白汤调下。

泻肺汤 新喘宜用。

葶苈炒，一钱 桑白皮八分 陈皮去白，一钱 桔梗八分 石膏二匙 栀子炒，一钱 瓜蒌仁七分 半夏制，钱半 甘草三分

---

1 弦：原误作"眩"。皂荚的"皮弦子"，指果实外层硬皮、连接两片果荚的筋带及种子。

2 论：原误作"海"，义不通，据目录改。

水钟半，姜三片，煎八分，食远热服。

补肺汤　久喘宜用。

阿胶蛤[1]粉，炒一钱　五味子九粒　马兜七分　天门去心，一钱　人参去芦，六分　杏仁去皮，八分　半夏曲一钱　桔梗七分，去芦　麦门去心，八分

水钟半，煎八分，食远徐徐服。

鄙续

火喘者，乍进乍退，得食则减。胃虚喘者，抬肩撷肚，喘而不休。痰喘者，喘急有痰声也。气喘急者，呼吸急促而无痰声也。气短气虚者，气不足息也。阴虚者，自小腹脐下火起而上逆作喘者是也。脉涩、手足冷者难治，手足温者则易安也。

齁

丹溪曰：专主于痰，宜用吐法，亦有虚而不可吐者。必薄滋味，不可纯用凉药，必兼发散表药。

五拗汤

麻黄一钱，去节　杏仁公翁盍虔米[2]　石膏二匙　甘草三分　半夏一钱

水钟半，姜三片，煎八分，小杯徐徐热服。

劫齁丸

用砒四两，研为末，以猪牙皂角四两槌末，用水四碗，将砒悬煮，水尽为度，取出晒干。以青鱼脑子一斤，同砒拌匀。又用半夏四两为末，共砒齐入阳城罐内，水盏封固，如法打火三炷香，冷定取出。上有灵药，研为末，曲糊丸如梧子大，朱砂为[3]衣。每服一丸，空心冷茶吞。重者三五服，轻者二三服，哮止，妙。忌生冷、荤腥等物。如病人年老虚弱者，不可治。

治哮方

人言一钱　明矾二钱　半夏三钱　南星五钱，各制　青苔三钱

用青苔为丸，如菉豆大，每服五七丸，茶清送下。

1　蛤：原误作"粭"，无此粉，据文义改。
2　公翁盍虔米：此为毫无意义的文字。按此方名，杏仁应"不去皮尖双仁"才能称"拗"。
3　为：原误作"仍"，据文义改。

惊悸

《脉经》云：心中惊悸，脉必代结。饮食之悸，沉伏动滑。又曰：寸动而弱，动为惊，弱为悸。阳脉微而浮，浮为胃气虚，微则不能食[1]，如恐怖之[2]状，忧而迫所作也。寸口紧跳，阳浮滑，气虚，是以悸。

丹溪曰：血虚有痰，有虑便动，属虚。时作时止者，火与痰也。痰因火动，瘦人是血少，名为怔忡。

益荣汤

治思虑过度，损伤心血，天君不宁，恍惚，夜间多梦，小便赤白浊。

当归酒洗　茯神去皮木　黄芪　酸枣仁炒　人参去芦　木香不见火　小草　紫石英各一两　甘草五钱　麦门冬去心　白芍煨　柏子仁炒，各一两

右㕮咀，每服八钱，水钟半，姜三片，枣一枚，煎八分，食远温服。

安神丸　治劳神过度，以致心神不安。

朱砂水飞，二钱　酸枣仁炒，三钱　黄连炒，三钱　柏子仁二钱三　生地酒洗，一钱　当归酒洗，一钱

共为末，米糊丸如黍米[3]大。每服五十丸，滚白汤送下。

加减猪心血丸

朱砂　白芍煨　归身酒洗　侧柏各三钱　川芎　人参去芦　陈皮去白　甘草各一钱　白术二钱　黄连炒，钱半

共为末，以猪心中血为丸，如粟大。每服五六十丸，食远，竹茹汤吞下。

归神丹　治惊悸怔忡及颠痫，神不守舍等症。

龙齿　琥珀　远志姜制，各一两　酸枣仁炒　罗参[4]　当归　白茯去皮，各二两　金银箔各廿张　颗块朱砂猪心血肉酒蒸

右为末，酒打米糊丸如梧子大。每服三十丸，麦门冬汤送下，酸枣仁汤亦可。

朱砂安神丸

治心烦懊侬，心乱怔忡，气乱，心下痞闷，食物反吐等症。

---

1 浮为……不能食：原句作“微胃气虚则不能食”。今据《证治准绳·杂病·神志门》同样文句改。

2 之：原字残，据补同上。

3 米：原误作“光”，据文义补。

4 罗参：即古代新罗人参简称。今用人参即可。

朱砂四两　黄连炒，五钱　甘草二钱半

右为末，打糊为丸如梧子大。每服十五丸，唾津送下。加柏子仁八钱、酸枣仁炒，一两。尤效。

鄙续

怔忡者，乃心血不足也。心下不安，惕惕然如人将捕之状。心跳亦是血少，有虚便动属虚，时作时止属火。瘦人多是血少，肥人多是痰病。亦有胃火熏蒸，神不安者，宜降胃火即安矣。

颠狂

《脉经》云：颠痫之脉，浮洪大长；滑大坚疾，痰蓄心狂。又曰：乍大乍小，乍短乍长，皆属邪脉，神志昏乱。

《原病式》曰：所论甚精，盖以世为重阳为狂，重阴者为颠也，大概皆是热耳。

《脉经》云：洪长伏为风痫，弦细缓为诸痫。浮为阳痫，沉为阴痫。虚弦为惊，沉数为实热。弱沉小急实者，虚而弦急者，皆不治也。

珍珠五胆丸　治大人、小儿痰迷心窍，一切风疾。

半夏一两五钱，姜汁泡七次　南星一两五钱，切片，地上空一坑，用炭火烧热入坑中，用老米醋一盏烹

待少时取出，却将二味晒干，取犍猪胆、雄狗胆、羊胆、雄鸡胆各五个，鲤鱼胆十个，以次浸，待胆汁干，为末，临合时细加后药：

白附子　珍珠制　琥珀　朱砂　薄荷各五钱　金箔五十张为衣

右末，用薄荷二两，煎汤、打糊为丸，如菉豆大。合时忌妇人、鸡、犬见。每服三五十丸，姜汤送下。

四制陈皮丸　治痰壅甚，久不愈。

陈皮去白，一斤分为四处，一分乳制，一分童便制，一分酒制，一分盐水制，俱浸晒干　牛胆南星　白芥子　萝卜子　黄连各贰两

右为末，米打糊丸如梧子大。每服六十丸，滚白汤送下。

倒痰方

玄胡索一两　皂角末五钱　青黛少许

每用少许，水调灌入鼻内，口含笃筒[1]，少刻痰即出。止可去上膈之痰，屡用如神。

梨汁饮 治痰壅甚。

梨汁一钟 生姜汁半钟 蜜半钟 薄荷三两，苏州佳

共一处，重汤滚十数次，不拘时服。

治痰丸

大黄酒浸，九蒸九晒，四两 香附制 桔梗各二两半 石膏四两 苏子一两 陈皮去白 栀子各三两，炒 片芩炒 瓜蒌各二两

右末，炼蜜丸如弹子大。每用一丸噙化，日追三四次，效。

碧玉丸 吐痰神效。

铜绿三钱 钟乳粉五分

共为末，葱汁为丸如菉豆大。每服十丸，白汤送下，少顷痰吐如涌泉。

吐痰法

用鲜虾一斤去须，淡煮令熟，入葱，先用熟食与患者，徐徐服之已尽，随用虾汤以服之。少顷，不吐，可用鹅翎蘸桐油些须，于舌上近咽喉探之，以吐为度。

又法

用盐入滚水内，将淡汤徐徐服一二碗，仍如前用鹅翎探吐之，痰出为度。

鄙续

邪祟之症，似颠而非颠，有时明、有时昏。但心者一身之主，清净之府，外有包络，以罗之其中。精华之聚粹者，名之曰神。通阴阳，察纤毫，无所紊乱。稍有浊痰，流入其中以主宰，故昧其明，语言交错，或精气赤汁流通，遂去浊物，其言犹复旧也。此名为痰迷心窍之患，或非邪祟也。若以符水治邪祟，用密其肤，以客其外，不治。此乃上膈之痰，理宜先用吐法，后当清痰顺气安神之药调之，病即安矣。

痰多者，口有声、有沫。火者，有热，面赤脉数是也。痫乃痰疾，病似马、羊、鸡、犬、猪，故有五痫，应五脏，不必多配，大率主痰也。重阳者狂，骂詈不避亲疏；重阴者颠，语言交错不嘉。二病虽分阴阳，多主于热与痰耳。

---

1 笃筒：或为竹制之筒。

痰饮

《脉经》云：偏弦为饮；不弦，但苦喘短气；浮而细滑，伤饮。弦数为寒饮，冬夏难治。沉弦为悬饮，内痛。沉，留饮。

黄龙丸

南星制　半夏汤泡　赛灵茶[1]　朴硝　五味子　硼砂　薄荷　百[2]药煎　儿茶各一两　朱砂　雄黄　好沉香　木香各三钱　松花三两

共为细末，先用槌梅膏二两杵匀，徐徐下白砂糖，槌为丸如芡实大，用金箔为衣。每将一丸噙化，能生[3]津液，止咳嗽，化老痰，破滞气，行瘀血，除坚积。一切痰火，皆有奇效。

痉症

丹溪云：因气血内虚，四气袭，不可作风痫治。大率与痫相似，比痫为甚、为虚，带补，多是气虚有火兼痰，用人参、竹沥之类，不可用风药。慎哉！慎哉！又曰：诸项强直，皆属于湿。

余按：痉症发作，通身而战掉，皆因气虚挟痰火所致，正犹火炎而旋转也。火能燥物而使气液之不足。世人不谙，误认为风而用风药。风能胜湿，是不足之中又见损也。《玉柜金钥》曰："休治风，休治燥，治得火时风燥了。"谓火为标，谓风燥为本，治其火则是散风而润燥，何风燥之有哉？此痉症所以宜补气而兼散痰。

祛痉如神汤　治阴阳二痉之症。

茯神八分，去皮　黄连炒，六分　香附米制，六分　人参六分　橘红八分　甘草三分　南星制，五分　山栀仁炒，一钱　黄芪八分　半夏一钱

用水一钟半，煎八分，入姜汁三匙，竹沥半酒杯，食远热服。有汗者，名曰柔痉，参、芪倍加。

葛根汤

治痉病无汗而小便少，或恶寒者，名刚痉。

---

1 赛灵茶：来源制法不明，待考。
2 百：原误作"白"，据字形及文义改。
3 生：原误作"坐"，据文义改。

葛根四两　麻黄去节，三钱　桂枝二钱　芍药煨　甘草炙，各二钱

右㕮咀，水钟半，姜三片，枣一枚，煎八分，热服取微汗。

陈皮饮

治痓病，有汗不恶寒者服之，此名柔痓。

芍药煨六分　桂枝五分　陈皮去白，一钱　茯苓去皮九分[1]　干葛七分　甘草二分　半夏汤泡，一分

右㕮咀，水煎，入竹沥半酒杯、姜汁一二匙服。二痓皆可用小续命汤加减服。如胸满、口禁咬啮、脚挛、卧不着床者，以大承气汤下之无疑矣。

1 分：原脱，据本方诸药用量推测补之。

卷之七

目　录

---

1 遗：原作“迁”，正文同。已改，注见正文。

2 肺痿：原互乙，据正文乙正。

虚　门

自汗

《脉经》云：汗脉浮虚，或涩或濡，软散洪大，渴饮无余。

止汗散　治自汗之圣药。

知母忌铁，去毛　石膏　人参去芦　地骨皮洗　甘草　葶苈　茯苓去皮　麻黄根　赤芍各两半　杏仁去皮尖，炒五钱

右为末。每服壹钱，浮麦煎汤调服。

当归六黄汤　治盗汗、自汗如神。

黄连炒，六分　黄芩炒，七分　黄柏炒，八分　黄芪二钱　生地酒洗　熟地各一钱

右㕮咀，用水一钟半，煎八分，食远[1]热服。

盗汗

戴曰：盗汗者，谓睡而汗出也，不眠则不能汗出。方睡熟也，溱溱然出焉，觉则止而不复出，似非若自汗而自出也。杂病盗汗，责其阳虚，与伤寒盗汗非比之，亦是心虚所致。宜敛心气、益肾水，使阴阳调和，水火升降，其汗自止也。盗汗属血虚、阴虚，小儿不须治。必须忌生姜。

东垣方：用当归六黄汤，甚效，但药性寒，人虚者只有黄芪六一汤妙。盗汗发热阴虚，用四物汤加黄柏；兼气，加人参、黄芪、白术。

艾叶散

专治心孔一片有汗，思虑多则汗亦多。病在心，宜养心血。

艾叶煎汤，调茯苓末一钱服之，极效。

填脐散

用五倍子为末，以唾调填脐上，绢帛缚定，极效。

鄙续

气虚自汗，腠理疏泄[2]，溃溃然出之无时，右脉软弱，或濡而无力。湿甚生汗者，肥白多湿。湿热病者有此也，脉沉而濡。痰病生汗者，内有痰涎，脉下沉滑。阳明胃热则多汗，火气上蒸胃口之湿，亦汗也。

盗汗属阴，阴血不足，故睡中出汗，醒时即止，脉数而无力。阴虚出汗，有相火病症者是也。当心部一块出者，为心液尤甚，乃思虑过度而成者也。自汗者，黄芪、人参之类。盗汗者，知母、黄柏、玄参之属。小儿久汗，头上如雨[3]者，不治。

诸虚

《脉经》云：平人脉大为虚，浮大里虚，虚弱细微者，盗汗。大而无力阳虚，数而无力阴虚。寸弱而软上虚，尺弱滑而涩下虚。尺滑涩疾血虚，两关沉细

1 远：原误作“还”，据文义改。下同径改。

2 泄：原作“泻”，据《太平圣惠方》卷四《治心脏中风诸方》改。

3 雨：原误作“两”，据文义改。

为虚。脉弱，骨肉相失，声散呕血，阳事不禁，昼凉夜烧者，死。

丹溪云：阴虚发热难治。

戴曰：脉数而无力为阴虚也。四物汤加炒栀子、黄柏、黄芩、败龟板。兼气虚，加人参、黄芪、白术。四物加黄柏，是降火补阴之药，甚者必加龟板。吃酒发热，难治。不饮酒人，因酒发热，亦难治。酒发热，用青黛、瓜蒌仁，每日同姜汁数匙入口中，三日而愈。阳虚发热者，补中益气汤。手足心热，郁火、火郁，伤寒寒热，当用表散。发热柴胡，恶寒苍术。若虚人用苍术恐燥。若发热恶风，人壮气实者，宜先表散。发热恶风寒，亦宜解表。

补中[1]益气汤 治阳虚发热，久患虚痨。

黄芪蜜炙，二钱 升麻五分 人参去芦，一钱 白术七钱半，土炒 当归酒浸，一钱 甘草五分 柴胡去芦，五分 陈皮七分半，去白

每服一两，水钟半，煎八分，食远温服。

四君子汤

人参去芦，钱半 白术土炒 茯苓去皮，各一钱 甘草五分

水煎服。如有汗，小水利者，去茯苓，加黄芪二钱；若无汗，小便不利者，依本方补气药也。

四物汤 治血虚之症。

当归酒洗 川芎 白芍各钱半 熟地酒洗，二钱

水钟半，煎八分，食远服。如春，倍加川芎；夏，倍加芍药；秋，倍加地黄；冬，倍加当归。

十全大补汤 治气血俱虚而夹寒暑者。

人参去芦 当归酒洗 甘草 白芍煨 川芎 白茯去皮 熟地酒洗 白术 黄芪等分 肉桂少许

水钟半，姜三片，枣二枚，煎八分，食远温服。

地仙散

薄荷 防风去芦 地骨皮各二钱半 甘草稍炙，一钱 乌梅肉七分半

右五味，用水煎三次，午后顿服。凡年四十以下患劳怯，不宜补药，只先退潮热，调理可愈。此方退热如神，方外有接天梯之术，先用此药。

---

1 补中：原书缺损，据分目录补。

清热汤 治痨病骨蒸潮热。

北柴胡 前胡各去芦，三钱

用水一钟半，煎八分，滤去滓，仍入罐内，加童便三小杯，酒一杯，猪胆一个，猪脊髓一条入罐内，韭菜根洗去土，连须七根，再煎一二沸。

补阴丸

黄柏半斤，去粗皮，盐水洗，炒 熟地酒洗 知母去毛皮，酒浸，炒 白芍煨 知母去毛皮，酒浸，炒 陈皮 当归酒浸，各三两 败龟板酒炙，四两 锁阳 虎胫骨酒洗、酥炙，各一两

右为末，羊肉为丸，如梧子大。每服五十丸，盐汤送下。冬加姜半两。

六味地黄丸

山药去粗皮 山茱萸各四钱 泽泻二钱 熟地酒洗，八钱 牡丹皮去骨 白茯去皮，各三钱

右为末，炼蜜丸如梧子大。每服五十丸，滚汤下。

人参固本丸

天麦门各去心 生熟地各酒洗 人参去芦，等分

右为末，炼蜜丸如梧子大。每服五六十丸，空心，淡盐汤送下。

八宝至灵丹

何首乌赤白，二斤，酒浸，竹刀切去皮，同牛膝蒸。

川牛膝半斤，去芦，用黑豆三升，同何首乌蒸，取出，共捣成泥。

赤茯苓去粗皮，一斤，用牛乳五升，煮干乳为度，为末。

白茯苓去皮，一斤，用人乳五升，煮干，银器煮，切作棋子块。

兔丝子半斤，用酒浸洗，捣成泥，晒干，为极细末，听用。

川当归全用，去土泥，四两，用无灰酒浸洗，晒干为末。

破故纸半斤，炒香为度。

枸杞子酒洗焙干，为末，俱忌铁器，半斤。

右为末，炼蜜丸如芡实大。每服壹丸，日进三服，空心温酒，午后姜汤，临睡淡盐汤送下。服至三五月后，必有异效也。

鹿角霜丸

黄柏半斤，去粗皮，用人乳拌匀，晒干。如此三次，炒褐色。或六两、七两，随时加减 人参去芦 天麦门去心 生熟地酒洗，各二两 鹿角霜八两

右为末，炼蜜丸如梧子大。每服六七十丸，加至百丸，空心淡盐汤送下，或酒亦可。

大造丸

紫河车一具　川黄柏酒炒，两半　杜仲酥炒断丝，两半　败龟板酒炙，二两　牡蛎煨　人参去芦，各一两　当归身酒洗，二两　牛膝去芦，酒洗　天麦门去心，各一两二钱　生地黄二两五钱，用砂仁六钱、茯苓二两，无灰酒煮至地黄心黑为度，去砂、苓

右为末，炼蜜丸如梧子大。每服七八十丸，空心，淡盐汤送下。夏月加五味子七钱。

坎离丸

治上盛下虚，阴虚火动。此药早间、晚间服之，最能滋阴降火。

肥知母去皮毛，二两，酒、盐各炒一两，褐色，忌铁器　川黄柏去粗皮，二两，蜜炙火

右为末，用山药细末打糊，丸如梧子大。辰砂水飞过细末五钱，为衣。每服五六十丸，临卧莲子汤送下。若阴虚火动，加地黄二两，用茯苓二两、砂仁六钱，酒煮，去苓、砂，将黄和为丸。

梦遗[1]

水陆二仙丹　治遗精白浊。

金樱子去毛去子，槌成膏，煮如蜜　芡实去壳晒干，等分，研成末

将金樱膏和芡实末丸如梧子大，每空心，滚白汤送下七八十丸，加秋石为引，佳。若加莲蕊、石莲肉等分，名思仙丹，尤效。

固精丸　治心神不定，神虚包遗。

知母忌铁　黄柏炒，各一两　茯苓去皮　远志各去心　牡蛎煨，煅　龙骨煨　芡实　莲蕊各一钱

一方有茱萸肉三钱。共为末，山药糊丸如梧子大[2]，朱砂为衣。每服五六十丸，空心淡盐汤送下。

清心莲子饮　治心热，梦遗赤白，虚热淋症。

人参去芦　黄芪　石莲子去壳　麦门冬去心　地骨皮　甘草　白茯去

1 遗：原误作简体“迁”，据该病内容改。下同径改。

2 大：原误作“火”，据文义改。

皮　车前子　黄芩炒，各等分

水钟半，姜三片，煎八分，食[1]远热服。

神芎汤

治久遗，肾气下陷，玉茎[2]不兴，不时漏精。此药升提肾水归源。

升麻　川芎　人参去芦　枸杞　甘草　远志　黄芪　杜仲酥炒断丝　白术　当归身　地骨皮　破故纸等分

用水二钟，家莲子七个煎服。如无家莲子，入莲花须亦可。

鄙续

梦遗者，夜梦与人交而泄精是也。精滑者，自遗不知，皆相火所为也。热则流通，虚则下溜。又有湿热、湿痰为病，当审详之。

肺痈

《脉经》云：寸数而实，肺痈已成。寸缓虚涩，肺痿之形。肺痈色白，脉宜短涩。死者浮大，不白而赤。

又方

连[3]翘去心　栀子炒，各一钱　茅根洗去土，三钱　片芩炒，八分　金银花　苦参　红枣各一钱

先以此洗之，后用白及[4]、生地忌铁器、川归各酒洗、桔梗、甘草为佐使以补之。

鄙续

先以茅根洗肺之药，继以白及补肺之剂调之，安矣。

肺痿

《内经》曰：肺热叶焦，五脏因而得之，发为痿。乃心气热，生肺痿、骨痿，手足不任身。然治痿独取阳明者，五脏六腑之海，主润宗筋，宗筋主束[5]骨而

1 食：原误作“人”，据文义改。

2 茎：原作“门”。“玉门”指女性阴户，此处当作“茎”，方与“不兴”“漏精”相符，故改。

3 连：原作“莲”，据《证类本草》所载药物正名改。

4 及：原作“芨石”，“石”为衍字，“白芨”乃误名，据《证类本草》所载药物正名改。下同径改。

5 束：原作“来”，据《素问·痿论》改。

利机关也云。故阳明虚则宗筋缓滞不引，故足痿不用也。

《原病式》云：痿[1]属肺经，其肺主气，气病其气膹郁于手足，痿弱不收。特由肺经本燥，则血液衰少，不能荣养百骸故也。

恶心

恶心辨别论

恶心有痰有热，皆用生姜，随症佐药。恶心者，无声无物，心中欲吐不吐，欲呕不呕。虽曰恶心，实非心经之病，皆在胃口上，宜用生姜开胃豁痰也。

加味二陈汤

半夏汤泡　陈皮去白　茯苓去皮　芩、连炒，各壹钱半　藿香一钱　甘草三分　山栀仁炒，七分

用水一钟半，姜三片，煎八分，热服。

呕吐

《脉经》云：浮而洪为气，浮而匿为积，沉而迟为寒。太阳脉浮，胃虚，匿而不食，恐怖[2]者难治，宽缓者生。

诸呕吐酸，皆属于肝火。

又云：滑数为呕，代者霍乱。微滑者生，涩数凶断。

丹溪曰：有声有物谓之呕吐，有声无物谓之哕。胃中有热，膈上有痰，二陈汤加炒栀子、黄连、生姜。有久病呕者，胃虚不纳谷也，用人参、生姜、黄芪、白术、香附类。呕吐，朱奉议以半夏、陈皮、生姜为主。

河间谓：呕，火气，火炎上，此特一端耳。有痰隔中焦，食不得下者，有痰逆者，有寒气郁于胃中者也。有湿滞心肺之分，而新食不得下，而反出者。有胃中有火与痰而呕者。呕吐之症，用药忌瓜蒌、杏仁、桃仁、萝卜子、栀子，皆恶吐。丸药带香行散，不妨。诸般大吐，渴饮水者即死，童便饮之最炒。

广考云：《三因方》言：呕吐症忌用利药。此言其常。然大小肠、膀胱热结

---

1 痿：原误作“瘘”，据文义改。

2 怖：原作“悕”，据字形及文义改。

而不通，上作呕吐、隔食，若不用利药开通发泄，则呕吐何由而止？或只呕吐，大小便不闭涩者，此利药又当所忌也。

鄙续

得食即呕，胃火也。食久则吐，脉遏胃寒也。不能纳食，脉微而吐，胃虚也。宿食不化，新谷不消，食郁也。痰气壅滞，食不下，作呕，痰气也。

血病者，有物无声谓之吐；气病者，无物有声谓之哕。血气俱病者，有物有声，谓之呕吐。胃中有热而作恶心、呕酸，内有热，脉浮大而滑数，烦渴是也。胃中有寒气，作恶心清水，不渴，脉迟，或知受寒，或食寒物而作者是也。

霍乱

《脉经》云：滑数为呕，代者霍乱。微滑者生，涩数凶断。又曰：滑而不匀，必是吐泄霍乱之候，脉代勿讶。

丹溪云：内有所积，外有所感，致成吐泻[1]，仍用二陈汤加减，作吐以提起气。此非鬼神，皆属饮食，前人确论，乃阳不升、阴不降，乖隔而成。切莫与谷食，虽米饮一呷，入口即死。必待吐泻过三二时，直至饥甚，方可与粥食之。脉多伏欲绝，见成吐泻不彻，还用吐提其气，或用樟木煎汤吐之亦可。大法生姜理中汤最好，不渴者可用。如渴者用五苓散，有吐者用二陈汤探吐亦可。下者，转筋[2]不住，男子以手挽其阴，女子以手牵其乳近两边，千金妙法也。转筋皆属于肝热，四物汤加黄芩、红花、苍术、南星，煎服。干霍乱者最难治，死在须臾，升降不通，当宜吐提其气，极是良法。世多用盐汤，此系内有物所伤，外有邪气所遏。有用吐者，则兼发散之意。有用温药解散，不可用凉药，宜用二陈汤加解散药最妙。

六和汤 治霍乱极效。

杏仁去皮尖 半夏汤泡七次 砂仁 茯苓去皮 藿香 扁豆 人参去芦 木瓜各一钱 甘草三分 香薷 厚朴 姜 枣

水钟半，煎八分，食远温服。

1 泻：原作“泄”，据《丹溪心法》卷二《霍乱》改。
2 筋：原作“㔫”，乃“舠”之形误，据文义当作“筋”，据改。

加减藿香正气散

治霍乱转筋泄泻，及时令不正之疾。

藿香君　半夏君，汤泡　陈皮君，去白　紫苏臣　大腹皮　茯苓臣，去皮　香附臣，制　桔梗佐，去芦　苍术佐，米泔浸　厚朴佐　白芷使　甘草使

水钟半，姜三片，枣二枚，煎八分，食远热服。

如饮食所伤而致，加神曲、山查、麦芽各君。

如因于暑，加黄连臣、香薷君。如因于寒，倍加紫苏、干葛。

鄙续

霍乱之疾，切不可米饮服之，惟藿香正气散斟酌加减有效。转筋之疾，唐按院公云：挽阴牵乳之法不妙，唯忽然立起即止，此百发百中也。

关格

《难经》曰：关则不得小便，格则吐逆。《素问》云：谓人迎大四倍于气口，名曰格；气口大四倍于人迎，名曰关。乃二症也，盖有格而不关者，亦有关而不格者。又或有人迎、气口俱盛而吐逆不便者曰关格，丹溪则总言。

祖传经验秘方

治关格吐逆，小便不通，用藿香平胃散合五苓散，加姜、枣煎服，效。

鄙续

关则无出之由，格则无入之理，每忌下。予昔用霹雳蜜导法，屡医数人皆效。盖关甚者当通耳，宜详审之。

小便不通

治法：小便不通，诸药无效，或转胞至死者，用猪尿胞一个，倾出尿，用鹅毛筒去头尾，插入窍内，将线缚定，以口吹气令满胞，仍将管口放在小便上窍，手搓，其气透里，小便即出。

又法：以猪胆连汁笼住小便，少顷汁入自通。

孕妇小便闭，是胎压膀胱，用有力之人将妇倒提，以足朝天，一二次即愈。或温[1]水浴之亦通。

1　温：原误作“愠”，不通，据字形及文义改。

又方：将盐填脐上，用艾灸，内热即通。

淋闭

萆薢分清饮

治真元不足，下焦虚寒，小便白浊，频数无度，漩[1]面如油，光彩不定；漩脚澄下，疑结如膏糊状者。

石菖蒲[2]　益智仁　川萆薢　白茯　乌药各一钱　甘草梢五分

水钟半，入盐一钱，煎八分，空心服。

固水丸　治淋浊。

莲蕊　黄莲炒，各二两　茯苓去皮　砂仁　益智　半夏制　黄柏炒，各一两　甘草三分　猪苓二两五钱

右末，米糊为丸，每服五十，空心温酒送下。

鄙续

小便不禁，白者为气虚之症。气虚不禁，右尺脉大是。尺脉洪大，小便黄赤，无痰，此多实热。不禁不痛为溺血，痛者血淋也。热淋者痛甚，乃热之故也。砂石淋者，乃砂石形状也。劳淋谓虚故也。

气血不能施化，以致小便不通。痰气闭塞于下焦，亦令小便闭结也。

闭结

蜜导法：凡诸闭结不通，或兼他症，又或老弱虚急，不可用药，用蜜入皂角末少许，同熬至蜜老，乘热捻如枣子大，以纸筒为骨，纳入谷道中，良久即通。

又法：猪胆一大个，入醋少许，用竹管插入胆窍内扎定，以筒入谷道半寸，用手挤汁入透即通。

润肠丸　能润血燥大便不通。

当归酒洗　桃仁去皮尖　枳壳去穰[3]　生地酒洗　火麻仁各一两　厚朴六钱　条芩炒，一两　大黄煨一钱

右末，炼蜜丸如梧子大。每服五六十丸，空心滚白汤送下。

---

1 漩：原作“旋”，据《世医得效方》卷七《漩浊》改。
2 蒲：原作“莆”，据《日华子本草》“石昌蒲”改。
3 穰：原作“醸”，不通，据字音及文义改。

鄙续

血虚者，脉数而无力，以致大肠枯燥而闭。胃强脾弱者，亦兼血虚，老年之人多有之。有火者，面赤脉数，其闭结者，当下。脉数而无力，虚努迸痛不堪，此乃气虚作闭。有风、有湿、有寒者，便宜详审，分而治之，其候多面黄也。

气　门

郁

气血冲和，百病不生，一有拂郁，诸病生焉。《经》云：木郁达之，谓吐之令条达也。火郁发之，谓汗之令疏散也。土郁夺之，谓下之令无壅滞也。金郁泄之，谓渗泄解表利小便也。水郁折之，谓抑之制其冲逆也。此治郁大法，唯诸火所属不同，故曰当看何经矣。

越鞠丸　解诸郁神效。

香附制　苍术制　神曲炒　川芎　栀子等分，炒

右末，水丸如菉豆大。每服五十丸，滚白汤下。

开郁汤

苍术米泔浸洗　苏叶　陈皮去白　枳壳麸炒，各八分　抚芎六分　甘草三分　厚朴姜汁拌炒　半夏曲各七分　香附制一钱　桔梗去芦，五分

水钟半，姜三片，煎八分，食远热服。

鄙续

气郁者，胁痛脉沉涩者是也。湿郁者，周身走痛，或关节痛，遇阴寒则发，脉多沉细也。火热郁，目瞀，小便赤[1]，骨髓中热，肌肤热，扪之烙手，沉数是也。痰郁，动则喘，脉沉滑是也。血郁，四肢无力，有便红、脉沉是也。食郁，嗳气腹饱，恶食，不能食，气口脉甚是也。诸郁药，春加防风，夏加苦参，秋冬加吴茱萸、苍术、抚芎。总解诸郁，开郁顺气之药不可少也。

呃

止呃方　屡验。

1 赤：原作“亦”，据字形及文义改。

香附君 陈皮君,去白 茯苓臣,去皮 甘草使 枳实君 桔梗臣 黄连佐,炒 紫苏君 栀子君,炒 半夏臣

水钟半,柿蒂九枚,姜汁二匙,煎八分,食远热服。

清痰降气汤

治胃脘疼不止,俗名心痛,神效。

陈皮君,去白 藿香君 栀子君,炒 甘草使 茯苓臣 厚朴佐 半夏臣,汤洗[1] 枳壳臣 苏梗臣 香附臣 苍术佐,米泔浸 抚芎使 桔梗佐

水一钟半、姜汁[2]二匙,煎八分,食远热服。

加减苏子降气汤

苏子钱半 厚朴七分,制 前胡七分,去芦 甘草三分 当归 肉桂三分 陈皮去白,一钱 半夏曲一钱 香附米童便浸一宿,晒干,六分

水钟半,姜三片,枣一枚,煎八分,食远温服。

木香槟榔丸 降气宽胸。

木香 黄柏炒 大黄煨 青皮麸炒 陈皮去白 槟榔 黄连炒 莪[3]术煨 枳壳麸炒 牵牛头末 香附制

共为末,以水为丸,量虚实服之。

膈噎[4]

《脉经》云:沉缓而无力,或大弱,为气虚。数而无力,或涩小,为血虚。数而有力,为热。寸关沉,或伏或大而滑数,是痰。寸关脉沉而涩,或尺微涩,翻胃。若紧涩者难治。

治膈方

单用蓝靛,白汤化下数次,效。用药之时,必要入蓝靛,或青黛亦妙。

绛州一僧病噎不下食,临危嘱徒:"吾胸中有何物,当视之。"殁后,徒如[5]

1 洗:原脱,据文义补。

2 汁:原误作"汗",不通,据字形及文义改。

3 莪:原作"莪",无此药名,据字形及文义改。

4 噎:原作"膭",乃自造字。据字形及文义改。下同径改。

5 如:原作"知",据字形及文义,当为"如",故改。《太平御览》引《广五行记》作"依",与"如"义近。

其言，遂开视胸中，得一物，形如鱼而两头遍体有鳞。置器中，跳跃不止。戏以诸味[1]，皆随化尽。时值夏中，蓝多作靛。有一僧以靛置器中，虫遂绕盘中走，须臾化为水。上方本此，出东坡《海藏五行记》。

按：膈噎，病本难治，矧古方悉用香燥之剂，不知香能散气，燥能耗血，非徒无益，适以害之。然则方何贵于存乎？曷谓丹溪补血、益气、润燥、和胃等药，虽无成方，而立论已至得心应手，有不易之妙法在矣。识者详之。

治膈噎方

此方昔大尹公三世得此疾，一方士传此，服之果痊，刊施天下。

用白雄鸡一只，东流水喂三日，又用老米喂三日毕，又用山中四足蛇三条与鸡食尽。以后又用仓米食三日。取鸡抛下屎，阴干，研为细末，量人肥壮者一钱，瘦幼者七分，酒、花椒汤下。如腹有毒虫，遇药满腹滚痛。若服两次，其虫必死，从大便而出。蛇用山中野地取者，但人家屋内者不用。蛇，俗名蛇绛头。

治梅核膈噎

牙[2]硝三钱　孩茶[3]钱半

为极细末，姜汁调服。

砂粉丸　治膈噎。

朱砂一钱　轻粉一钱　青黛二钱　木香少许　大黄量虚[4]实用

右末，炼蜜丸如梧子大。每服二钱，白汤送下。

又方　治梅核，喉中有痰，用四七汤加：

枳实　枳壳炒　桔梗去芦

水钟半，姜三片，煎八分，食远热服。

治膈食方

天灵盖烧存性，再用牛腰子瓦培干。俱为末，等分，以米醋打糊，丸如菉豆大。每服二三十丸，好酒送下。愈后忌醋，如食又发。

又秘方　治膈噎气。

---

1 诸味：原作“咏”，不通，据《太平御览》卷七百四十一《咽痛并噎》引《广五行记》改。

2 牙：原作“芽”，此药即马牙硝的简称，故改。

3 孩茶：即孩儿茶简称。

4 虚：原为墨丁，据文义补。

木[1]香三钱　硇砂一钱　威灵仙五钱　黑铅　水银[2]各三名[3]　乳香钱半　硼砂一钱　五灵脂五钱　没药壹钱五分　天灵盖即人脑项,烧,五钱

将铅化开,入水银炒干,共前药为末,炼蜜丸如菉豆大。每服三十丸,烧酒送下。

五膈十噎方

男用叫驴尿,女用草驴尿一碗,将独蒜一个捣烂,以醋调服。早服一次,午服一次,晚服一次。服时必须塞住患者鼻孔,恐恶心。

又方　治膈噎有痰凝结,不拘新久。

驴尿不拘多少,熬成膏子。每服一匙,蜜二匙、姜汁四匙,和匀急服。良久,或吐、或泄痰片,或带瘀血,安。

鄙续

气虚者,右脉必缓而无力;血虚者,左脉必数而无力。痰者,寸关沉滑而大者是也。气滞结者,寸关脉沉而涩是也。胃中有火,不能停食,脉必数而有力也。郁伤脾胃而生痰,痰与气转,升而不降,饮食不下,气留于咽嗌者也。稿[4]于上则噎,水饮可行,食物难入,或可少食,名之曰噎;其稿在下而与胃相近,食虽可入,难进入胃,良久则出,名之曰膈,又名反胃。名虽不同,病出血耗所致。若大便如羊粪者,大肠无血故也,不治。年高者,不治。气血俱虚,则口中多出沫,沫大出者必死。

翻胃

《脉经》云:沉滑者吐逆,小弱而涩者胃反。又云:寸紧赤涩者,其人胸满,不能食而吐,止为下之,故不能食。设言未止者,此为胃反,故尺微涩者是也。

翻胃大约[5]有四:血虚、气虚、有热、有痰为病,必用童便、韭汁、竹沥、牛羊乳汁、姜汁。如气虚,入四君子汤。右手脉无力,血虚,入四物汤。左手脉

1 木:原误作"水",无水香药名,据《证类本草》"木香"改。

2 银:原简作"艮",据《证类本草》"水银"改。

3 名:此是误字,当为剂量。水银直接服用有毒,故不敢妄测。

4 稿:即"槁"之通假字,枯槁也。

5 翻胃大约:此下三段论述皆出《丹溪心法》卷三《翻胃》,然分目录列为"翻胃大约论、丹溪辨"两个标题。

无力，切不可用香燥之药，若服之必死，宜薄滋味。

治反胃，用黄连三钱、生姜汁浸，炒山查肉二钱、保和丸二钱，同为末，糊丸如麻子大，胭脂为衣；用人参汤、竹沥再煎一沸。一服六十丸。有痰，二陈汤为主。寸关脉沉，或伏而大，如有气结，宜开滞导气之药；寸关沉而涩也，有内虚。阴火上炎而反胃者，作阴火治之。

年少者，四物汤清胃脘，血燥不润[1]便故涩，《格致[2]余论》甚详。老年不能正治[3]，亦用参、术，关防气虚胃虚，四君子加芦根、童便，或参苓白术散，或韭汁、牛羊乳，或入驴尿。又有积血停于内而致者，当消息逐之。大便涩者，治常食兔肉则便利也。翻胃即膈噎，膈噎乃翻胃之渐，年高者不治。

论曰：膈噎翻胃之症因火，成来有渐，病源不一。有因思虑过度而动脾火者，有因忿怒而动肝火者，有因久食煎炒而生胃火者，有因淫欲妄作而起肾火者，皆火气炎上，熏蒸精液成痰。初则痰火未结，咽膈干燥，饮食不得流利，为膈为噎。久则痰火已结，胃脘不开，饮食虽进，停滞膈间，须臾便出，谓之呕吐。至于胃之下脘不开，饮食虽进，停滞胃中，良久方出，名翻胃。丹溪曰“年高者不治”，盖少年气血未虚，用药劫去痰火，病不复生。老年气血已虚，不能运化而生痰。血虚则不能滋润而生火故也。又云：其《局方》尤用香燥之药，岂合宜乎？夫症属热燥，故不宜用香燥之药。盖香燥散气耗血，而滋味助火生痰也。

余尝闻霞天膏加于补虚药中，以治此症。一人则吐泻以出积血，一人则吐泻以去积痰，俱获病安及思食，而彼人俱不能节戒肥甘，遂致病复。殊不知此症挟虚，虽然病去，脾胃尚弱，肥甘难化，故其噫嘻得是症者，可不知所谨哉？可不知所惧哉？若以斯膏吐泻，宜用[4]人参炼膏补之。

槿花散 治翻胃。

苡干叶[5] 韭菜汁 白槿花阴干为末

---

1 润：原作“闰”，据《丹溪心法》卷三《翻胃》改。

2 致：原作“治”，据《格致余论》原书名改。

3 不能正治：《丹溪心法》作“虽不治”。

4 用：原作“周”，不通，据字形及文义改。

5 苡干叶：此非药名。据《古今医统大全》卷二十七《嗝噎门·槿花散》：“用千叶白槿花阴干为末。”则“苡干叶”当为“以千叶”，应与“白槿花”相连。因该书在其中插入“韭菜汁”，导致出现“苡干叶”伪药名。千叶，即花重瓣。

右用老米汤调服三五口，不转再服。

霞天膏 备见杂方。

余先君憨仙翁用此倒仓治丁县丞之痰，随吐随泻，吐出绿痰如蛇状，其病即安，拔去病根，活八十余岁，是其验矣。

嘈杂

丹溪曰：痰因火动，食[1]郁有热。大法：芩、连、栀子、南星、半夏、陈皮。热加青黛、栀子、生姜炒黄连，乃必用之药。有人用二陈汤加抚芎、苍术、白术、栀子。湿痰气滞，恶心，三补丸加苍术，倍加香附。眩晕嘈杂，乃火动其痰，二陈加栀子、芩、连。昔一人心嘈索食，以白术、黄连、陈皮作丸，滚白汤下数服，愈。

嘈杂，是痰因火动，治痰为先，姜汁黄连，痰药，用栀子、黄芩为君，南星、半夏、陈皮为佐。热多加青黛。若治痰气郁，不喜食，三补丸加苍术、木香、香附。按：蒋氏子条云：眩运嘈杂，是火动其痰，二陈汤加栀子、黄芩之类。

八宝安胃汤 治嘈杂有火有痰之症。

栀子炒，一钱 黄连炒，七分 条芩炒，一钱 半夏一钱，汤泡 陈皮八分，去白 甘草三分 香附八分，制 川芎七分

水钟半，姜三片，煎八分，食远热服。

越鞠二陈汤 治肥人嘈杂多痰。

陈皮八分，去白 甘草三分 茯苓七分，去皮 半夏一钱，汤泡 桔梗五分 香附七分，制 抚芎六分 苍术八分，米泔浸 白术八分 南星一钱，制 栀子炒，一钱 黄连炒，六分

水钟半，姜三片，煎八分，食远热服。

清胃化痰丸

石膏二匙 甘草二分 桔梗五分，去芦 栀子炒，一钱 香附制，七分 黄连姜炒，八分 枳实炒，八分 陈皮去白，八分 半夏曲一钱

水钟半，煎八分，食远热服。

---

1 食：原作“介”，不通，据《丹溪心法》卷三《嘈杂》改。

积块

《脉经》云：脉来细而附骨[1]者，积也。脉见寸口，积在胸[2]中；微出寸口，积在喉中。关上，积在脐旁。上关上[3]，积在心下；微下关，积在少腹。尺，积在气街[4]。脉右积在右，脉左积在左。脉两出，横在中央。各以其部分之也。

论曰：积者，五脏所生；聚者，六腑所成也。积者，血凝[5]也，其始发有常处，其痛不离其部，上下有所终始，左右有所穷变。聚，阳气也，其始发无根本，上下无所留止，其痛无常处，谓之聚。故以是别知积聚也。

《原病式》曰：癥者，腹中坚硬，按之应手。水体柔顺而下，反坚硬如地者，亢则害承乃制也。瘕者，中能硬而聚散无其常，故其病未及癥也。《经》曰：血不流而滞，血聚内凝而为瘕也。小肠移热于大肠，乃为虚癥。大肠移热于小肠，为两热相抟，则血溢而为伏瘕。血涩不利，月事沉滞而不[6]行，故云为瘕。虚与伏同。

大七气汤

治积聚伏于癥瘕，随气上下，发作有时，心腹疼痛，上气窒塞，小腹胀满。

益智　陈皮去白　三棱醋拌炒　莪术各酒洗　香附各钱半　桔梗去芦　肉桂　甘草　青皮去穰　藿香叶各三分

右㕮咀，每服九钱，用水煎服。

阿魏丸　治病积气块等症，屡验。

阿魏二钱，磨水　山查肉一两　青皮一两　莪术五钱，醋炒　鳖甲一付，醋炙，末

右除魏另磨水，俱研细末，神曲糊丸如梧子大，每服五六十丸，空心滚白汤下。

治痞方

消痞为血水，虽屡用未为血水，其大小不为恙。

---

1 附骨：原作“伏”，据《脉经·平五脏积聚脉证》改。
2 胸：原作“胞”，据改同上。
3 上：原误作“下”，据改同上。
4 街：原误作“冲”，据改同上。
5 积者血凝：《难经·五十五难》作“积者，阴气也”。
6 不：原脱，义正相反。据《素问病机原病式》补。

用猪涩脾[1]七个，新针七个，每一针刺一脾，滥[2]为度。用皮硝七钱，每一钱擦一脾，瓷器盛七日，铁器焙干。又用水红花七钱，将脾为末，无灰酒空心调下。一年以下者，一料可愈；五年以下者，二料；十年以下者，三料即安。

神力独蒜饼 治痞疾如神。

用蓍叶[3]独蒜、川山甲，同好醋研成饼，量人大小痞贴之，两炷香为度，其痞化脓血，从大便出。

鄙续

五脏为积，六腑为聚。积在本位，聚无定处。在左血凝，在右气滞。有痰成块在中，痰、血、气三者所结也。

五脏之积，其名：心为伏梁，肺积息贲，肝积肥气，脾积气痞，肾积奔豚，各在所部，分经之治。积块之症，阿魏之药主之多效。予见一方士，以霸药下一尹价腹中数鳖且活，此事实可异也，故记之以广其传焉。

---

1 脾：原作“皮”，据《古今医统大全》卷三十四《痞块门》治痞方改，与下文“脾”相合。猪涩脾，疑即猪胰脏，俗称联贴。

2 滥：《古今医统大全》卷三十四“治痞方”无此字，疑为“烂”字音误。

3 蓍叶：蓍草之叶与蒜叶相差甚大，故此蓍叶义不明。

卷之八

目　录

诸头疼

眼目

耳病

鼻病

诸　头　疼

脉法：头疼阳弦，浮风紧寒。风热脉数，湿细而坚。气虚头痛，虽弦必涩。痰厥则滑，肾厥兼实。云寸口脉中短者，曰头痛。

丹溪曰：头痛多主于痰，痛甚者火多，有可吐可下者。

清空膏

治诸头痛，惟血虚头痛难治。血虚头痛，自鱼尾上攻头痛，用川芎当归汤，古方有追涎药，及偏正头痛，年深不愈者，风湿热头上壅及脑痛，并皆治之。

川芎五钱　柴胡七钱　黄连炒　防风去芦　羌活各一两　甘草炙，两半　细挺黄芩三两，去皮酒制，两半

1　上：原作“止”，据正文改。
2　弦：原作“眩”，据文义改。
3　紫：原作“千”，据正文改。
4　明目：正文方名无此二字。
5　夷：原作“荑”，此非该药名正规用字，今改。

为末，每服二钱，于盏内入茶少许，汤调如膏，抹在口内，少用白汤送下。临卧如若头痛，每服加细辛二分。如痰厥头痛，脉缓，减羌活、防风、川芎、甘草，加半夏一两五钱。如偏正头疼，服之不愈，去羌[1]活、防风、川芎一半，加[2]柴胡一倍，如发热恶寒而渴，此乃阳明头痛，只宜白虎汤加吴茱萸、白芷。白虎汤方见暑门。

川芎茶调散

治诸风上攻，头目昏运疼痛，鼻塞声重。

荆芥　川芎　白芷各二两　薄荷四两　羌活　甘草各一两　细辛五钱　防风二钱半

右为末，每服三钱，食后茶清送下。

选奇方

治眉骨痛不可忍，大有奇效。

羌活　防风　甘草夏生，冬炙　半夏姜制七次，各二钱　酒芩一钱，冬月不用，有热用之

右㕮咀，每服五钱，水一钟，煎六分，食后热服。内入酒三五匙，引药上行。

清上芎芷饮

治六经头疼。昔范友一龙头疼将死，如此二三年，诸药不效，服此而安。

川芎臣　白芷臣　知母臣，去毛皮　黄柏臣，炒　柴胡佐　桔梗佐，去芦　薄荷臣　甘草使　栀子君，炒　连翘君　生地臣，酒洗　石膏二匙　条芩炒，君　细茶一撮　香附米使

水一钟半，煎八分，食后用小杯作五六次热服。

鄙续

气虚头痛者，耳鸣，九窍不利也。湿热头痛者，头重如石，属湿也；风寒头痛者，身重恶寒，寒邪从外入，宜汗之也。偏头疼者，手少阳、阳明经受症，左半边属火、属风、属血虚，右半边属痰、属热也。真头疼者，脑尽而疼，手足冷至节者不治也。少阳头痛者，往来寒热也。阳明头痛者，自汗，发热恶寒也。

1 羌：原字类“尤”，据本方前列药名有“羌活”改。
2 加：原脱，据后云“一倍”补。

太阳头痛者，有痰重或腹痛，为之痰癖也。少阴经头痛者，三阴三阳经不流行而足寒气逆，为寒也。厥阴头痛者，或痰多厥冷也。血虚头痛者，夜作苦者是也。眉轮骨痛，骨痛痰火之征也，又云：风热与痰也，有肝虚羞明，眉眶痛者，亦痰火之征也。

眼　目

东垣曰：能近视不能远视，阳气之不足，阴气之有余，乃气虚而血盛。血盛乃阴火有余，虚者气弱也，此老人桑榆之相也。能远视不能近视，阳气有余，阴气不足，血虚气盛。血虚气盛，火有余，元气不足。火也，元气、谷气、真气之贼也。元气来者则气和，细细如绵；邪气来也，紧而强，如川之水不可遏也。

四宝膏　治暴风，有翳膜热壅者。

蕤仁去细心膜，二钱　白硼砂三钱　片脑三分　朱砂二分

共为末，用蜜调成膏，点眼，效。

蕤仁散　专治翳障，妙不可言。

净蕤仁一两

用纸包笔管碾去油，加白硼砂一钱、麝香三分，同捣极细，收入瓷器贮之，听用。

洗肝散

治风毒攻上，暴作赤目肿痛，瘾涩多泪。

大黄煨　薄荷　当归酒洗　羌活各二两　防风二两，去芦　川芎　甘草各一两

为末，每服三钱，食远，热水调服。

烂弦[1]风眼方

铜绿末不拘多少，粗碗将天茄子取汁一二碗，先将汁少许入碗，用绿末一顺擂一二时，澄清，泌[2]去浮水。又添茄汁，如前擂五七次为妙。后半干覆碗，以艾火熏金黄色，括丸如黄豆大。每用一丸，入酒[3]钟内，用乳一半、水一半，合半杯于甑上蒸，待饭熟取起搽弦，一日六七次。天气热，露一宿，洗时温洗，妙。

1 弦：原作“眩”，据文义改。
2 泌：原作“毕”，据字音及文义改。
3 酒：此下底本缺页，据抄本补校点。

神仙八宝丹 治诸眼疾及翳瘴神效。

芦甘石一两，童便浸七次，煅七次，为灰，研细，水飞净 黄丹一两，飞七次 珍珠五钱，蚌蛤盛之，铁线缚合，火中煅过，为末用 朱砂五钱二钱半入药，二钱半为衣，飞过 麝香 片脑各三钱

用福蜜一两五钱，以铜锅熬去膜，丝绵滤过，先下砂、射、珠、丹，次下脑石俱完，随热丸如菉豆大，少冷即成块，不就修药，须用天色晴明成收开吉日，或清[1]明、端午、中秋、重阳四节，切忌生人、女子、鸡、犬、秽污之地，必须静处，两人方能成就。以瓷罐盛贮多年，愈坚愈好。将井花水浓磨点之，点法照常，故不尽录。

归龙汤

治大小翳瞕，怕日羞明，立效。

当归酒洗 生地酒洗，忌铁 菊花 知母去毛，忌铁 黄柏各八分 防风去芦 黄连炒 白芍煨，各七分 荆芥 川芎 黄芩炒 栀子炒 羌活 薄荷各六分 甘草三分 龙胆草一钱

水钟半，煎八分，食远热服。

洗眼方

洗烂弦风眼，一二次愈。

海桐皮君 防风君，去芦 归尾酒洗 黄柏臣，炒 五味子君 铜青臣 胆矾 轻粉各少许

先将七味煎之，待熟，入轻粉一滚，乘热洗，效。

眼药方

治眼翳障攀睛，神效。

芦甘石五钱 硼砂 琥珀 血竭各一钱 光明砂五钱 麝香 明矾 枯矾 铜青各三分 雄胆 珍珠腐制[2] 朱砂 皮硝 乳香 胆矾 轻粉炒褐色，各五分

为末，纸节过，点眼。

桑叶汤 专洗光人眼目昏花，神效。

---

1 清：原作“晴”，据字形及文义改。

2 腐制：即珍珠与豆腐同煮的炮制法。

立冬之日收采桑叶，悬起自干。洗时忌荤腥物，谨守清净斋戒，不忌者此方不效。洗眼日斯关后：

正月初五日　二月初一日　三月初五日

四月初八日　五月初五日　六月初七日

七月初七日　八月初八日　九月三十日月小廿九

十月初十日　十一月初十日　十二月初一日

四物龙胆汤　治目赤暴发，作云翳痛。

川芎　当归无灰酒洗　芍药　地黄各二钱半　羌活　防风各钱半，去芦　龙胆　防己各一钱

分二服煎，痛甚加生地、当归。如大便闭，加大黄。烦躁不得眠，加山栀。热痛赤肿，小柴胡汤加大黄、生黑豆、当归。不泄，加朴硝。

流气饮

治肝经不足，内受风热上攻，眼目昏花，视物不明，当风多泪，怕日羞明，堆[1]眵赤肿，隐[2]涩难开，或生翳障，倒睫，眼弦赤烂，及妇人血风眼[3]，时行暴赤眼，暴胞紫黑，应有[4]病眼。并皆治之。

大黄炮　川芎　菊花　牛蒡子炒　细辛洗去土　防风去芦　山栀炒　白蒺藜　黄芩炒　甘草炒　玄参去芦　蔓荆子　荆芥　木贼　苍术各一两　草决明两半

为末，每服二钱，临卧用冷酒调下。

五胆羊肝丸　治内瘴。

用牛、羊、猪、兔、青鱼胆各一枚、羊肝一具，捣烂入。

川芎　川椒炒，八钱　当归酒洗　木贼童便浸三宿，各两半　楮实　黄连炒　蝉退去翅足　草决明各五钱　薄荷五钱　菊花　荆芥　蜜[5]蒙花各三钱　蛇退一条　白蒺藜炒　蔓荆子炒黄，各二两　天花粉二钱　地骨皮一两　夜明砂淘，三两

为末，炼蜜丸如梧子大，每服五六十丸，食后滚白汤下。

1 堆：原作“推”，据《太平惠民和剂局方》卷七“流气饮”改。
2 隐：原作“瘾”，据改同上。
3 眼：原脱，据补同上。
4 有：原作“作”，据改同上。
5 蜜：原作“密”，据《证类本草》卷十三“蜜蒙花”改。下同径改，不出注。

还睛丸

治眼生瘴膜，怕日羞明。

川芎 白术 羌活 白蒺藜炒 防风去芦 生地忌铁 当归各酒洗 木贼去节 天麻 羊角[1] 青葙子 蜜蒙花 兔丝子各一两酒洗 熟地三两，酒洗 蝉退五钱，去翅足 车前子 菊花各一两

为末，炼蜜丸如梧子大，每服七十丸，空心淡盐汤，或食后白汤下。

三花五子丸

治五脏风热风毒上攻，肝虚头痛，时见飞蝇或翳瘴，并效。

蜜蒙花 旋覆花 甘菊花 石决明 草决明 枸杞子 牛蒡子 地肤子 兔丝子酒浸蒸过，等分 甘草少许

为末，炼蜜丸如梧子大。每服三十丸，麦门汤下。

紫金膏 点一切诸患眼疾，神效。

人参八分半 赤芍三钱 黄芩二钱九分 大黄四钱半 黄连炒，一两八钱 黄柏二钱七分 牙皂一钱二分 珍珠五分 荆芥三钱三分 血竭五分二厘 朱砂四分三厘 没药七分 国丹[2]飞过，六钱 麝香分半 甘石一两一钱 硇砂五分一厘 冰片分半 轻粉三分半，另研 乳香七分 雄黄五分二厘 胆矾五分三厘 硼砂一钱 熊胆三分 青盐一分三厘

用水三碗，将人参等药入砂锅内，却将丹及细药筛过，方下煎至半干。入轻粉及滤过蜜七钱，滚二三次，待冷入熊胆、片脑等。收起入瓷罐内，埋在土中七日，放阴处任用。忌铁器。

冬青膏 治一切眼疾。

黄连炒 当归酒洗 甘草 黄芩炒 防风去芦 黄柏炒 薄荷各[3]四两 草乌 川乌各一分 雪水二斤 冬青叶二千皮 米醋一斤

浸七日，熬如金色样点眼，去川、草乌尤效。

眼膏方

云南石氏眼科章，贫道云游遇此方。

---

1 羊角：原为小字，此非炮制法，虽可能指形似羊角，但极少置于天麻之后，故当为一独立药物，一般指羚羊角。

2 国丹：即“虢丹”音变，又名黄丹、铅丹。

3 各：原误作“冬”，据字形及文义改。

羊脑、芦甘称四两，童儿小便淬松黄。

三两抚丹锅内炼，水飞七灭莫心慌。

更加乳香并没药，硼、硇、石胆、白丁香。

麝粉、血砂、皮硝[1]是，乌、铃、片脑与雄黄。

金石药分十八味，一钱一味细推详。

防风去芦　黄连炒　当归酒洗　蕤仁　菊花　黄柏炒　诃子各四两[2]　荆芥　薄荷各半斤

水半桶，浸一七或十日，放锅熬至一半，滤去渣，再熬至一二碗，放铜锅内。入好蜜一斤，化开滤过，与药水同熬如稀糖样。却下黄丹、甘石再熬，后下余药，慢火略熬，离火待温，方下片脑，瓷罐盛贮，黄蜡封口埋土中。如用取出，点云翳诸眼疾，神效。

菊花散

治眼目赤肿痛难开，麻豆后或湿热，加桃、李。

黄芩炒　大黄煨　菊花　甘草　防风去芦[3]　当归各等分

为末。每用三四[4]匙，食后茶清调下。

膏子药　治内瘴神效。

龙胆草　蝉退去翅足　夏枯草　青葙子　草决明　木贼　蔓荆子　蒺藜各四两　谷精草　珍珠制　夜明砂　羚羊角镑　蛤粉各二两　生地三斤　石决明六两，盐水煮

右珍珠用水洗净，纸包湿，外用黄泥固，煅红，冷定取出，为末。用时每膏半酒杯，入珠末二三分搅匀。服前粗药煎水二遍，去渣不用。将水放锅内，文武火煎成膏，入蜜半斤，入罐，埋地下三日，出火毒。服一二匕有效。羚羊角不煎，与珍珠同入膏服。

洗眼方

胆矾二分　铜青三分　麝香二厘　水粉少许

用水一钟，煎半钟温洗，一日三次。

---

1 硝：原作“焰”，无皮焰药名，据文义改。

2 两：原作简体“万”，据全方用药剂量，当作“两”，因改。

3 芦：原作简体“声”，据文义改。

4 四：原作“田”，据文义改。

耳　病

王节斋曰：耳鸣症，或鸣甚如蝉声，或左或右，或时闭塞，世人多作肾虚，治之不效。殊不知痰火上升，郁于耳中而为鸣，郁甚则壅闭。若愈此疾，但审其平昔饮酒厚味，上焦素有痰火，只作清痰降火治之。大抵此症多因先有痰火在上，又或恼怒而得。怒气上升，少阳之火客于耳也。若是肾虚而鸣者，亦是膀胱相火上升[1]故也，其鸣不甚，其人必多欲劳怯之症耳。

开窍饮　治聤耳、重听等疾。

甘草三分　麦门冬一钱，去心　木通八分，去皮　升麻五分　前胡八分，去芦　赤茯苓七分　桑白六分　甘菊八分　生地一钱，忌铁　蔓荆子七分

水钟半，姜三片，枣一枚，煎八分，食后温服。

鄙续

气闭者，少阳、厥阴，耳不鸣，是热与气滞也。肾虚耳闭者，间或有之。或老年，或相火动者，是水不能胜真火，难治。

鼻　病

王节斋曰：鼻塞不闻香臭，或但遇寒多塞，略或多寒，便不时举发者，世俗皆以肺寒[2]而用解表通窍辛温之药，不效。殊不知此是肺经素有火邪，火郁甚则喜得热而恶[3]见寒，故遇寒便塞，遇感则发也。法当清肺降火为主，而佐以通气之药。若如常鼻塞不闻香臭者，再审其平素，只作肺热治之，清金泻火消痰。或丸药噙[4]化，或末药干调，缓服久服，无不效矣[5]。此予所亲见而治验。其平素原无鼻塞旧症，一时感寒风而致窒塞、声重、流清涕，自作风寒治也。

---

1 膀胱相火上升：原作"膀光目穴上升"，难明其义，今查类似论述可见于《冯氏锦囊秘录·杂症大小合参》卷六，故据改。

2 寒：原脱，据《明医杂著》卷三"鼻塞"补。

3 喜得热而恶：原作"苦得热而"，据改同上。

4 噙：原作"不"，据改同上。

5 缓服久服无不效矣：原简作"缓服无效"，义正相反，今据改同上。

飞霞方

治贵人鼻中肉赘，用白矾末加硇砂少许吹其上，顷刻化[1]水而消，与清肺汤、泻白散服，愈。此厚味壅湿热，蒸于肺门，如雨霁之地，突生芝茵也。

丹溪曰：酒渣鼻是血热入肺，治用四物加陈皮。又曰：桑白皮、红花酒炒、黄芩煎，将好酒数滴，调五灵脂末同服。《格致余论[2]》中于上药有茯苓、生姜。气弱者加黄芪。

先君憨仙翁见一人面如橘皮者，如此肺中必有虫也。五脏之虫上行，唯肺虫下行最难。当用獭爪为末，调药于初四、六日治之。每月此二日肺虫上行也。

辛夷散

治肺为四气所干，鼻内壅塞，涕[3]流不已，或气息不通，不闻香臭，鼻渊之症。

川芎　甘草　藁本　升麻　细辛　防风去芦　白芷　木通去皮节　辛夷花各等分

为末。每服三钱，清茶调下。

鄙续

面鼻皆黑，酒毒之病，乃血热入肺经之症。若鼻塞不利，乃肺主皮毛，寒邪伤肺，宜汗散之。若鼻生息肉，膏粱过多，肺气壅盛之故也。若鼻渊，胆移热于脑，故鼻流清涕如水是也，用辛夷散有效。若鼻不闻香臭，肺经有痰，滞于窍中，宜清肺化痰也。暂时者，乃风寒所郁，不在此论耳。

---

1 化：原作“花”，据文义改。
2 格致余论：原作“格至论”，据其引文出《格致余论》改。
3 涕：原作“悌”，据文义改。

卷之九

目　录

---

1 绿：原作“录”，据正文改。
2 胵：原作“胫”，据正文改。

口　症

既济丹　治口舌生疮。

黄连五钱　干姜二钱

为末搽上，流涎即愈。

龙石散

治大人小儿上膈壅毒、口舌生疮、咽嗌肿塞之病。每用少许掺贴患处，咽津。小儿疮疹，毒气上攻口齿，先用五福化毒丹扫，后仍用此药掺贴，立效。

朱砂一钱　生脑子[1]二钱半　寒水石煅通赤，三钱二分半

为末，每服一钱，夜卧掺帖。

地蚕方　即蛴草虫、蛴螬虫。

治大人、小儿口疮，用诸药不效，搽此而安。

用粪土内地蚕一条，切去一头，将箸翻[2]转里面。先将口嗽净，以地蚕掺患处，涎出为度。少顷又取翻转，又搽，不过三五次即愈。茅屋者效。

石绿[3]散　治走马口疳，神效。

铜绿　滑石飞过　杏仁去皮尖，各等分　枯矾少许

1 生脑子：即龙脑香，简称脑子、冰片等。
2 翻：原简省作“番”，今用正字。下同径改。
3 绿：原误作“录”，据方中用药改。下同径改。

为末，先将口漱净，患处掺上，待涎出吐三次即愈。不许吞入腹内，恐毒气入内耳。

口疮方

人中白煅过，一钱　铜绿三分　枯矾少许

为末，先将患处洗净，搽，极效。

一粒丹　治风、虫、客寒三般牙，不能饮食，呻吟无已者。

胡[1]椒九粒　菉豆十二粒

用布裹击碎，以丝绵包裹，于痛牙上咬定，良久吐去涎沫，立愈。

红毾[2]散　治口疳神效。

红褐烧灰，二分　鸡肫皮二分，不下水者　地骨皮　枯矾各二分

为末搽之，吐涎愈。

二黄膏　治走马疳疮。

用黄柏一块，去皮蜜炙数次，听用。黄连或二两或四两，熬成膏。将芦甘石二两如法煅似松花色，入连膏待干用。后如疮恶，用滚水淬过，半熟入口，噙数次，吐出。将制黄柏五分，又入制过芦甘石一钱、麝香三厘，入二次待吹入前药，入片脑一厘、枯矾或胆矾一二分吹上，极效。

儿茶散　治走马疳疮。

孩儿茶　硼砂各一钱　片脑一分　芦甘石五分

为末。每用五七分，搽上即安。

连矾散

黄连君　枯矾　铜绿　干姜俱少

为末，先用象子碗[3]装盐烧过，入滚水洗口，后用末药搽上，有效。

如神散　治口喉俱生疮热。

甘草　枯矾各等分

为末，吹入口中噙漱，吐再吹，有吞之亦可。

1　胡：原误作“葫”，葫乃大蒜之名，据此药名正字改。

2　毾：毛织物。然方中用“褐”，乃粗布。以红色织物治口疮，唐宋本草医方皆有记载。

3　象子碗：即橡子壳，碗状。《瑞竹堂经验方》卷十《发齿门》刷牙药，即用橡子壳装青盐煅烧。

牙　齿

余[1]见今之凡病齿者，或曰胃火，而不知齿属阳明经，合手足而言之也。原大肠传送，气化行焉，壅则齿浮，虚则宣露，夹风则上攻头面，干慝则变龋脱，是独可轻乎哉？况胃脉行乎上齿中，而大肠之脉行于下齿逢中，且善恶寒热，其性则反，又有大相反者。通而治之，独名于胃，焉何哉？

搜风汤　治风牙疼痛。

苍耳根　金银花　小麦　花椒　荆芥穗各等分

共一处，煎水漱口即愈。

牙药方　漱口止痛汤。

艾叶五钱　川椒四钱　黑豆一撮　葱白二根

煎水漱之，立时即止。

固齿白玉膏[2]

专治牙齿动摇，疼痛不止，肉不固齿，及出血牙宣疳臭，须发赤白，眼目不明。此膏每夜临卧时清茶漱口净，上下贴一条，至一月后，齿动再牢，须发重黑，永无疳疾。老少皆可贴，终身无动摇之患矣。

防风去芦　当归酒洗　牙皂去弦　青盐洗去泥，煅　芎䓖各五钱　升麻去须　白芷　地骨皮去骨，各一两　细辛洗　藁本各三钱　白姜蚕四十九条，烧

将前药桑柴火烧存性，用长流水烧滚，淋汁半碗听用。白龙骨一两，煨　阳起石五钱　炭火煅七次，入前药汁内，共用桑柴火焙干药汁，同二味研为细末，方入定粉一两、白珍珠末二钱、象牙末五钱、麝香三分，再同研为末，用黄蜡三两五钱，入瓷罐化开，入前末药搅匀，放冷取出，铺无灰纸上，用熨斗刷匀，剪作条儿，长三四寸，阔二三分，以有药面每贴在上下二牙根睡之，妙。

清胃汤　治牙断肿痛。

牡丹皮　条芩炒　栀子炒，各一钱　升麻去须，七分　桔梗五分　石膏二匙　甘草二分

水钟半，煎八分，食远徐徐热服。

1 余：本卷分目录“牙齿”项下首为“自辩”，故此“余”即指作者张四维。

2 白玉膏：此下底本缺叶，文枢堂本有，据补此叶。

擦牙散　治牙疼极验。

槐枝多用　白芷五钱　防风五钱，去芦　川芎三钱

先将此四味煎水十数沸，去渣后，好盐三五斤，桑柴烧火煎干，瓷器盛之。每日清晨擦牙，温水噙漱。风虫牙皆可治之。

治牙疼四症

畏冷水，乃热症，宜用牙硝、姜黄、雄黄、荆芥并风药。

怕热者，乃冷症，宜用干姜、荜拨、细辛。

不惧冷热者，风牙也，宜用牙皂、姜蚕、蜂房、草乌。

有孔者，蛀虫牙也，宜用雄黄、石灰、砂糖。

凡用药须温水漱之，再审寒热虚实方可用。

血余散　治风牙、虫牙，神效。

枯矾　槐子　花椒　牙皂　头发灰各等分，为末[1]

每擦牙痛处，流去清涎，然后用水漱净，不可吞。

又方　治风虫牙痛。

信[2]飞　细辛　草乌　川乌各一钱，为末

每用二三厘，烧酒调漱，后用川椒汤解。如有虫，则随酒内出。

愈痛方

胡椒　花椒　牙皂各七分，为末

用米泔漱口，将药搽上，闭口一时，取痰涎出，佳。

马牙酒　忌铁器

白马牙烧红，淬好烧酒七次，以酒漱齿数次，效。

神水方

防风去芦　蜂房　细辛　甘草　花椒　丁香各等分

煎水漱口，常常漱之自安矣。

固齿汤　治风牙。

藁本　槐花各一钱　升麻　防风去芦　白芷各八分　甘草　川芎各三分　细辛　独活各七分　当归五分[3]

1 末：原误作“夫”，据文义改。
2 信：指“信石”，即砒石，精制品为“砒霜”。
3 分：原脱，据本方药物剂量规模补。

水钟半，姜三片，煎八分，食后热服。

神仙散 治牙根肿烂臭水，立愈。

芥菜杆，不拘多少，烧灰存性为末，敷之即愈。

治口疮方

诸药不效者，及小儿满口生白胎疮。

苦参末，一钱 硼砂煅过，八分 玄明粉一钱

用好京墨磨薄荷自然汁，调和，鸭毛刷在口疮上，一夜即愈，神效。

又方 治口疮。

用江南竹刮青一块，蜂蜜一盏，入竹青在内，放饭甑中蒸过，去竹青，用蜜汁调儿茶末一钱、片脑一厘。

乌须擦牙方

槐角半斤 青盐四两

化水浸槐角十余日，入砂锅内煮，待焙干取起。加生熟地各二两、白芷、破故纸各一两，为末。每日早晨擦牙咽下，妙。

鄙续

火热牙疼虚肿，上属阳明胃经，下属手阳明大肠经。虫牙者，其病在齿，或一个两个作痛者是也。风牙者，或连腮肿痛，或遇风寒尤痛者是也。当以散风之药治之。

齿虽骨之余，床乃二阳明经所过之地也，不可执之于肾。但老年齿落，乃肾虚血虚之病也，难拘于治法耳。

咽[1] 喉

喉十八症

十八咽喉君要道，双鹅乳鹅生喉窍。

牙涎风毒牙龈[2]肿，重舌之风舌必肿。

鱼口风如鱼吸水，舌黄舌肿色黄浓。

1 咽：原脱，据目录补。

2 龈：原作“垠”，据字音及文义补。下同径改。

牙根作痛咬牙禁，木舌肿如猪舌同。

积毒塞喉风热痓，缠喉风热绕喉攻。

连珠五七相连起，更有蛩蜞蛊毒风。

抢食[1]口中多发泡，崩砂甘口齿龈崩。

毒名蜂子腮洋烂，松子风令满口红。

走注瘰疬或气闭，连腮连齿猎颊风。

喉病者，一阴，君火心主之脉气也；一阳，相火三焦之脉气也。二脉格外喉，然气热于内，结甚则肿胀，甚则痹也。缠喉风属痰热，喉疮属火热。阴虚火上冲，亦令喉内生疮，难治。

愈咽方　治咽喉神效。

升麻两半　防风去芦　桔梗去芦　连翘去心　羌活　黄芩各一两　大黄煨　荆芥去梗　朴硝　甘草　紫苏　川芎各五钱

水钟半，姜三片，灯心十根，煎八分，食后热服。

又方　**犀角汤**

玄参　升麻　桔梗去芦　犀角镑　木通去皮　甘草　黄芩炒　黄连炒　枳壳　薄荷　陈皮　大黄煨，各等分

水引同前。

芩连饮　治咽喉肿痛。

黄芩炒　黄连炒　玄参去芦　前胡　防风　柴胡各去芦　桔梗　竹青　山药各一两　半夏汤泡　陈皮去白　大黄煨　甘草　朴硝　薄荷各五钱　荆芥七钱

同前水引煎服。

咽喉吹药方

诃子炒　胆矾　明矾枯，各三分　硇砂　盆硝各五分　薄荷　甘草各一分　牛蒡子二分，为末

每用五分，吹入喉内，先擦舌上，后用清茶下。

甘桔汤　专治咽喉。

甘草　桔梗去芦　薄荷　防风各等分

---

1 食：原作“十”，据文枢堂本改。

水钟半，煎八分，食[1]远服。

冰雪散 专治咽喉痰甚壅塞。

灯心灰存性，二钱 硼砂二钱 片脑少许共[2]为末

每服少许，吹入喉中，有涎吐出为妙。

治咽喉诗方 与第一叶三分参用

细辛不拘多少，巴豆只用半边。

不问咽喉急闭，莫管乳鹅双单。

将来新旧塞鼻，肿毒当时消安。

此药妙物价非廉，万两黄金何算。

鹅矾散

连鹅蛛[3]一个，烧存性，入枯矾一分，为末。吹毒处，痰出取效。

鸡子膏 治喉闭，热肿疼痛。

轻粉 铅粉 百草霜

用皂角槌碎，将鸡子清调敷肿处，神效。余用鸡子清搽敷，有效。诸毒可用。

吹药方 治喉肿痛。

片脑六分 胆矾 血竭 轻粉各九分

为末，以瓷器收贮，用时少取吹在患处。先用皂角煎汤，次下石灰滚四五沸，待温嗽口，吐出涎沫，方可吹前末药。

竹参汤 治咽喉疼痛，立效。

玄参 木通去皮 大黄生用 竹叶叶 灯心等分

水钟半，煎八分，食后服。

朴连散 治缠喉风闭塞。

用腊月初一日大小不等猪胆五六个。

姜蚕炒 薄荷 朴硝 黄连炒 青黛 白矾各五钱

---

1 食：原作“十”，据文枢堂本改。

2 共：原作“去”，据文枢堂本改。

3 连鹅蛛：此三字即“连蛾蠒”（连蛾茧，即蚕茧中还有蚕蛹）。其中“鹅”乃“蛾”之音误，“蛛”乃“蠒”（茧）之异写。《本草纲目》卷三十九载“蚕茧”用治痈疽可代针，一枚可出一头，亦可治口舌生疮。

装在胆内，上缚定，外用青纸包了。将地掘一孔，方一尺，上用竹竿横吊此胆，悬定在内。后立春日取出，春风吹去胆皮，青纸研为末，蜜收。吹入喉，神效。

一字散 治喉疼痛不止。

片脑一字 姜蚕半分，炒 硼砂二分半 明矾二分 牙皂七分半

为末，每用一字，吹喉即安。一方加黄连末一钱。

硼梅丸 治喉闭。

用盐霜梅肉 硼砂各一两

捣为泥，丸如圆眼，噙化。

如神雄硼散 治喉闭肿毒、单双鹅。

雄黄钱半 硼砂七分 朱砂 蟾酥各三分 胆矾二分 片脑 蜈蚣 麝香各少许

为末，入罐收之，勿令泄气，每用半厘吹，妙。

却风散

治咽喉生疮肿痛，缠喉风闭，单双乳鹅，急喉痹，木舌重舌之症。

胆矾 片脑各二分半 姜蚕炒 苦丁香即甜[1]瓜蒂 灯草灰各五分

若病不退，加雄黄、牙皂、焰硝、芦甘各三分。

为末，每用少许，吹入喉中。如痰急解，用生艾尾叶，米醋同擂取汁，噙漱去痰，立愈。

又方

用腊月猪胆，以白矾入内，风中吹干，研末吹愈。

硼砂丸 治口臭、口舌生疮。

寒水石十两与白硼砂，片脑二钱麝香二钱皂角四两佳。

甘草二两浸汁熬膏用，和成丸药可堪夸。

为末，甘草汁丸如麻子大，噙化。

肫胵散 治喉闭乳鹅。

用鸡肫胵[2]，用黄，不犯水，阴干为末。以竹筒灌吹患处即安。

---

1 甜：原作“田”，无田瓜，据字音及文义改。

2 鸡肫胵：即鸡肶皮，又名鸡内金。

治喉痹神效方

山豆根一两 熊胆一钱 硼砂五钱 胡黄连五钱 姜蚕五钱，炒 片脑三分 麝香三分 黄芩一两，炒 黄柏一两

右为细末，吹入喉内，神效。

又方

用鸭嘴胆矾碾为细末，醋调灌下即安。

愈痛汤 治咽喉肿痛不可忍。

栀子炒，君 片芩炒，君 玄参去芦，君 连翘去仁，君 桔梗君 防风去芦，臣 荆芥去根，臣 薄荷去根，臣 黄连炒，臣 石膏二匙 甘草佐[1]

右㕮咀，水钟半，煎八分，食后小杯作五六次热服。

六瓣[2]散 治喉痹水米不进。

白矾三钱，末，又火化汁，入巴豆三个，作六块，铫中熬枯，去豆仁，研末。

如牙关紧急不能张口吹药，仍令病者用鼻孔下进，亦愈。

三因玉钥匙 治风热喉痹及缠喉风。

焰硝一两半 硼砂半两 片脑一钱 白姜蚕一钱

右为末，以竹管吹半钱许入鼻中，立愈。

又加雄黄二钱，名金钥匙，每用五分吹入喉中，即愈。

乳鹅方 治急喉风，乳鹅闭塞。

用新牛膝根一撮，艾叶七皮，捣碎，入乳和匀取汁，令病人仰卧，将汁灌入鼻内，须臾痰涎即从口鼻出愈。

余凡遇喉中肿痛，单用川牛膝根研烂，取汁和凉水服之，有效。土牛膝亦可。

青龙胆散

治咽喉闭塞肿痛，并双单鹅，神效。

用好鸭嘴胆矾末，盛于青鱼胆内，阴干为末。吹入喉口，极效。一方加川椒七粒。

夺命散 治急喉风。

1 佐：原笔误作“位”，据字形及文义改。

2 瓣：原作“辨”，方中有“巴豆三个作六块”，即“六瓣”，本卷分目录亦作“瓣”，故改。

五倍子烧存性　密陀僧各三钱　片脑五分为末

每吹入喉中即安。

肩背痛[1]

《脉经》云：洪而大，脉促上紧者，肩背痛。沉而滑者，痰痛。

豁痰汤　治肩背疼痛。

陈皮八分　甘草二分　茯苓六分　海桐皮八分　半夏一钱　枳壳八分　桔梗七分　赤芍药七分　香附七分　苍术七分　姜黄五分　栀子炒，一钱　川芎五分　条芩炒，一钱

水钟半，姜三片，煎八分，食远热服。如痛甚，加朴硝二钱，头剂。

肩背痛　有因风热乘肺，手太阴经肺气郁甚不行，病则颊颔肿，项肩臑肘臂外后臁痛，汗出，小便数而欠者，皆风热乘肺也。小便遗失者，皆肺经虚也。

通气散　治风热乘肺，背肩疼。

防风　藁本　独活[2]　羌活已上通经血　黄芩　黄连二味降火，各等分

右为末，每服肆钱，神效。

通气防风汤

治肩背痛汗，小便数而少，风热乘肺，肺气郁甚，宜泻风热。

槟榔　甘遂　芍药　威灵仙　泽泻　亭历各二两　乳香　没药各一两　大戟[3]炒，三两　陈皮四两　牵牛头末，一两

右末，米糊为丸，每服六七十丸，汤下。

当归拈痛汤

治湿热诸痛，肩背沉重，胸膈[4]不利，足胫痛肿。

羌活　甘草　黄芩炒　茵陈各一钱　人参去芦　升麻　苦参去芦　干葛　防风去芦　苍术各三分　知母　茯苓　泽泻　猪苓各五分　白术钱半　当归身酒浸洗，五分

水二钟，煎一钟，随病上下，温服。

---

1 肩背痛：此病与“胃脘痛”当置于下“诸疼痛”之后。原文如此，谨予说明。

2 活：原作“滑”，据字音及文义改。

3 戟：原作“战”，据字形及文义改。

4 膈：原作“膈”，据字形及文义改。

胃脘痛 附心病

脉法 右手实者，痰疾积也。大是久病，紧实，不大便者，下之痛甚者，脉必伏。阳微阴弦，脉短而数者，心病。若细而迟沉者，可治。坚大而实，浮大而长，滑而利，数而紧，皆难治。

丹溪云：心痛即胃脘，有热厥、寒厥、大实、死血、食积、痰、虫。

按《机要》云：热厥心痛，身热足寒，甚则烦燥而吐，额自汗出，脉实，可汗利，刺[1]太溪、昆仑。寒厥心痛，手足厥，通身冷汗，便溺[2]清利，不渴，气脉微热弱者，可温，术、附。阳厥心疼者，寒邪塞心包也，良姜、菖蒲、辛热者治[3]之。大实心疼，卒然发痛，大便或闭，久而住闷，心腹高起，按之则痛，不能饮食，可服煮雄丸。虫痛者，痛则心腹，发则肿聚，往来上下行，痛有休作[4]，腹热无常处出，面色乍青乍白乍[5]赤，呕吐清水；痰积者，隐隐然，得辛热汤暂止[6]。

戴氏曰：死血痛者，痛有常处，不动移者。是若痛甚，欲大便，利[7]后痛减者，食积也。学者须当审疾发于疑似之间，辨热于隐微之际，使一举而万全，岂[8]不美哉？

积痰痛方

滑石 苍术米泔浸 山栀炒 香附童便浸，各一两 南星汤泡 枳壳 青皮各去穰 木香 砂仁各五钱 半夏汤炮，五钱 螺蛳壳用墙上年久者，研碎，炒，一两

春加川芎，夏加黄连，秋冬加茱萸各五钱。姜汁浸炊饼为丸，如菉豆大。每用五六十丸，姜汤送下。

万灵散 专治虫痛如神。

槟榔末三钱

于十六日待虫头向上，米汤下，立效。

---

1 刺：原脱，据《丹溪手镜》卷中“心腹痛”补。
2 溺：原作“弱”，据改同上。
3 治：原作“至”，据字音及文义改。
4 痛有休作：“休”误作简体“体”字。《丹溪手镜》此句作“往来无有休止”。
5 乍：原作“午”，据上下文义改。
6 止：原作“上”，据《丹溪手镜》卷中“腹痛”改。
7 利：原作“去”，据改同上。
8 岂：原作“起”，据字音及文义改。

木香散

治心气痛并虫疼。

木香　莪术去毛，醋浸炒　甘漆炒烟尽，各等分

右为末，醋汤调下一钱，即安。

天王补心丹

宁心保神，益血助精，壮力强志，令人不忘，除怔忡，定惊悸，清三焦，化痰涎，祛烦热，疗咽干，育养心神。

五味子　柏子仁　天门冬　麦门各去心　酸枣仁去壳炒，各一两　生地黄四两　当归身酒洗浸用，一两　黄连炒，二两　人参　玄参[1]　丹参　桔梗　远志去心　白茯苓去皮，各五钱

为末，炼蜜丸如梧子大，朱砂为衣。每服二三十丸，临卧时灯心竹叶汤送下。

安胆汤　治心胆惊怯，健忘。

半夏汤泡　竹茹　枳实　茯苓各一钱　陈皮钱半　远志七分　甘草二分　石菖蒲五分

水钟半，姜三片，煎八分，食远服。

养心丹　勤政劳心，痰多少睡，心神不足。

黄连炒，六分　白茯去皮，八分　茯神去心，八分　麦门冬去心，一钱　当归酒洗，八分　芍药七分　甘草三分　柏子仁一钱　远志六分　陈皮七分　人参去芦，八分　酸枣仁炒，一钱

水钟半，莲肉四钱去心，煎八分，食前服。

白龙丸　治急心痛。

陈仓麦面二斤，寒水石末二斤，滴水为丸如弹子大，云母石为衣，阴干。每服二丸，用炭火烧红，入烧酒内研细，服之即止。

朱砂安神丸　治心神恍惚。

黄连炒，钱半　朱砂飞，一钱　生地酒洗　当归身各酒洗，七分　甘草五分

共为末，米糊丸如菉豆大，每服三十丸，食远白汤送下。

鄙续

真心痛，手足青至节者，不治。胃脘痛亦在心之分，故俗名心痛，日久不

1 玄参：此下原有“各”字，当衍，删之。

食，亦无害也。虫动痛者，必面上白斑唇红，痛后便能食，时作时止是也。因怒而饮食卒痛，便闭闷，心胸高起，手不可按者，实痛也，可下[1]。痛可按者，虚痛也，不可下，伤寒有动气不可下，此也。

诸疼痛

《脉经》云：沉、弦、细、动，皆是痛症。心痛在寸，腹痛在关，下部在尺，脉象显然。

王[2]节斋曰：凡治心腹痛，但是新病，须问曾服何饮食，因何伤感，有无积滞，便与和中消导之药。或日数已多，曾多服辛温燥热之药，呕吐不纳，胸满，口舌干燥，大小便涩，则内有郁热矣。或原有旧病，因感而发，绵延日久，见症于前者，俱用开郁、行气、降火、润燥之药，川芎、香附、山栀子、黄连、姜汁之类，甚者再加朴硝。心腹久痛，须于温药内加苦寒之药，温治其标，寒治其本也。

手拈散 方见湿门。

治心脾气痛，诸痛俱治。

腹痛

《脉经》云：脉细小弦急为湿，滑为痰，阴。弦紧，或实或伏者，可下。若细小迟者生，坚大而疾、浮大而死。痛而喘，滑而利，数而紧者，难治。脐下或大痛，不治。若细小急中腹痛，阴弦则腹痛，弦急小腹痛，尺紧脐下痛，尺伏小腹痛，症疝尺实，小腹痛，小水当利。心腹痛，痛不得息，细小迟者生，疾者死。腹痛脉大长者亦死。

鄙续

食痛，脉弦，右关大甚，欲大便去后则痛或减是也。痰痛者，痰因气滞，脉滑，痛则小便不利是也。热痛者，时痛时[3]止者是也。寒痛者，绵绵而痛是也。

1 下：原作“行”，据下对文“虚痛也不可下”改。

2 王：原误作“九”，据本书数引“王节斋”改。

3 时：原作“持”，据上下文义改。

死血痛者，痛有常处而不移，夜间甚者是也。虚痛手可按，实痛手不可按是也。脐下忽大痛，人中黑者，必死。

胁痛

《脉经》云：大者肾虚，涩为瘀血，缓为湿，或伏为痰。尺沉腰痛，右尺浮沉而弦沉为滞，弦为虚，沉弦而紧为寒，沉弦而浮为风，沉弦细而涩为湿，弦而涩，闪肭[1]。

抑青丸 治肝气痛。

黄连姜汁拌炒

为末，米糊丸如粟米大，每服四五十丸，姜汤送下，滚白汤亦可。

加味推气汤 治右胁疼痛，胀满不食。

姜黄一钱 枳壳一钱 甘草三分 半夏七分 陈皮八分 桂少许

水钟半，姜三片，煎八分，食远服。

鄙续

右胁一条杠起作痛者，食积也。悠悠痛不止者，虚痛也。两胁痛属肝气，久则有死血为患也。左胁痛，肝有余，有气滞也。右胁痛乃脾气痛。当用理气豁痰之药，须分左右用药方效。左胁有块作痛者瘀血也，右关脉沉涩，主右胁痛，属脾经，气滞病也。右胁痛有块，乃气滞痰之病也。

腰痛

《脉经》云：尺脉[2]沉，腰背痛。若腰痛，时时失精，饮食减少，其脉沉滑而迟，可治。

姜胶膏

用生姜自然汁四两、水胶[3]一两，同煎成膏。用厚纸摊贴腰眼，及治诸痛并脚气痛，神效。

茴香散 治腰痛。

---

1 闪肭："肭"原误作"纳"。闪肭乃外伤筋骨损伤类疾病。

2 脉：原作"浮"，浮沉同见，不通。据《脉经》卷二《平三关病候并治宜》改。

3 水胶：即牛皮胶、黄明胶。

杜仲一两，炒去丝　破故纸五钱　小茴香四钱　木香一钱

为末，每服二钱，好酒调下。

煨肾酒　治男、妇、小儿腰痛。

犍猪腰子三个，内去筋膜；杜仲去粗皮咀，炒断丝，为末；川椒去目，炒燥为度。各等分，火烧盐三钱，和匀，放二钱入腰子内，纸包，慢火烧熟，空心酒送下。

鄙续

肾虚者，血虚而痛之不已，或悠悠痛，多在肾腧者，真肾虚也。瘀血痛者，日轻夜重者是也。湿痛者，或遇天阴久坐而发者是也。湿痰流注者，脉滑或伏者是也。肾虚者，腰重如带五千钱，身腰冷如冰，饮食如常，小便自利，宜流湿化痰之药治之。腰乃肾之府，腰痛则肾虚愈矣。

痿　症　门

痿症论　五痿之症，古方特立篇名，所论甚详，后代概多缺略。考其所由，皆因混入中风条内故也。痿症不可作风治之。肺痿者，专主养肺气、养血与治金。亦有食积、死血妨碍不得下降者。陈无择谓痿因内藏不足所致，诚得之矣。然痿之所不足者，乃阴血之不足也，而医方多用补血驱风之剂，岂免实实虚虚之故耳？可当慎哉。

补阴丸

黄柏半斤，盐炒　知母酒炒　熟地各三两　白芍煨　陈皮　牛膝各二两　琐阳　当归各两半　虎骨酥炙，一两　败龟板酥炙，四两　加川芎一两　苍术一两

右为末，酒煮羊肉为丸，如梧桐子大，每六七十丸，白汤送下。

五痹汤　治诸风寒湿痹，手足缓弱，顽麻不仁。

羌活　姜黄　白术　防己各等分　甘草减半

用水二钟，姜三片，煎服。

清燥汤方　见脚气门。

脚气门

脉法 浮为风,濡细为湿,洪数为热,迟涩为寒,微滑为虚,牢坚为实。浮为表,沉为里,沉弦为风,沉紧为寒,沉细为湿,沉数为热结。因气散,因忧紧,因怒细,因悲左寸乍大乍小乍无,与左尺绝者,皆不治。

丹溪论 有温热,有食积流注,有风湿、寒湿。

按《三因》云:自汗走注,为风胜。无汗,挛急掣痛,为寒胜。肿满重着为湿胜,烦渴热胜为暑胜。四气兼中者,但推其多[1]者为胜,又须分表里以施治也。盖古无脚气之说,《内经》名厥[2],二汉间名缓风,宋齐之后谓之脚气,名虽不同,其实一也。初得不觉,因他病乃作,始发或奄然大闷,虽三二日方觉,先从脚起,或缓弱疼痹,或行起忽倒,或日胫肿满[3],或足膝枯细,或心中忪[4]悸,或小腹不[5]仁,或举体转筋,或见食吐逆,恶闻食气,或胸满气急,或遍体酸[6]疼,此其候之不同也。初觉即灸所觉处二三十壮,随愈。此乃奇[7]妙无穷良法也。

脚气说 脚气从湿从下,须提起其湿[8],在下之药,随气血用。

南北论 南方之人自外而感,北方之疾自内而致。盖南方之人当风取凉、醉房,久坐湿地,或履风湿毒气,血气虚弱,邪气并行,肤腠邪气盛,正气少,故血气涩,涩则痹,虚则弱。病发热,四肢酸疼烦闷者,因暑月冷湿得之;四肢结转筋者,寒月冷湿得之。北方之疾,因潼酪醇酒之湿热下注,积久而成肿满疼痛也。治宜下药,泄越其邪。

东垣说 湿淫所胜,治以苦温。以苦辛散之,透关节胜湿为佐;以苦寒泄之,流湿清热为臣。宜当归拈[9]痛汤,服之立愈。

---

1 多:原作简体“灵”字,据《三因极一病证方论》卷三《叙脚气论》改。
2 内经名厥:原作“内之明厥”,据《玉机微义》卷二十三《脚气门》改。
3 满:原作“服”,据改同上。
4 忪:原作“松”,据改同上。
5 不:原脱,据补同上。
6 酸:原作“三”,据改同上。
7 奇:原作“下”,据文义或为“奇”“其”等字,今取“奇”为正。
8 须提起其湿:原作“烦提起湿”,据《医学正传》卷四《脚气》改。
9 拈:原作“粘”,音同义不同,据该方原名改。

不治症 入心则恍惚谬妄，呕吐，食不入，眠卧[1]不安，脉左乍大乍小乍无者，不治。大口属心，心绝故也。入肾则腰脚痛，小便不通，呻吟，目额黑，冲胸而喘。左尺绝者不治。空心属肾，肾绝故也。

防己饮

黄柏炒 苍术米泔浸 白术 防己 生地酒洗 槟榔 川芎 犀角炒 甘草 木通去皮 黄连炒去须

如热，加黄芩；时令热，加石膏；痰，加竹沥、姜汁、南星；大便闭，加桃仁；小便涩，加牛膝。

用水一钟半，煎捌分，空心服。

清燥汤

治湿热成痿，以燥金受湿之邪，是绝寒水生化之源，绝则肾亏，痿厥之病大作，腰以下痿软，瘫痪难行。

生地酒洗，忌铁 麦门冬去心 黄芪蜜炙 苍术米泔洗 白术 陈皮 泽泻 人参去芦 升麻 五味子 神曲炒 猪苓 黄柏酒炒 白茯苓去皮 川连 柴胡 甘草 当归身无[2]灰酒洗，等分

用水一钟半，姜一片，煎八分，服。

强筋丸

治两足痿弱软痛，或如火焙，从踝下上冲腿胯等症，因湿热所成者。

苍术四两 黄柏炒，四两 牛膝二两 败龟板酥炙，一两 防己一两 归尾二两 虎胫骨酥炙，一两 一方加附子二钱

为末糊丸如梧子大，每服七十丸，空心姜汤下。

椒囊方 治脚气奇效。

用川椒二斤，塞[3]于疏囊中，置大踏上，跣足踏椒囊上。盖椒性热，辟去寒湿，甚有理。一人用之月余，效，真奇也。此椒囊添入槟榔末、热艾，三味尤[4]效。

行气汤 治风湿脚气。

---

1 眠卧：原作“眼”，据《医学正传》卷四《脚气》改。
2 无：原作“饮”，不通，据文义改。
3 塞：原作“饮”，据字形及文义改。
4 尤：原作“九”，据文枢堂本改。

熟地黄忌铁[1] 黄芪蜜炙[2] 杜仲炒 牛膝去芦 五味子 白术 陈皮 当归酒洗 五加皮 续断[3] 萆薢 人参去芦 柴胡去芦 升麻去芦,各等分 甘草少许

水钟半,姜三片,煎八分,空心服。

四制二妙丸

滋阴降火,开胃进饮食,尽除周[4]身之湿,股体痿弱,并皆治之。

黄柏四斤成片,一斤酥炙一十三次,一斤人乳浸[5]一十三次,一斤童[6]便浸一十三次,一斤米泔浸一十三次 无油苍术一斤,四两川椒炒,四两破故纸炒,四两五味子炒,四两 川芎炒

去炒药四味,用苍术同黄柏为炼蜜为丸,如梧桐子大。每服三十丸,早酒下,午茶下,晚白汤下。黄柏得五[7]斤,刮去皮,净四斤;苍术得斤半,粗米泔浸过,去皮,净一斤。

除湿饮 治风寒暑湿,足常履之所致。

木瓜 槟榔 白芷各半两 半夏曲 厚朴 苍术各二两 藿香 陈皮 白术 茯苓各一两 甘草六钱

右㕮咀,用水钟半,姜三片,枣二枚。不拘[8]时服。

远行健步散

防风 细辛 草乌

右为末,梭[9]鞋底或草鞋内,远行脚不酸疼,神效。

治湿气汤

羌活 紫苏 黄柏炒 芍药煨 木瓜 泽泻 木通去皮 防已 槟

---

1 铁:原作"肤",不明其义。据本书地黄下炮制,当为忌铁,故改。
2 蜜炙:原作"密",据本书黄芪常见炮制法改。
3 续断:原互乙,今据该药正名乙转。
4 周:原作"回",据文枢堂本改。
5 浸:原作"漫",据字形及文义改。下同径改。
6 童:原作"至",据本书卷十五改。
7 五:此前有"一"字,据文义,乃衍文,删之。
8 拘:原作"俱",据字音及文义改。
9 梭:古医籍同类方用药法,或作"掺",或作"铺"。"梭"字发音近"撒"。此数动作皆可将药末撒布鞋内。

榔　苍术炒　枳壳去穰　甘草　香附童便浸，各[1]等分

痛加木香，肿加大腹皮，热加黄连、大黄。水煎服。

脚气冲心，四物汤加炒黄柏。又以附子末，津调贴涌泉穴，外用艾灸，以引其热也。

鄙续

湿气者，肿痛或胫强。夹湿热者，走湿积流注于下则为脚气。脚气之症有四：浮弦起于风，濡弱起于湿，洪滑起于痰，弦涩起于少血，迟沉起于寒湿。初起者类伤寒，唯脚有患者异耳。妇人病此者，多因血海虚而得之。男子得此，多因肾水虚耳。男女固有分罚，用药则无异也。大率以温热之药为主，兼以补肾、补血之剂，方得取效。

疝　症

《脉经》云：寸口弦紧为寒疝。弦则胃气不行，气不行则心寒，紧则不饮食。寸口迟缓，迟为寒，缓为气，气寒而抟，抟缓而痛。沉紧、豁大为虚，弦紧抟皆疝，视在何部而分之，其藏：心脉微滑为心疝，肝脉滑为癞疝，肾脉滑之癃㿗，大急沉为肾疝。肝脉大急沉，为肝疝。心脉搏急为心疝。肺脉沉抟为肺疝。脾脉紧为脾疝。寸弦而紧，弦紧相抟，为寒疝。趺阳虚迟为寒疝。

丹溪曰：疝气，睾丸连小腹而痛也。有痛在睾丸者，痛五枢穴边者，皆足厥阴之经也。或无形无声，或在形如瓜，有声如蛙。自《素问》而下，皆以为寒，盖寒收引，经络得寒则引而不行，所以作痛。然亦有踢冰徒涉[2]，经身不病，此者无热在内故也。大抵此病始于湿热在经，遏而至久，得寒气外束，不得疏散，所以作痛。若只作寒论，恐为未备。或曰：厥阴经湿热何由而致？余曰：大劳则火起于筋，醉饱则火起于胃，房劳则火起于肾，大怒则火起于肝。积之已久，子能令母虚，湿气便盛，浊液凝聚，并入血络，流于厥阴。厥阴属肝，为将军之官，其性急速，火性又暴为寒所束[3]，宜其痛之太暴也。尝以乌

1 各：原作“合”，据文枢堂本改。
2 徒涉：原作“淑收”，疑为“涉水”之误。朱丹溪《格致余论·疝气论》原作“徒涉”，据改。
3 束：原作“速”，据《格致余论·疝气论》改。

头、栀子作汤服之，其效亦敏。后因此方随形症加减，无不验。但热又分多少，而湿者肿[1]，多癞病是也，其痛亦轻，但重坠牵引耳。

守效丸　治癞之要药，不痛而镇坠。

苍术一两　南星八钱　半夏八钱　白芷五钱　川芎五钱　枳实五钱　山查三钱

为末糊丸如菉豆，每服五六十丸，空心下。

秘方　治诸疝。

枳实五钱　栀子一两炒[2]　茱萸五钱　橘子一两　山查五钱　桃仁五钱　青皮一两　荔核八钱　桂枝三钱

有瘀血，加川乌二钱，水煎服。

止痛附子汤　治疝气作痛。

苍术　香附俱盐炒　黄柏炒，各为君　青皮　益智　桃仁　玄胡索已上为臣　茴香炒　附子盐炒　甘草已上为使

为末作汤，服后一痛过，更不再矣。

平肝愈痛方　治疝气疼痛不止。

柴胡君　黄芩炒，臣　青皮君　小茴香炒，君　甘草使　栀子炒，君　香附臣　玄胡索臣　山查臣　黄柏炒，佐　柑核臣　枝核[3]臣　川练[4]肉佐

水钟半，煎八分，空心服后丸药，除根。

丸药方

生地　熟地忌铁　当归各酒洗　白芍煨　知母忌铁　五味子　黄柏炒　香附制　山查　玄胡索各等分

为末，米糊丸如梧子大，每服三四十丸，空心茴香汤下。

玉镮笑来散　治小肠疝气，其效如神。

荔核四十九粒　陈皮连白九钱　硫黄四两共为末

用盐水煮糊丸，如菉豆大。遇痛时空心酒服九丸，良久再服，不过三服见效，痛则仍服之。又能治心气痛。

1　湿者肿：原作“治湿则肿”，据改同上。

2　炒：原作“砂”，据文枢堂本改。

3　枝核：即荔枝核。

4　练：通“楝”，“川练”即“川楝”，按例不改。下同。

鄙续

寒疝者，囊冷结硬如石，阴茎不举，或控睾丸而痛者是也。水肾者，肾囊肿痛，阴汗时出，囊或肿如水晶，或痒而搔[1]出黄水，或小腹按之作水声者是也。筋疝者阴，肾茎肿胀，或脓或痛，里筋缩或茎中痛，外痒，或梃纵[2]不收，或白物如水晶出者是也。血疝者，其状如黄瓜在小腹，而傍横骨两端约中，俗云便痈也。气疝者，上连肾腧[3]，下及阴囊，或因号哭忿怒，气郁而胀，以针出气而愈也。狐疝者，其状如仰瓦[4]，卧则入腹，行出囊中，狐则昼出穴而溺，夜则入穴而溺，此症如狐相类也。㿉疝者，阴囊肿缒，如升如斗，不痒不痛，得之地气卑湿，故江淮人多有之也。

1 搔：原作“瘙”，据字音及文义改。
2 纵：原作“从”，据字形及文义改。
3 肾腧：原作“背躯”，部位过高，据《医学正传》卷四《疝气》改。
4 仰瓦：原作“卯”，文枢堂本作“卵”。据改同上。

卷之十

目　录

妇　人　科

产前

《脉经》云：男女之别，以左右取。左疾为男，右疾为女。沉实在左，浮大在右。右女左男，可以预剖。离经一至，沉细而滑。阵痛连腰，胎即时脱。血瘕弦急而大者生，虚小弱者即是死形。半产漏下，革脉主之。弱即血耗，立见倾危。又曰：左手沉实为男，右手浮大为女。左右俱沉，实生二男；左右俱浮大，生二女。脉左偏大为女，左右俱大产二女。脉俱浮生二女，若俱沉生二男。大抵以尺脉为主。

论

经脉不行，多有脾胃损伤而致者，不可便认经闭血死，轻用通经之药。有此症，须审其脾胃少食恶食、泄泻疼痛。或因误服汗下，致克伤于中气，以致血而不行者。只宜补养，用白术为君，茯苓、芍药为臣，佐以黄芪、陈皮、麦芽、甘草、抚芎、当归、柴胡等药，土甚则生血而经血自行矣。又饮食积滞而损脾胃，亦宜消积补脾。若脾胃无病，果有血块凝结，方以行血通经之剂。

张子和云：大凡妇人难产者，皆因燥涩紧敛，故产户不得开通，宜先于降诞月，自月之日，用长流水调益[1]元散，日进三服，生必易产，后亦无虚热之症，血不和之疾。未入月，不宜服，以滑石滑胎故也。

丹溪曰：妇人经病，有月候不调者，有月候不通者。然调不通之中，有兼疼痛，有兼发热，此分为四也。然四者之中，若细推之，不调之中，前者不及。有过月者为虚，不及者为热也。不通之中，有血滞，有血枯，血滞宜破血，血枯宜补血。疼痛之中，有常时作痛，有经前、经后作痛者，则常时、经前作痛为血积，经后为血虚也。发热之中，有常时发热者，则常时血虚有积，经行有血虚者为热也，此谓而有八焉。大抵经病，内因忧思忿怒，外因饮食停寒，何则？人之气血周流，忽因忧思忿怒所触，则郁结不行。人之经前、产后，忽遇饮冷形寒，则恶露不尽。此经后不调、不通作痛、发热之所由也。调气而破血，开其郁而补其虚，凉其血而清其热，治之有道也欤。抑尝知气行血行，气止血止，余故治血病以行气为先，香附之类是也。

有验方

治萧秀才乃[2]正行经未及二日，有郁受寒，腹并背痛将死，一服即安，故著之。

桃仁君，去皮尖[3]　赤芍君　牛膝君，去芦　归尾君，酒洗　红花君　陈皮臣，去白　青皮臣，去穰　紫苏臣　木通佐，去皮　藿香佐　香附佐，制　川芎佐　白术佐，土炒　五灵佐　桔梗使

水钟半，煎八分，入炒灵脂。空心温服。

益母饮

治王友乃正月内四肢拘挛，语言蹇滞，一服安。

防风君，去芦　荆芥君　益母草君　当归身尾，君，酒洗　薄荷皮　陈皮臣，去白　半夏君，汤泡　赤芍药臣　茯苓佐，去皮　白芷佐　香附佐，制　枳壳佐，去穰，麸炒[4]　甘草使　川芎使　童便一杯

---

1 益：原脱，据《儒门事亲》卷十一《妇人·火类门》补。

2 乃：疑此字为女性代词，如“妇”或“女”。下同。文枢堂本径将“治萧秀才乃”改为“曾有一妇人”，此有损原义，不取。

3 尖：原作简体“灾”字，据文义改。

4 炒：原作“沙”，据文义改。

水钟半，姜三片，煎八分，入童便热服。

女圣丸 治女子妇人诸症，屡效。

香附米一斤分作四制：

一分盐水、姜汁浸透，煮熟略炒，主降火清痰，下部血；

一分，水、醋浸透，煮熟略炒，主敛气补血；

一分童便浸七日，洗过，不烛隔干[1]，主降阴，大退虚烦；

一分山栀仁四两同炒，去栀仁不用，主郁火，清肺热。

右为末，各重四两，净拌匀[2]，酒糊丸如梧子大，每服六七十丸，随症换引下。

古云：女中之圣药，以其气香则窜，无满气也。味苦则降，无邪火也。其性勇毅发畅，可解妇女郁结多怒。偏《本草》只言益母，世俗都言耗气，男子不敢服。

经水过期，酒下；血滞，红花煎汤下；

头运，薄荷汤下；胎前诸病，艾汤下；

产后诸病，当归、川芎各一钱，煎汤送下；

胞满胀，姜汤送下，或荆芥加姜汁亦可；

白带，小茴香或木香煎汤送下。

此症非冷，乃自庚辛金来，主忿怒气所致也，其余病症与男子同。随意用引不能者，只用滚白汤送下。

豆酒汤 治妇人女子反张。

大豆五升 清酒一斗

将豆为末，用锅猛火炒豆烟，以酒掺之，去渣热服。

崩漏

论

妇人赤白带下之症，多是怒气伤肝。夫肝属木，脾属土，肝邪乘脾，木气

---

1 不烛隔干：义晦。文枢堂本作“不炒隔干”。《寿世保元》卷七同名方作“不炒为末”。“烛”音同“煮”，“隔”形近“阴”，疑作“不煮阴干”。

2 匀：原作“句”，据文枢堂本改。

克土，则脾受伤而有湿，湿而生热，热则流通，所以滑浊之物渗入膀胱，从小便而出。古人作湿寒，而以辛温之药治之者，非也。而丹溪作湿热，而用苦寒之药治之者，是也。虽古人曾用辛温之剂而愈，殊不知用苦寒之药，是正治之法也；用辛温之药，是从治之法也。盖湿热拂郁于内，肚腹疼痛，赤白带下，非辛温之药从治而能开燥乎？然湿热未曾怫郁，但止赤白带下而无腹痛之症，不若用苦寒之药并治之为当也。

丹溪辩：带下，赤属血，白属气，主治燥湿为先。漏与带俱是胃中痰积流下，渗入膀胱，无人知此，只宜升提，甚者上必用吐以提起气，下用二陈汤加苍术、白术，仍用瓦龙子[1]。又曰：赤白带下，皆属血出于大肠小肠之分。肥人湿痰，海石、半夏、南星、黄柏、川芎、苍术、椿皮。一方无椿皮，用青黛。瘦人白带少，如有者是热，用黄柏、滑石、川芎、海石、椿皮。若无海石，蛤粉亦可。又一方青黛作丸子服。

赤白带下，炒黄荆子为末，酒调下二钱，米汤亦可。又治心痛，罗先生法，或十枣汤，或神佑丸，或玉烛散，皆可服。实者可行，虚者不可峻攻。若血虚者，加四物汤；气虚者，参、术、陈皮间与之。湿盛者，用固肠丸[2]。相火动，于诸药中少加黄柏。滑[3]加龙骨、石脂。带下者，加葵花花白者治白带，花赤者治赤带。性燥者，加黄连。若痰气带[4]下，苍术、香附、滑石、蛤粉、半夏、茯苓为末、丸服。寒月少加干姜，临机应变。服药必须断厚味。

香附丸 屡验。

治女人怒气伤肝诸症及经不调之疾。

香附半斤：四两童便制，四两米醋制，各[5]浸一宿，晒干为末，忌铁器 贝母去心，一两 半夏五钱或一两，泡七次 枳实去穰，麸炒一两 条芩炒，两半 甘草去粗皮，五钱 枳壳去穰，麸炒一两 白术土炒，两半

平肝调经，加柴胡去芦，二两净、黄连炒，六钱、青皮去穰，二两。

各为末，老米糊丸如梧子大。每服五六十丸，食后滚白汤下。如饮食少

1 瓦龙子：即瓦垄子，又称瓦楞子、魁蛤。

2 固肠丸：原作“润肠光”，据《丹溪心法》卷五《带下》改。

3 滑：《丹溪心法》卷五《带下》其下有“者”字。

4 带：原作“滞”，据改同上。

5 各：原作“谷”，据文枢堂本改。

进,麦芽煎[1]汤送下。

蚕沙散 治月信不通。

用蚕沙不拘多少,擂水服即通。

通经丸 治妇女经事不通,脐腹疼痛,或成血瘕。

莪术炮 归尾酒洗 青皮 桃仁去皮尖 干漆炒去烟 干姜炮 桂心等分 大黄 川乌 川椒炒出汗,各一半

右为末,将一半用醋熬成膏,和余末一半,盛石臼中杵为丸,如梧子大。每服五十丸,醋汤或酒空心送下。

煨肾散 治白带屡效。

用猪腰子一对,切开去筋膜,分为两片,内用竹刀碎划开。一副入天麻三分,麻扎住,于瓦铫内香油煎熟。空心用无灰酒下。

当归活血汤 治经血气滞过期。

白茯去皮 赤芍 天门去心[2] 麦门各二钱,去心 香附醋浸 归尾无灰酒洗 生地酒洗 熟地各一钱,酒洗 蒲黄一钱 川芎 白芷各五分

水钟半,煎八分,空心服。

活血通经饮

治经水不通,年久身体发热,将成干血痨之疾。

桃仁去皮尖 柴胡去芦 黄芩炒 赤芍 三棱 莪术醋炒 玄胡各二钱 厚朴姜制 牛膝去芦 归尾酒浸 香附制 苏木各一钱 牡皮钱半 红花五分

同前煎服。

当归饮 专治经水不通。

归尾酒洗 玄胡 牛膝去芦 赤芍 桃仁去皮尖[3] 红花 苏木各一钱 甘草 桔梗各二分 泽泻三分 生地无灰酒洗 川芎 条芩炒,各五分 香附制 白术 柴胡去芦 干漆炒尽烟,各七分 三棱煨 莪术煨 蒲黄生 五灵各八分 牡丹 陈皮各六分

同前煎服。

---

1 煎:原误作“前”,据文义改。

2 心:原脱,据文义补。

3 尖:原误作“火”,据文义改。

愈崩散 治血山崩，又治心胃痛。

用羊粪烧灰存性。每服三钱，空心滚白汤调下。

通滞饮 治妇人经水不通。

苏木 红花 桃仁去皮尖 赤芍 牛膝各一钱 三棱醋炒 莪术各七分 玄胡 大黄各八分

水钟半，煎八分，空心服。

活血平肝汤 治赤白带下及血山崩。

当归酒洗 条芩各一钱炒[1] 川芎少许 地榆炒，一大撮 白芍煨 黄连炒[2] 香附各八分，制 柴胡去芦 青皮各七分 生地钱半酒洗

同前煎服。

川归汤 治血少气滞，经闭不行。

当归酒洗 牛膝各一钱 熟地酒洗 香附各八分，制 青皮 陈皮去白 苏木 红花 川芎各七分 甘草二分 白茯六分，去皮 白术五分

同前煎服。

归发散 治血山崩。

用妇人油头发 千年石灰 归身各钱半，酒洗

右为末，用无灰酒调服。

管仲汤 治血山崩漏之疾。

乌梅去核三两五钱，半生半熟 管仲制过去毛

用酒、水各一钟，煎汤，露一宿，温服。

定风膏 治赤白带下。

定风草[3]为末，猪腰子一对，用竹刀划开，搽上药末，香油煎熟。好酒服下。如不知定风草，以天麻代之。

愈红散 治血崩。

用棉花子不拘多少，烧存性，每服三钱，空心无灰酒送下，二三服即安。

又方

用木耳焙焦为末。每服三钱，空心白酒调下，二三服即安。桑树上耳尤效。

---

1 炒：原误作“妙”，据文枢堂本改。

2 炒：原误作“杪”，据改同上。

3 定风草：即天麻别名。

催生

催生丹　疗产妇生产不顺，产育甚难，或逆或大。

十二月兔脑去膜，碾如泥　通明乳香研碎　母丁香各一钱　麝香二分半

各末，拌匀，入兔脑髓和丸如芡实大，阴干，油纸密封。临产服一丸，温水送下。男左女右，手中握药出，神验。

佛手散　催生神验。

治妇人五七月孕，因事筑磕着胎，或子死腹中，恶露下，疼痛不已，口禁欲绝。用此药探之，若不损则痛止，子母俱安，胎损便随下。

当归六钱，酒洗　川芎四钱

水钟半，煎令泣欲干，入酒一大盏，只煎一沸。去渣温服。口禁灌之，如人行五里再服，不过二三服便生。

催生方

鸽粪二把　皮硝一把　百草霜二把　童便一大钟

用白酒二钟，煎至一钟。胎死用此方，活者减半，服即生。

又方

白芷三钱，烧存性　滑石一钱　百草霜半[1]钱

右为末，童便调下。

又方

用黄葵子一合，炒，擂细，酒下。

昔方庠友宠胎死腹中，余以此与服，即下。

催生灸法

急于产母右脚小指尖头，以艾灸如麦粒大三壮，立产。并胎衣不下者，用此法屡效。

顺生汤

当归钱半，酒洗　厚朴五分，制　枳壳六分　甘草三分　苏叶五分　贝母一钱，去心　荆芥八分　川芎一钱三分　黄芪八分　羌活五分　芍药钱二分　兔丝子一钱四分，酒洗

---

1 半：原作“千”。千钱即百两，如何服得？今据本方诸药用量，“千”字之形，并参《本草纲目》卷七“百草霜”用量（二钱以下），姑改作“半”。文枢堂本径改作“二钱”。

右因妇人难产甚，有七八日生不下者，而制此方以调饮食，顺生育。又不催生，又不安胎，临产之月二三服，听其自然，不拘横生、倒产、血运、阴[1]脱、无乳、血块疼痛等症，并皆治之。每服用水二钟，姜三片，煎八分，食远热服。

产后

产后三：发热、恶寒、血运。

《脉经》云：黑气起及衄者危，发喘者不治。

丹溪曰：产后当大补气血，虽有他症，以末治之。沉弱者大，浮大者死。又曰：产后发热恶寒，皆是气血虚甚。左手脉不足，多用补血药；右手脉不足，多用补气药，切不发表。如腹痛，当去恶血。若腹满者，非恶血也。

红枣汤　治产后笑不止，即血燥上冲。

用小红枣不拘多寡，甘草煎汤任意服。

止运方　治产后血虚，角弓反张。

用荆芥穗瓦焙干，碾细末。或酒煎炒豆汁下，或童便亦可。

逐污汤　治小产后胞痞血气痛不止，作呕作渴。

当归酒洗　赤芍[2]　藿香各一钱　人参去芦　玄胡各八分　熟地　生地各酒洗　枳壳各六分　川芎七分　甘草二分　麦门四分　加桂少许

水钟半，煎八分，食远温服。

泽兰散　治产后咳嗽。

用泽兰为末。每服二三钱，酒调下，效。

当归破血汤

赤芍　白术土炒　苏木[3]　红花　桃仁各一钱　川芎　陈皮　香附童便制　牛膝各八分　干姜炮　肉桂　枳壳各五分，炒　归尾钱半，无灰酒洗

水钟半，煎八分，空心热服，加无灰酒一杯为引。

---

1 阴：原作“明”，不通。文枢堂本作“阴”，义长，据改。

2 芍：原作“药”，据文枢堂本改。

3 木：原脱。据文枢堂本补。

益母丸

用益母草不拘多少，即茺蔚子。其叶类火麻，对节而生，方梗凹面，四五六月有，节节间开花紫色，处处有之。此草生二种，白花者不是。于端午、小暑或六月六日花正开时，连根收采，阴干。用时忌铁器。用石臼捣为末，炼蜜为丸如弹子大，每服一丸，各照后开汤引送下。若量加全当归、赤芍尤妙。其药不限丸数，以病愈为度，日服三五次。如梧子大者，每服七十丸。若熬膏尤佳，治法于后：

煮熬膏法

益母草不拘多少，依前法采洗净，入石臼内捣烂，滤取汁，入砂锅内[1]，文武火熬成膏，如黑沙糖色为度，入瓷罐内收贮。每服用一匙，妙。

胎前脐腹刺痛，胎动不安，下血不止者，水煎秦艽，米汤送下，或当归汤亦可。

胎前、产后脐腹刺痛作声，或寒热往来，状如疟疾者，温米汤送下。

临产并产后，各先用一丸，童便、酒下。安魂定魄，气血自然调顺，诸病不生。又能破血痛，养脉息，调经络，功效如神。

产后胎衣不下，落在胞中，及产前一切产难、横生、死胎，经日不下，胀满腹中，心闷疼痛者，炒盐汤送下即顺。

产后中风，牙关紧急，半身不遂，失音不语者，童便、无灰酒各半调下。

产后气喘咳嗽，胃膈不利，恶心，口吐酸水，面浮肿，两胁疼，举动失力者，温酒送下。

产后两太阳穴痛，呵欠心忪气短，肌体羸瘦，不思饭食，血风身热，手足顽麻，百节疼痛者，温米汤送下。

产后眼前黑暗，血运血热，口渴烦闷，如见鬼神，狂言，不省人事者，薄荷自然汤下。如无生汁，浓煎干薄荷汤及童便[2]、酒各半送下。

产后面垢颜赤，五心烦热，或结成血块，腹脐奔痛，时发寒热，有冷汗者，童便、酒各半送下。温薄荷汤亦可。

---

1 内：原误作“肉”，据字形及文义改。

2 便：原作“使”，据文枢堂本改。

产后余血恶露不尽，结滞腹脐，刺痛[1]，恶物上冲，心胸满闷者，童便、温酒各半送下。

产后未经满月，血气不通，咳嗽不止，四肢无力，临卧自汗，月水不调，久而不治，则为骨蒸之病者，童便、好酒各半送下。

产后大小便不通，烦燥口苦，薄荷自然汁下。如无鲜者，干薄荷煎汤亦可。

勒奶痛或成痈，为末，水调涂乳上，一宿自愈。或生捣烂敷上亦可。

血山崩漏者，糯米汤送下。

产后鼻衄，口干舌黑者，童便、酒各半送下。

产后痢，米汤下，或木香汤亦可。

产后泻血者，水煎红枣汤送下。

产后赤白带下者，阿胶煎汤下。

妇人久无子息者，每服温酒下一丸，服至一月，决有效验。

产功虽多，有胎者，不宜多用，尤恐动胎。余故书之于此，后学当照古方斟酌用之，勿泥可也。

治脱癞方　自制，屡验。

黄芪蜜炙　白术　白芍煨　生地各一钱　人参去芦　陈皮　条芩炒　青皮各七分　川芎　升麻各六钱　香附八分　当归一钱，酒洗　柴胡去芦　黄柏各七分，炒

水钟半，煎八分，空心热服，四剂见效。

通神散

马鸣肝即晚蚕沙，半斤　香附子半斤

先将香附入砂锅内，炒令青烟起，将湿手巾盖覆。又炒取一个大者，折断轻虚，中存一星。方入马鸣肝同炒，存性为度。以纸铺于地下，倾药于纸上，以瓷盆盖一时，去火毒，为细末听用。炒时春夏存烟焰，秋冬尽烟焰是候。

如妇人小腹疼，加炒过蒲黄三钱，黄隔纸二层炒为末，入前药内。每服一匙，随症用引下：

---

1 痛：原作“病”，据文枢堂本改。

常服用生地黄四两取汁、生姜四两取汁,合酒调服,神妙不可尽述。

产后潮热,恶露不下,童便调服。血气痛,晕闷,归尾汤下。血气冲心,艾醋汤下。

潮热烦,谵语,恶露不散,不省人事,生地汤加童便下。五心烦热,灯心、苏叶煎汤下。恶心不止,藿香、生姜汤下。小便疼痛不通,滑石、木瓜[1]煎汤下。

1 瓜:原作"个",无此药。文枢堂本作"瓜",据补。

卷之十一[1]

1 十一：原脱，据该书体例补。

目　录

小　儿　科

形气论

夫人之有生也，禀天地之阴阳，假父母之精血，交感凝结，以为胞胎也。乾道成男，坤道成女，始自襁褓，以至髫龀。迨其成童，与夫壮年，岂易然哉？故一月之孕，有白露之称。二月之胎，有桃花之譬。及其三月，则生右肾为男，阴包阳也；先生左肾为女，阳包阴也。其次肾生脾，脾生肝，肝生肺，肺生心。以推[2]其胜己者，肾属水，故五脏由是为阴。其次心生小肠，小肠生大肠，大肠生胆，胆生胃，胃生膀胱，膀胱生三焦，以生其己胜者，小肠属火，六腑由是为阳。其次三焦生八脉，八脉生十二经，十二经生十五络，十五络生一百八十丝络，丝络生一百八十缠络，缠络生三万四千孙络，孙络生三百六十五大穴，大穴生八万四千毛窍，则耳目口鼻、四肢百骸之身皆备矣。

---

1 烦：原作“颜”，据字形及文义改。

2 推：原作“佳”，据字形及文义改。

所谓四月形相全，五月筋骨成，六月毛发生，正谓此也。至七月则游其魂，而能动左手。八月游其魄，而能动右手。九月三转身，十月满足，母子分解。其中有延月生者，必生贵子。不足日月生者，必生贫薄之人。

诞生之后，有变蒸之热，长其精神，壮其骨髓，生其意智。三十二日一变蒸，生肾气焉。六十四日二变蒸，生膀胱之气焉。肾与膀胱属水，其数一也。九十六日三变蒸，生心气焉。一百二十八日四变蒸，生小肠之气焉。心与小肠属火，其数二也。一百六十日五变蒸，生肝气焉。一百九十二日六变蒸，生胆气焉。肝与胆属木，其数三也。二百二十四日七变蒸，生肺气焉。二百五十六日八变蒸，生大肠之气焉。肺与大肠属金，其数四也。二百八十八日九变蒸，生脾气焉。三百二十日十变蒸，生胃气焉。脾与胃属土[1]，其数五也。变蒸已毕，一其岁焉，齿生发长，神智有异于前也，故曰齿乃骨之余也，发乃血之余也，爪乃筋之余也，神乃气之余也。吁！人身之难得也如此。或方其幼也，犹如水面之泡、草头之霜，气血未定，易寒易热，肠胃绵脆，易饥易饱，为母者调摄不得其宜，必不能免[2]乎吐泻惊疳之病矣。及其长也，嗜欲既开，不能修养，是以六气迭侵于其外，七情交战于其中，百忧累其心，万事劳其形，一融[3]之气，安能无病焉？小儿之疮疹，大人之伤寒，尤当慎欤。

察色歌

紫热[4]红伤寒，青惊白色疳。黑时因中[5]恶，黄色困[6]脾端。

虎口乱[7]文多，须知[8]气不和。色青惊积聚[9]，霍乱泻如何。青黑慢惊发，入掌内吊多。三关忽通度，此症必沉疴。

又曰：小儿脉大多风热，沉细原因乳食结。弦长多是隔气风，弦数惊风

---

1 土：笔画残缺，作“上”，据文义改。
2 免：原作“兄”，据《古今医鉴》卷十三《形气发微论》改。
3 融：《古今医鉴》诸书作“蜗”。
4 热：《玉机微义》卷五十《论色脉法》作“风”。明代诸书作“风”者多，“热”者少。
5 中：原作“重”，据《玉机微义》卷五十《论色脉法》改。
6 困：原作“因”，据改同上。
7 虎口乱：原作“又黑”，据《医方集宜》卷八“看纹歌诀”改。其他明清医书亦存此歌。
8 知：原脱，据补同上
9 聚：原作“众”，据改同上。

四肢掣。浮洪胃中似火烧,沉紧腹中痛不歇。虚濡有气更兼风,惊脉芤多痢大血。前大后小童脉顺,前小后大[1]必气噎。四至疼来苦烦满,沉小腹中痛切切。滑主露湿冷所伤,弦长客忤分明说。五至夜甚浮大尽,六至昼甚浮夜别。息数平和八九至,此是前人真妙诀。

延生第一方

小儿初生之时,脐带脱落后,取置新瓦上,用炭四围,煅烟尽,放土地上,瓦盏盖之,存性,研末。预将辰砂透明者为极细末,水飞过。脐带约有五分重,砂二分五厘,生地、当归身煎浓汁,一二蚬壳,调和前二味,搽儿腭上间、乳母乳头上一日,至脱药下尽,次日大便遗下秽污浊垢之物,终身永无疮疹及诸疾患,生一子得一子,极妙法也。

青金散　治小儿急慢惊风、吐泻。

礞石煨过　青黛各五钱　辰砂二钱

右为细末,每服五七分,凉茶送下。

抱龙丸　治小儿风痰,昏搐多惊,屡验。

天竺黄　辰砂　雄黄各四钱　香附三分　南星姜汁浸二日,八[2]钱

右末,煮甘草糊为丸如芡实大。三岁一丸,薄荷汤下。南星为末用,腊八日填入牛胆中,阴干百日后听用。

神妙定命散　治脐风,撮口唇青,口出白沫。

赤脚蜈蚣半条,酒炙令干　川乌头尖三个　麝香少许另研

右将麝末二分,和匀二药,每服半字,金银花、薄荷汤下。

地龙丸　治小儿急惊风。

用蚯蚓一条、石子街石头一个,将蚯蚓用竹刀切断二节,动者用后。将朱砂为末,滚上捣烂,以蜜调水服之。

黄龙汤[3]　治小儿急慢惊风。

用防风通圣[4]散去滑石、石膏、芒硝,加全蝎、茯神、远志、羚羊角、白术,水煎服。

---

1 大:原误作“六”,据文枢堂本改。
2 浸二日八:原字残损,据文枢堂本补正。
3 汤:此下有“下”字,据文义当衍,删之。
4 圣:原误作“肾”,据此下“如神百点膏”引此方名改。

又方

朱砂　雄黄等分为末

用蚯蚓一条滚过前末，刮下为丸，听用。

不二丸　治急慢惊风，转筋肚疼，吐泻热麻。

天仙子不拘多少，洗净，干碾为细末，蜜和一处，捣作饼，每一个重五分，金箔为衣。临用将枣一枚去核，将药放枣肉内，用纸包水湿，放在火内煨熟，枣香取药出，碾末，将枣泡汤调服。一看小儿面上如吃酒者样，可治；如白者，不治。

辰砂江子[1]丸　治急惊风，有验。

辰砂一钱　南星三分，制　巴豆一个去油

共为末，米糊丸如芥菜子大。每服三五七丸或十丸，薄荷汤下。

启脾丸

能消食止吐泻，除疳消胀安肚疼，常服益胃，生肌健脾。

人参去芦　白术　茯苓去皮　山药去皮　莲肉各一两，去心　甘草　山查去核　陈皮去白　泽泻各五钱，去毛

右为末，炼蜜为丸。空心米汤送下四十丸。

辩论

余论小儿有五等之分：百日之内，名曰赤子。一周、二岁，名曰婴儿。三四岁，名曰孩儿。五六岁至七八九岁，名曰小儿。十岁至十五岁，名曰幼童。若遇所伤，名曰惊风疾也。至十六岁出幼而无惊风。或禀元气不足，尚有惊风之患。

其幼童、小儿有痰，可以诊脉而用药治之。惟婴儿、赤子不能言语，荣卫未均，难以诊脉，名为哑科。以男左女右第二指节纹三关赤脉为主，一曰寅关，二曰卯关，三曰辰关。假如寅关起尺脉，不过于卯关者，其病易治。若连过于卯关者，虽然难治，病重尚可。如卯辰三关通过，其病难治。

或三关侵过而无疾者，或三关无赤脉而惊风者，何以别之？但看面上气色方可知也。面乃诸阳之首，五脏形色现于面也。且直视观物而不转睛者，面惨[2]黄而洒淅恶热，乃慢病之惊，最恶症也，宜速救之，十全一二。面带红

1 江子：即巴豆别名。
2 惨：原作“掺”，据文义及字形改。下同径改。

色，两颧骨赤，精神恍惚，发热如火，乃心之病也。面惨白，眼珠光而无神，大便时泻，洒淅寒热，乃肺之病也。眼鼻眶青暗，忧忧不乐[1]，作寒作热，乃肝之病也。面带黎黑，精神倦怠，要睡不睡，时或咬牙，身温烦躁，乃肾之病也。

养婴儿者，必须看观眉心，青黑者惊，藏于内也。上眼胞侵过白气纹者，二三月而亡。泪堂青气侵过鼻梁者，一月死。上下眼胞赤脉乱纹侵过鼻梁及两颧骨者，或黑气如梨斑、罩过两目者，亡之必矣。虽然如此，亦有可救，宜审视明白。婴儿忽大叫一声，倒地僵直者，或不省人事，角弓反张者，此即痰火甚，助其惊也，是谓之急惊发搐。纵有汤丸，无以进之。即用拿掐之法，十可合于八九。且夫人骨骼以实，肌肤完密，经络备矣。若或急病，以针补泻之法，开其关窍之血滞也。小儿骨格未成，元气虚弱，肌体欠实，所以用拿掐之法代之。古云："若要小儿安，受些饥与寒。"乳母酒食厚味，俱能令婴儿之病，当防患于未然。苟务姑恤而成痼疾，悔之晚矣，良可痛哉！

察色验病法

青，病在肝。红，病在心。白，病在肺。黑，病在肾。黄，病在脾。若青兼红，肝与心二脏之病。面色青者痰也，红者热也，白者寒也，黑者肾败也，黄者脾气弱也。哭者病在肺肝，笑主心而多痰，啼主肺而有风，吐者主肾亏也。

察色验生死

面上紫色，心气绝，五日亡。面上赤，目陷，肝气绝，三日死。面黄白，肢节肿，脾气绝，九日危。面白并入奇轮，肺气绝，三日毙。齿如熟黄豆，骨气绝，一日死。面如黑炭，呻吟，肾气绝，四日亡。口张唇青、毛枯脉绝，五日死。春红防夏，夏白防秋，秋黑防冬，冬青防春。红白难救，青白可治。大[2]凡足趺肿[3]，大小便不禁，目不转睛，此死症也。面带微黄，病将愈，乃生意也。

五指稍头冷，气惊不可当。若逢中指热，必定是伤寒。中指独自冷，麻痘疹相传。男左女右手，分明子细看。要知儿病死与生，察其颜色辨其音。唇

---

1 乐：原作"药"，据文枢堂本改。
2 大：原作"火"，据文枢堂本改。
3 趺肿：原作"跌踵"，据字形及文义改。

青耳黑应难救，若声不响赴阴君。

声轻者，气弱也。重浊者，痛也，风也。高叫者，热将狂也。声急者，神惊。声塞者，痰声。战寒声噎者，气不顺。喘者，气促。喷嚏者，受风。呵欠者，倦怠，阴阳相杂也，又主风。耳㪇者脉主疝[1]。两耳色青黑，横过发际，主脐下痛肾归[2]。两耳紫微赤，主肝气吹耳聋。两耳前后黄，主惊入肾。黑色咬齿，从毛绕耳者死。耳疮者，肾经热。鼻门黑色旋毛者，主小便不通。鼻孔干燥气粗者，主鼻血、积血。鼻青者，主伤乳。印堂青，主夜啼，胎中受惊。人中青，主食乳不亦化。鼻准头红直上，主热发斑。或夜啼鼻燥者死[3]，气绕口鼻者死。鼻下赤，或生疮疡、疳热症。

推拿掌法图[4]

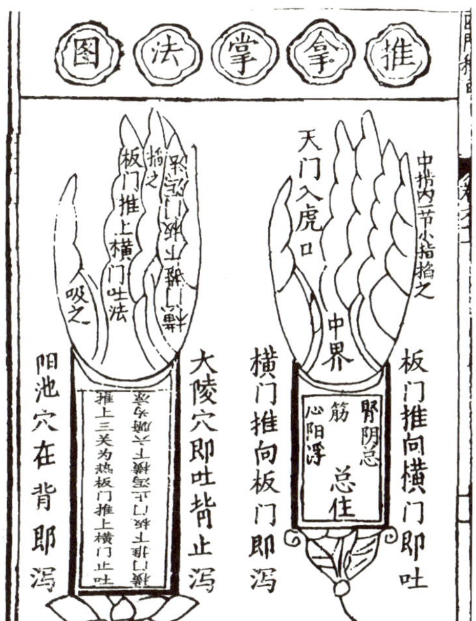

图10　推拿掌法图

1 耳……主疝：此句义晦，未能溯得其源，存疑。
2 肾归：义晦。考《幼幼新书》卷三《察形色治病》引《惠眼观证》作“疝气肾吊”。
3 死：其下原有“死”字，据文义当衍，删之。
4 推拿掌法图：下图原文之异体字、错字均参《医门正宗》金陵文枢堂本改，不逐一出注。

六筋治病法

以男左女右手，分三阴三阳，外呼内应，五脏六腑，却病拿掐之。

第一筋赤色，浮阳属火，以应心与小肠，主霍乱，外通赤龙，反则燥热，却向手中界推之，则阳火散也。

第二筋青[1]色，乃阳属木，以应肝胆王，温和通两目，热乃赤涩，生眵多泪，却在坎位掐之，目自明矣。

第三总筋，属土，五行以应脾胃，主温暖，外通四大板门，反而生肠鸣、霍乱、吐泻、痢疾之症，却在[2]中界掐之，则肢舒畅也。

第四赤淡黄筋，居中分界，属土兼备，以应三焦，主半寒半热，外通四大扳门，周流反侧，壅塞之症，却[3]向中宫掐之，下元气通，除其闭塞之患耳。

第五白筋，乃阴属金，以应肺与大肠，外通鼻窍，主微凉反侧，胞膈胀满、昏沉、生痰气，却在中界掐之妙。

第六黑筋，乃重浊属水，以应肾与膀胱，外通两耳，主冷气，久而生尩彨羸昏迷[4]，却在坎[5]位掐之是也。

用手掐小儿中指第一节，名曰二龙戏珠，外止吐，内止泻。用口咬小儿大指头第一节，名曰天龙入虎口。用手捻小指头，名曰苍龙摆尾。

推上三关，为热为补，除寒；退下六腑，为凉为泄，除热。即是，曰大板门。

阳池穴，在手大指侧腕一陷中，止泻，往下推之。

腕骨穴，在手指侧下起高骨节中，往下推之，止泻。

大陵穴，在内横纹陷中，止吐泻。

夹白穴，在手内股陷中，治小儿急惊。

手三里穴，在曲池穴下三寸起光肉处，治急慢惊风。

已上拿掐之法，左转为补，右转为泻，各九阳六阴，男女皆同。

---

1 青：原作“膏”，据文枢堂本改。

2 在：原作“则”，据《针灸大成》卷十《六筋》改。

3 却：原字类“卸”，据改同上。

4 久而……昏迷：内有自造字，致文句不通。此句《针灸大成》卷十《六筋》作“反则主尩羸昏迷”。可参。

5 坎：原作“边”，据《针灸大成》卷十《六筋》改。

治症脚法

委中穴，在足膝后横纹陷中。

承山穴，在足股小肚尖，揉之。

仆参穴，在脚后跟，治小儿急惊就死、手脚掣跳之症。用口咬，名曰猛虎吞食。左转为补，右转为泻，就揉之。

涌泉穴，在足掌中，治小儿吐泻、慢惊，揉之。

大敦穴，在足大指头去爪甲一分，小儿鹰爪惊，揉之。

翻溪穴，在足趺陷中，小儿内吊惊，往后仰指揉之。

看病之法

先看是何经，先将主病穴掐之，次各掐通。夏秋用青蒿、生姜油粉，春冬用胡荽、葱油粉张热，遍身擦之，五七遍愈。

中膝穴，在三里下三寸，大筋内冲骨外臁。小儿急惊，于此掐之就揉。凡掐要九九数，左转为补，右转为泻。女人反掐就揉。

内关穴，在掌后横纹上一寸五分，治小腹疼痛、一切惊风。

婴儿月内无盆惊，肚急青筋笑不停[1]。指下工夫按穴用，管教时刻得安宁。玉堂、乳根、中脘、洋鸠尾、承关，左右掐之，灵。或灯火爆之。

落脐失顾受风惊，面青口撮笑无声。中脘一穴当先掐，关门左右掐方宁。

先看牙龈上下，或有白泡，用温水浸丝绵包指头重擦，或破有血出，用金头蜈蚣烧存性，为末擦之，囟门、颊[2]车、承浆、中脘、关门，掐而揉之，灯心爆之[3]。

小儿月内口禁惊，原因胎里受伤情，水分下脘合一穴，囟门四穴效如神。口角反弓儿欲饮，管教喜色满门庭。

夜夜儿啼不止声，爹娘无计好忧心。不知产内伤和气，却在门傍贴纸文。肚上青筋频火爆，伏龙肝末搽之宁。以水粉、桃皮为末，擦太阳眉心，用灯火、伏龙肝为末，将香油调涂心口即安。

---

1 停：原作“渟”，据字形及文义改。

2 颊：原省作“夹”，今据此穴正名改。

3 灯心爆之：即民间疗法“醮法”，俗称“打灯火”。其法用油灯之灯心（多用灯心草之髓心）点火，快速点烧穴位，发出爆裂声。上文“灯火爆之”亦即此义。

小儿得患急风惊,一惊就死怕杀人。玉堂乳根鸠尾穴,承关左右囟门同。天龙入虎口、猛虎吞食法治之。内关中界各穴掐揉,灯心爆之。

痘 疹 科

论小儿疮痘之由 一名百岁疮

小儿疮痘,皆因母胎养之时,不曾忌口,或食煎煿,或食毒物,是以五脏、六腑、血气、皮肉、筋骨,一身之间,俱有秽毒。小儿在胞胎之中,渐染此毒。遇伤寒、时气而发为水泡脓血之疮,名曰"五秽液毒"。所谓五秽者,一曰五脏六腑,二曰皮膜筋肉,三曰血气骨髓。此疮痘者,三秽液毒之所成也。

论小儿斑疹之由 俗名麻子

小儿斑疹之症,是肺胃之所发也。肺脾二经自身蕴积邪毒,或因时气,或因风寒客邪搏击,发于皮肤。其状斑驳,如蚊蚤所咬,或如面片,遍体有之。凡发红斑,十生一死,黑斑九死一生。

论疮毒所忌

小儿如未出痘疹,发热之时,不分是痘否,切忌行房。

论疮痘有轻重

疮痘轻分作几出,大小不等,头面胸少,肥满光泽,根窝红活。所谓大小不等,二日三日始出,如粟米、如黍米、如大豆,此不必服药。疮痘重毒一次齐出,稠密如蚕种,紫黑灰白,口渴身温,腹胀头温,足冷寒战咬牙,惊悸气促。

疮痘五不治

一痒塌[1]寒战不治,二紫黑喘渴不宁,三灰白顶[2]陷腹胀,四头温足冷饮水,五咬牙气促寒泄。

1 塌:原作"搨",误也。痘疮初起痒甚不休,疮坏皮脱,其毒复陷,谓之痒塌。据改。
2 顶:原作"项",非也。"灰白顶陷"指痘疮顶尖部色灰白,且凹陷,因改。

论小儿疮痘之候

或曰疮痘之出，有因伤寒而得，有因时气传染而得，或窜眼惊扯之症，或口苦咽干、肚腹疼痛，或烦躁狂恣，或自汗下痢，或发热、不发热，脸赤唇红，头疼身热，喘嗽痰涎，喷嚏呵欠，乍寒乍热，症候多端，未易辨也。须以耳冷、骫足冷验之，又不若耳后红脉赤缕为真。又曰：身热，尻骨鼻尖俱冷，呵欠喘嗽，面赤眼涩，鼻鸣，方是出痘之候。以予言之，窜眼惊搐、口苦咽干、肚腹疼痛、发热头疼、烦躁狂恣、昏睡喘嗽、喷嚏呵欠、唇脸俱红、尻骨鼻尖手足时冷、鼻鸣气急、眼涩生眵，庶可为候。余皆伤风、伤寒等症，泛而不切，将信将疑。若妄投汤药，岂不误耶？余意头额胸前最可验之，何也？其疮痘起自心，主于胃而发于肺，《经》曰：诸疮痛痒，皆属心火。火炎上至头额，又胸前去心火不远，如是疮痘，必先于此二处红点发出，正所谓向阳花木易为春之验欤。

论疮痘初起疑似未[1]真不宜服药

或曰：小儿身热，是否疮痘，便宜发散，以升麻葛根服之。予意若是疮痘，二三日就见明白，轻者不必服药，重者须要斟酌，岂可不察是否，便服发散之药？况葛根伤风、伤寒则可，若是痘疮，非所宜也。

疮痘有疏密烦躁

小儿疮痘，初出时看面、前胸、额，疏稀者易治；稠密者，急宜解毒，如紫草、乌犀、黄芩、连翘、鼠粘子之类。或用古方黄连解毒汤亦可，或犀角地黄汤。但牡丹皮一味，非疮痘之药，宜去此服之，仍以淡蜜水调滑石末，以羽润之。湿者常去其湿，用防风、荆芥、鼠粘之类也。

疮痘看颜色

豆灰白不发者，作寒看。红凸齐绽者，作热看。其要在解毒、和气、活血、温中、安表而已。寒者温之，热者减之，减不可多。盖痘非热则不能发也，宜以温和之剂扶而佐之。其灰白者，亦作血气不足看，沃以人参、白术、当归、

---

1 未：原作“木”，乃未字缺笔，据卷首分目录补。

川芎、紫草之类,使其发出而红活也。色黑与中陷而外起者,是为血气虚甚,毒发不透,须以紫草、鼠粘子、人参、白术、酒洗当归、密炙黄芪、陈皮、厚朴之类,补气益血,调胃解毒。黑陷甚者,子和方烧人屎,蜜水调服,灰白陷伏者亦可。如浆好而色淡者属血少,用紫草、川乌、当归、熟地、香白芷之类。如将好而色紫者靥,血热,则用生地、生犀、黄芩、黄连之类。又有色全白,将靥时如豆壳者,乃因饮水、食冷过多,结靥不齐,俗呼倒靥,一名侧靥,须服实表之剂,如黄芪、川芎、当归、栝蒌根、白芷之类,皆能长肉药也,盖肉满则靥自落,不劳力也。

疮痘分虚实

痒者为虚,痛者为实。灰白者为表虚,红绽者为表实。吐泻少食者为里虚,不吐泻、能饮食者为里实。虚者益之,实者损之,损其有余,益其不足。虚者再损,其变莫疗;实者再益,不是溃烂而难结痂,则是结痈而全眼疾。务使损益得中为善矣。

论痘不可汗下

痘发于表,如妄汗之,重令开泄荣卫,一气风邪乘间,他症作矣,不可汗下也。疮痘根于里,起于心,主于胃,胃气若实,百体随畅。如妄下之,胃气一虚,血气衰少,疮痘不发。其痘黑陷青紫者,百祥丸下之。又云:下后身热气暖,欲饮水者,可治。谷不消,或寒战者,少时便定,时睡,疮复发透,如未见时,以朱砂一钱为末,预以蜜水调服,多者可减,少者可无。如热毒炽盛,则加山豆根、黄连、犀角,一以使之发出,一[1]以使之毒解。如眼有赤脉赤色、赤肿生眵,加黄芩、黄连,倍加蜜蒙花、蝉退之类。如眼角青寒与血气虚少,色白不发,则加人参、川芎、当归、木通、蜜炙黄芪、火煨白芍,倍加露蜂房之类,切不可用姜、附辛热、肉桂等药,如异攻散之类是也。如冷泻则加厚朴、陈皮、白术、史君子、砂仁之类。如里急后重,则加枳壳、槟榔之类。如惊搐反目、手足风牵,乃是热极制金,不能平木而风生矣,宜加黄连、黄栀以泻南方之火,黄柏、知母以补北方之水。如宿食不消,则加枳实、厚朴、砂仁之类。如大便

1 一:原作"入",据上句"一以",此句当与之呼应,故改。

不通，则加杏仁、青皮、桃仁之类。如小便不通，则加木通、白芍、车前、栀子、黄连之类。如小便白浊，则加史君子、韭子、桑螵蛸之类。以上诸药，寒不至寒，热不至热，能服此消息，随病加减，手足眼目之余毒，皆保其必无矣，岂有不能保其生者哉？

论表里治法

或曰：疮痘已出未愈之间，其疮不光泽，不起发，根窝不红者，谓之表虚，急以十二味异功散救之。盖欲急治其表也，不知表者根于里之所发也。大凡里实则表实，里虚则表虚，相因而相胥[1]者矣。要之看法虽有表里之分，而治法则当自里及表，盖里可以该表，而表岂能该里哉？如能治其里，则表在其中矣，合内外而一道也。若曰专治其表，岂不误哉？其所谓表里者，何也？夫疮痘主于脾而发于肺，脾主肌肉，肺主皮毛。脾与肺者，里之谓也；肌肉、皮毛者，表之谓也。所以看法虽有表里之分，而治法则在于里，其可以歧二之耶？况异攻散有姜、桂大辛之药[2]，以表治之，吾恐溃烂而不可收拾。至若他症，变作轻则残疾，重则损命，可不慎哉？

或又曰：异攻散表里俱虚者亦可治。夫表既不可治，又岂能治其里哉？以愚论之，若表若里，俱不可用也。人又曰：有属寒而不发者，若非异攻等散，丁香、木香、附子、姜、桂之热药，将何以发之耶？况丁香、木香，疮家所忌，姜、桂、附子，大辛有毒，若服此，疮虽发而必有余毒，如前所云。所谓余毒者，何毒也？姜、桂、附子之毒也，既服毒药，岂可嫁祸于疮痘之毒哉？不若用温和之为君。若是不发，其中有用炙者则炙之，黄芪、甘草之类也；用煨者则煨之，白芍药、肉豆蔻之类也；用炒者则炒之，鼠粘子、白术、枳壳、枳实之类也；用酒制者则酒制之，如川当归之类也。更能调饮食、适温暖、避风寒，则自然起发，肥满红活光泽而靥矣，尚何虑其不发也哉？

预防汤

治小儿疮痘，未出之时服之，预防患难。

---

1 胥：通“须”，按凡例不改。
2 药：原作“朱”，据文义改。

山豆根　鼠粘子研　苦参各一钱　黄连钱一分，炒　升麻一钱　生犀一钱　蜜蒙花八分　红花子十粒研破

右㕮咀，用水随意煎服。如痘重者，亦可减轻。

平解汤　疮痘并疹皆治。

升麻一钱　蝉退七分　紫草茸钱二分　露蜂房一钱一分　枳实九分　黄芪七分　荆芥穗八分　蜜蒙花一钱　鼠粘子一钱一分，炒，研　苦参一钱一分

用水二钟，黑豆五十粒，煎八分，半饥时服咀。内用枳实者，疮痘主于脾，使之理脾胃、长肌肉。如毒气壅盛，使之得以疏通而映去之。用黄芪者，疮痘发于肺，使之理肺气、补皮毛，三焦不得虚弱，排脓止痛。皆安表和中之药也。

加减升麻汤

治小儿疮疹未出，发热心烦，坐卧不宁，神效。

甘草五分　升麻一钱　白芍一钱，煨　紫草茸一钱　生犀七分，镑　连翘一钱，去心　木[1]通七分，去皮　鼠粘子一钱，研　蝉退八分，去翅足　厚朴钱一分，制　苦参钱一分　露蜂房一钱

用水二钟，煎八分，饥时服。

犀角鼠粘汤

治疮痘齐凸，毒气火盛，心中烦闷，乃和解疮毒之药。疮痘密者，疹子甚，宜服之。

枳实一钱　连翘一钱，去心　犀角一钱，镑　露蜂房一钱　秦艽一钱　升麻八分　蝉退八分，去翅足　紫草茸一钱三分　栀子钱二分，炒　黄连钱二分，炒　苦参钱一分　山豆根一钱　黄芩钱一分，炒　鼠粘子一钱一分，研　煎服。

古方辰砂散

辰砂一钱为末，蜜水调服。

辰砂乃辰州所出之砂，故名辰砂。其次宜州、阶州皆可用也。信州砂亦有墙壁光芒，破之作砒气，服之杀人，不可用也。痘多者可少服，少者可无。

葛根解毒汤

被世恐疮不发，牢热，异攻散、良姜、官桂、附子等热药而发之，往后疮

---

1 木：原作“本”，无“本通”药名，据文枢堂本改。

毒、药毒一并大发，如火炽甚，不可收救。或至眼目双瞎，或至烂落牙齿，或至烂穿两颊，或至胸腹肿毒，或至手足发痈。疮毒不消而药毒不散，竟致殒灭。父痛母伤，号天泣地，医者归之天亡。嚎发疮毒而或至死者，天也；用毒药以杀人者，人也。人杀之，岂可归之天亡哉？余尝曰：庸医杀人子孙微矣。故制此方，不惟解服药大热之毒，其疮痘如有心烦未透者，使其发出，已透者，亦能减轻，俾毒药除而疮痘愈，两全无害，遭毒者监之。

犀角钱二分，镑　葛根二钱　黄连钱二分，炒　山豆根一钱一分　黄芩钱二分，炒　栀子钱一分，炒　甘草钱半　露蜂房一钱　荆芥七分　连翘钱三分，去心　紫草茸钱二分　鼠粘子一钱一分

水钟半，煎八分，食远服。

川芎紫草汤

治疮痘灰白色，不红不发顶陷，不是属寒，则是气血俱虚。此药极能除寒，又能补虚，属寒属虚，皆可服之，使其发出而红活也。四肢不发，再加：

滑石　菖蒲各钱二分　龙骨一钱，火煅过，研用　川芎钱二分　当归钱三分　苦参钱二分　紫草茸钱半　蜂房钱三分　蝉退八分　厚朴钱一分，制　鼠粘子二钱炒，研　白芍一钱，煨　白术一钱　升麻一钱　栝蒌根一钱　木通一钱，去皮　黄芩一钱，炒　白芷一钱　枳壳一钱去穰，炒

用水二钟，煎八分，半饥时服。如色黑中陷而倒靥者，血气俱虚，毒发不透，服此亦宜。

升麻紫草汤

治靥黑陷。夫黑者，譬之如火，活则为火而为红，死则为炭而为黑。盖因疮痘太盛，血气不胜，热发不透，以致不充满，顶陷不红活而黑焦，则是黑者，火之死也，故其状也，如煨烬之木也。若谓土不胜水，变黑归肾，则误矣。然此黑陷乃不活之痘也。尝考之本草经[1]有云：麻黄，疮痘靥黑之药，取汁乘热服之，避风，同其疮复出。故又以麻黄为君，而以紫草等为臣、为佐、为使，大率解疮毒、补气血、扶脾胃之剂也。

---

1 本草经：此非汉代《神农本草经》。汉代尚无疮痘之病，何来麻黄治痘之说？此泛指作者所见之本草书也。

蝉退八分　升麻一钱　川芎一钱　紫草茸钱半　人参七分，去芦　陈皮一钱　白术一钱　鼠粘子钱半　厚朴钱一分　蜂房钱半　黄芪炙，八分　黑大豆十五粒　麻黄去节[1]，二钱　当归酒洗，一钱

水钟半，煎八分，将饥时服。

活血当归汤

治痘血少，将好而色淡者。

苦参　丹参　天麻　白芍药各一钱，煨　白芷　牡丹皮　人参去芦　五灵[2]脂各一钱　川芎　地黄酒洗　当归酒洗　紫草茸各钱二分

用水钟半，煎八分，临饥时服。

草茸地黄汤

治疮痘有全白色，将靥时如豆壳，结靥不齐者。

白术　厚朴姜汁炒　槐皮　熟地黄各一钱，忌铁　当归酒洗　川芎　苦参　栝蒌根各钱二分　白芷　黄芪炒　蝉退去翅足　鼠粘子炒，各一钱　细辛　甘草各五分　紫草一钱二分

用水钟半，煎八分，食远服，使之血红活，肉肥满。

陈皮枳实汤　治痘疮、宿食不消，服此神效。

陈皮钱二分　升麻八分　鼠粘子一钱一分　乌药　枳实　青皮各去穰　紫草茸　砂仁　神曲炒　草果去壳　厚朴姜制　桔梗各一钱

水钟半，煎八分，临卧服。

黄芪白术汤　治疮痘水泻如神。

紫草　白术炒　蜂房　白芍药煨　乌药　豆蔻　阿胶蛤粉炒　史君子各一钱　陈皮　苦参　厚朴去粗皮　鼠粘子各钱一分　泽泻八分　砂仁　黄芪各一钱三分

用水钟半，煎八分，将饥时服。

厚朴槟榔汤　治疮痘红痢神效。

厚朴去粗皮　白芍煨　枳实麸炒　白术东墙陈土炒　陈皮　苍术米泔水浸　槟榔鸡心者佳　鼠粘炒，各一钱，同前煎服。

---

1 节：原作“下”，据文义改。

2 灵：原作“吴”，或简体“灵”之形误，据文枢堂本改。

甘草地榆汤

地榆　砂仁　槟榔鸡心者佳　鼠粘子炒　厚朴姜汁浸炒　黄连炒　枳壳麸炒　紫草茸　黄芩炒　白芍煨　栝蒌仁　山豆根各一钱　甘草五分　乌梅半个

用水一钟半，煎八分，半饥时服此剂。因红白多寡未定而制。但下主药，须看痢之颜色：如红多白少，以黄连为君，或加二分或三分，看红白色而加之。如白多红少，以厚朴为君，加法如前，看白色分而加之；若红白相等，依此方两平之，万无一失也。

复生散[1]

略觉相似，先服经验复生散一服，俾多者可稀，稀者可无。

次服升麻葛根汤一服，以疏其肤肉伤起者，斟用内加清导药。

但见红点，便不可发散解表之药，即服：

补气益荣汤　自制，屡验，奇效。

人参去芦，三分　当归身酒洗，一钱　甘草二分　白术一钱　紫草去芦，一钱　鼠粘子八分　陈皮八分

用水一钟，煎四分，无时服。

如灰白顶陷，倍加人参。苍黑，气粗、气涌、气促，肺热者，忌服。

如不红泽光润者，倍加归身。血实红甚者，不宜多服。

如痒手抓者，倍加牛蒡子。

如外面湿痘，松花粉细细撒之，即干结痂。

如渴，用麦门止渴饮。

止渴饮

麦门冬去心，君　人参去芦，立[2]

右㕮咀，用水煎汤。徐徐服之，其渴即止，神效。

患者之家，宜当禁忌，先须于：

患痘房门外烧皂角并粗糠烟于室内，先烧红枣烟，随用铜钱烧红，将好滴乳香于其上，常常细细烧之，不可缺也。改秽恶、止豆痛、发豆毒，必能干水

---

1 复生散：此下错简，文枢堂本同。今据抄本予以调整，下接原“鄗续”后之“补气益荣汤”“止渴饮”等内容。

2 立：此位置或为“君”“臣”，或为剂量，但“立”字与之均无关联，待考。

结痂，妙不可言也。

治小儿已出未出痘疹仙方。

朱砂好明净者四两[1]，以细绢袋盛之，用线紧缚　川归去头芦　升麻　川芎不油[2]者　甘草各六两

切为咀片，取东流水七大碗入新砂锅，将前药煎至三碗，去渣。用一小竹横锅弦上，悬砂袋，离锅底指许，倾前药，水浸袋即止，陆续添煮，水尽为度。开袋取砂，仍净擦锅底，隔纸焙干，研为细末。瓷器盛贮，封固听用。

引经散

用好糯米半升淘净令干，盐泥包裹，入炭火内煅炼通红，取起冷定，剖开，拣出黄色存性者，研罗为细末，谨密收藏，临时取用。

右药合时须净室焚香，斋戒沐浴，勿令鸡、犬、妇女闻见。每小儿一岁，用复生、引经散各一分，蜜一茶匙，米汤半杯，好酒三匙，入净器调匀，徐徐喂服。凡小儿才觉发热，服则不出，出则必轻。若见痘苗及取旱者，咸服有效，万无一失也。是方出自异人，得斋居士获之，屡验，欲广其传，遂书贴南临颍邮壁间。适武昌举人吴君见而录之，归即修合家用，并施诸亲邻，神效果然。诚保命之良方也，因而重梓。宣友得之，授予，亦试有验，不敢私昧，故记此以博施之，愿婴孩同寿域耳。

鄙续

筠亭张子曰：痘疮之症，源于胎毒所致，或遇天时而发，或三触之而致，皆从于足太阳[3]膀胱壬水之经，传出五脏六腑。大抵毒轻者则少，毒重者则多。轻则烧热三日，徐徐而出，其烧即退；重则壹起而发，或烧一日二日，或烧不退。先放标之时，红点或从手足，或地阁，其痘定稀，所出之所亦不必大拘心上。无者为最，次以手足心、眉心无者为佳，脐当中并涌泉穴出者多凶，乃是足少阴肾经也。如期出，美也。因内伤起者，恶心，腹痛作泻，有此类症，亦不为害。外感起者，潮热不退，谵言妄语，亦无事耳。若甚者，咬牙弄舌声苍，犯此数事，亦不为凶耶。先惊搐而放标者，十得十全。又等或烧一日，或往来

1 两：原作“五”，据文枢堂本改。

2 油：原作“泊”，不通，据文枢堂本改。

3 阳：原作“阴”，据文义改。

潮热，或不烧，出一二粒大痘，此名样豆，遇一二日或四五日复烧而出，此乃大不必惊疑。又一等先出一黑痘，诸豆隐于皮肤之间不出，必用瓷锋打破黑豆，出血水尽，诸痘自出。其症有轻变重、重变轻，必要临症斟酌，不可执一耳。治法：用升麻葛根汤，以疏其虑。次继之以补气补血之药，以培其源。随症加减调之，百发百中矣。

卷之十二

目　录

1 豨：原省写作“希”，据该药正名改。下同径改。

2 祛风膏：原作“法风酒”，据正文改。

外 科

五善七恶辩

五善者，动息自宁，饮食知味，一善也；便利调匀，二善也；脓溃肿消，色鲜不臭，三善也；形彩清明，语声清朗，四善也；体气和平，五善也。七恶者，声如燥，频时嗽，腹满渴甚，泄痢无度，小便如淋，一恶也；脓血大泄，而焮[1]肿尤甚，脓血败臭，痛不可忍，二恶也；喘粗气短，惚惚嗜卧，三恶也；目视不正，黑睛紧小，白睛青肿，背上青色，四恶也；肩项不便，四肢沉重，五恶也；饮食不下，服药呕吐，食不知味，六恶也；声嘶色脱，唇鼻赤黑，面白，四肢浮肿，七恶也。

诸毒形症逆顺

眼白睛黑，一逆也；不能下食，纳药而呕，食不知味，二逆也；伤痛渴甚，三逆也；膊项中不便，四肢沉重，四逆也；声嘶色脱，唇鼻青黑，面目四肢浮肿，五逆也；烦燥时咳，腹痛渴甚，泻泄无度，小便如淋，六逆也；脓血大泄，焮痛尤甚，脓大臭不可近，七逆也；喘粗气短，恍惚嗜卧，八逆也；未[2]溃先黑陷下，面青唇黑便污，九逆也；其气噫，痞塞，咳嗽，身冷自汗，瞪目耳聋，恍惚惊恐，语言错乱，皆是恶症，十逆也。若动息自宁，饮食知味，一顺也；便利调匀，二顺也；神采精光，语言清白，三顺也；脓出肿消，色鲜不臭，四顺也；体气和平，五顺也。五顺见三则吉也，逆见四则危也，俱至则恶之剧也。

不治症

发背肾俞空处，肝俞上透膜者，死；未溃内陷而青黑，唇黑便污者，死；溃纯脓，内外相通者，死；阴入腹者，不治；入囊者，死；髭深及数寸者，不治；数谓深一寸有余，胸上诸阳所聚，穴入胸出者，在颐后一寸三分，毒入唇者，死。

水银膏　治一切疮疥。

大枫子肉，二两　水银用茶研末，一钱　樟脑　矾生熟各二钱半

先将枫肉为膏，次入余药和匀，腊猪油同入绢布囊内，任意用。

---

1 焮：原作“掀”，据字形与文义改。

2 未：原作“沫”，不通，据字形及文义改。

飞龙夺命

治疔疮、发背、痈疽、吹乳、无名肿毒、恶疮。

蟾蜍干者，酒化　雄黄　乳没制　蜈蚣一条，酒浸，炙黄色，去头足　铜绿各二钱　胆矾一钱　寒水石一钱　血竭钱半　轻粉　麝香各五分　蜗牛连壳二十一个　朱砂二钱，为衣。以上各研为末。

先将蜗牛研如泥，和药丸如菉豆大。如丸不就，用好酒杵五千下。每服二三丸。先用葱白三寸，令病者嚼烂吐之，男左女右，手心裹药，用无灰酒三四杯温服。于避风处卧，以衣盖之，约人行五七里许，用烧酒数杯催助药力，发热大汗为度，其疾立愈，大重不过三服。疮无头者服之有头，不痛者服之知痛，已成形者服之即愈，危急者服之无失。屡验。

蜡矾丸

治诸疮毒、粉瘤、痰核三五年者，半料即消。不问恶疮新起者，亦当服此护心。凡一切毒，皆可常服。未破者即溃，已破者即合。

明矾生用一两为末　黄蜡七钱，四川者佳，色白者是也

右以蜡熔化，出火毒，候九分冷，将矾末入内和匀，丸如梧子大。每服十五丸，加至二十丸，米汤或滚白汤，随毒上下服之。

神应散　治脚趾丫湿烂。

枯矾六钱　黄丹五分，飞过

为末，干掺患处，经夕自愈。

稀莶膏　治诸疮毒初起。

用稀莶草连根捣烂，入酒出汗，渣敷患处，愈。昔一人中牛肉毒，害疔疮将危，将此[1]灌下即活。

七味柏油丸　治疥疮极效。

大枫子去壳　杏仁去皮尖，各四十九粒　水银　花椒　轻粉　潮脑[2]　枯矾各二钱

共为末，柏油[3]捣匀一处，为丸弹子大，任用。

---

1 此：原误作“蚍”，据字形及文义改。

2 潮脑：原作“朝脑”，亦即樟脑。本书“潮”字常省作“朝”，下同径改。

3 柏油：为大戟科乔木乌桕的种子榨出的油，有毒，可治疮毒。

杀虫祛风膏 治诸癣与鹅掌风。

樟脑二钱 水银三钱 黑铅一钱三分 大风子去壳 杏仁各十五个 川椒五钱，净炒

先化铅，次入水银，取起入药，同为末，柏油调搽。余治鹅掌风，先用嫩槐皮同蕲艾煎汤熏洗方搽，仍以火灸入内，效。

和血生肌散

治金刀所伤最效，及汤火、杖疮，跌打伤破。

大黄 当归瓦焙焦，各一两 杏仁去皮尖，五钱

共研末掺患处，莫若以醋调涂，忍一刻之痛，其愈尤速。或水调涂，亦必以酒醋润疮四围则良。

黑神散 治诸毒乳痈，敷之神效。

乳没 血竭各一钱，制 五倍子炒半生半熟，一两

四味为末，醋调敷患处。未成即消，已成即溃。

丹豆散 治耳疳，肾囊风痒，抓破出水，神效。

黄丹炒紫色 豆粉各一两 枯矾五钱

为末，同入锅炒紫，取出，搽二三次即安。

三虫散 治梅毒并疮毒初起者，神效。

大黄五钱 蜈蚣一条 姜蚕炒，三钱 全蝎全不制用，一钱五分

为末，每服三钱，鸡未鸣时用淡温蜜水送下，量人虚实增减，服一次即安。

治疡五毒方

石胆 丹砂 雄黄 矾石 磁石 黄堥[1] 即黄流离瓦器也

置石胆等五味石于其中，烧之三日三夜，其烟上灼，以鸡翎扫取之，以注瘠恶，肉破骨尽出。

散血愈伤方 治汤火金疮伤。

黄葵花[2] 不拘多少，用香油浸半月听用。如值患处，将鹅翎蘸油搽上即安。

铁箍散 治诸般疮毒、疖肿、杖疮等症。

用芙蓉花及叶晒干，以好醋调敷贴患处。如杖疮赤肿，用鸡蛋清调敷。

---

1 黄堥：即黄土制的瓦器，用来盛装炼制毒药，非作药用。

2 黄葵花：即锦葵科植物黄蜀葵的花，非菊科向日葵也。

冷水加皂角少许亦妙。

奇莲解毒饮 治土虺蛇伤及一切诸蛇所伤。

用半边莲，酒捣取汁饮之，将渣敷患处，取汗愈。

地骨通圣膏 治天疱疮。

用防风通圣散及蚯蚓泥，略炒蜜调敷。

治冻疮方

用茄根浓煎汤，并以雀儿脑髓涂之。

沥清膏 治手足破裂。

沥清二两 黄蜡一两

同熬搅匀，瓦罐盛贮。先以热汤洗，令拭干，将于慢火上略炙，擦傅。

痈疽

《脉经》云：痈疽浮数，恶寒发热。若有痛处，痈疽所发也，脉数发热而疼。不数不热不痛，是为阴疮。发痈之脉，弦洪相搏，细沉而滑，肺肝俱数。

隔皮取脓膏

白盐半两 草乌四钱，去皮 驴蹄切细 荞麦面各一两

为末，调作饼子，慢火炙黄色，出火毒，用醋调成膏，白纸摊贴患处，水从毛孔出，其肿自退。

内托千金散 治脑背痈疽、乳痈、便毒等恶疮。

人参八分，去芦 当归一钱，酒洗 黄芪钱半 芍药八分 川芎六分 甘草三分 瓜蒌七分 白芷五分 官桂三分 桔梗五分，去芦 防风七分半，去芦 金银一钱

水二钟，煎一钟，入酒半钟，温服。痛甚者，倍加当归、芍药或乳香二钱，日进三服。二服之后，疮口之内有黑水血出者，或遍身汗出，皆药之功。如病势猛恶，酒称药一两、水一大碗煎服。未成脓者自散，已成脓者，不用针砭自透。此药屡验。

神仙活命饮 治一切肿毒未发者，一服即安。

天花粉一钱五分 皂角刺醋炒，一钱五分 甘草节七分 金银花一钱五分 广陈皮一钱去白 乳香制，一钱 川当归一钱 没药制，一钱 赤芍药六分 防风去芦，六分 贝母去心，一钱 川山甲八分，蛤粉炒

右㕮咀，用水钟半，煎八分，不拘时服。

祛毒无比酒 治杨梅疮毒。

川牛膝酒洗，去芦 威灵仙 白鲜[1]皮 白蒺藜[2]炒 五加皮 苍[3]耳子各四两 蝉[4]退二两 天丁[5]四两 金银花 土茯苓五斤

又细药：

麝香一分 银珠一钱 大黄一钱，共为细末

用黑铅一两，笋包，悬入内，同煮。生白酒二十斤。未下水白酒二十斤，同前药入坛者，上用糯米七粒于箬封头上，米熟取出，任用。

治杨梅癣及梅疮方

土茯苓四两 防风去芦 苦参 黄连炒 白鲜皮 金银花 薏苡仁 当归酒洗

姜五片，葱一根，水煎服。

猪牙龟板汤 治轻粉杨梅，每神效。

防风去芦 龟板酥炙 木通去皮 木瓜 荆芥穗 川牛膝去芦 当归尾酒洗 薏苡仁 青藤 牙皂各等分 土茯苓每剂二两

右㕮咀，水二钟，煎一钟。甚者二十服，可以除根。

脑痈千槌膏

黄蜡一两 蓖麻肉五钱 松香五钱 雄黄一钱

生槌成膏，用布摊贴患处。其初难粘，粘则不落，直待患愈发生，则膏药自落。不拘远年近日，只用一枚，其效如神。

治诸毒已破未破者神效。

川牛膝去芦，五钱 赤芍药五钱

右㕮咀，水一钟，酒一钟，煎一钟。一服即效。

治发背神方

黄犬下爪[6]连皮肉骨煅成灰 弯豆[7]十粒

1 鲜：原误作“癣”，此非该名命名原意，故按正名改。下同径改。
2 蒺藜：原省作“疾梨”，取其音，今按该药正名改。
3 苍：原作“仓”，今按该药正名改。
4 蝉：原作“蟾”，蟾蜍不用“蜕（退）”用“酥”，故当作“蝉”，因改。
5 天丁：皂角刺也。
6 爪：原作“抓”，据文义改。
7 弯豆：据其音义，当指豌豆。但发背用豌豆，颇为罕见。

右为末，用醋调搽患处，才发，周围开大孔涂搽，破者满搽，二日一遍，次日又换，见效如神。

治癣及顽疮方

黄柏一两　苦参三钱　五倍子一钱一，炙微黄　雄黄一钱　枯矾一钱二分　潮脑八分　蛇床子一钱　轻粉一钱　灵盖粉一钱五分，析谓粉者，烧灰存性也

用雄猪胆调搽患处，效。

治火疮方

用生蜜调蛋清，共搅成膏，以鹅羽扫患处，效。

又方

用乌桕树土内根，不拘多少，去粗皮骨，煅焦为末，温则干擸[1]，干则真香油调搽患处。

治秃疮肥疮方

用白酒、香油各一盏，将肥皂内穰[2]一两入内，煎数沸，取出捣烂。复入油内再熬，取起。入土内埋三日，出火毒。搽患处，一二遍即好。

治火丹之患并诸毒初起

用石灰不拘多少，入清水内搅匀涸，将清者半杯入真香油半杯，搅成膏。搽上一二次即好。

乳香护心散

治痈疽发背疔疮，预防毒气攻心。

乳香一两　朱砂一钱　菉豆粉四两

共为末，每服二钱，浓煎甘草汤下。

槐花酒　治发背。

凡人中热毒，眼花头运，口干舌苦，心惊，四肢麻木，觉有红晕在背，即取槐花子一大抄，拣净，杓内炒茶褐色。用好酒一碗澄过，逼去渣，乘热吃酒，一汗即愈。如若不退，再拣一抄，如前炒煮服之自效。纵成脓者，亦无不愈。

四宝丸　治诸肿毒并疔痈等症。

麝香五分　蟾酥　冰片　朱砂为衣各一钱

---

1 擸：方言，义为撒布。

2 穰：原作“酿”，“肥皂”乃“肥皂荚”简称，用时去荚内种子等物（“内穰”），故改。

右末，乳食丸如黄米大。每服三五十丸。

恶疮肿者，凉水下；小便不通，鼠粪汤下；吹乳，用菀铃汤下；伤寒，葱汤下；乳痈，水下。

神功散

治发背痈疽，一切疔毒、瘰疬等。疮已、未成患者，皆有奇效，难以备述。

川乌火炮，以裂为度　黄柏去粗皮，炙各等分

右为末，用小儿或大人唾津调成膏。如唾少，嗽口水亦可。发背、痈疽等疮初起者，敷于患处，留头候药干，用淘米[1]水时常润湿，每日换药敷一次。如疮已成，重患溃烂者，先煎槐枝艾叶汤，顿温洗净，用绢帛拭去脓血，以香油润患处，仍用绵纸照患处剪成圆钱，留头贴之，后将药涂于纸上。如干，依前水润，日换一次。听[2]其自然流脓，不可手挤。敷药之后，病人觉疮住痛，取热即愈。

内消散

凡患痈疽发背、对口恶疔、乳花百种、无名无头歹疮，此药能[3]消去毒，化为黑水，从小便出，万不失一。是方不可秘藏，犹不可轻视，宜宝之。

乳香制　白及　知母忌铁　川山甲炙　贝母去心　半夏汤泡　皂角　金银花　天花粉各一钱

右㕮咀，用无灰酒一碗，煎至半碗，去渣热服。将渣捣烂，加过秋芙蓉叶末一两，同和新汲[4]井水，敷于疮上。干亦水润，过一宿自消，不必用第二服。忌食发物。

肠乳二痈

《脉经》云：肠痈难知，脉滑可推。数而不热，肠痈何疑？迟紧未脓，下以平之。洪数脓成，不下为宜。

乳痈乃热气所吹，遂生结核。于初起时，便就忍痛揉令消软，咂令汁透，自可消散，失此不治，必成痈疖。治法：疏厥阴之滞，以青皮清阳明之热，细

---

1 淘米：原作“淘冰”，据字形及文义改。

2 听：原作“所”，与“听”之简体“听”形似，据字形及文义改。

3 能：此下原有“令能”二字，据文义，当为衍文，删之。

4 汲：原作“波”，据字形及文义改。

研石膏行污浊之血，以甘草之节消肿导毒，以瓜蒌子或加没药、青橘叶、皂角刺、金银净花、当归，或汤或散，加减任意。消毒自然须以好酒佐之。若加艾火两三壮于肿处，其效尤捷[1]。不可辄用针刀，必致危殆以困。若得于月，不得于日，皆因忧愁郁闷，昕[2]夕积累，脾气消阻，肝气横逆，遂成隐核如大棋子，不痛不痒，数十年后方为疮陷，名曰乳岩，如棋子，疮形嵌凹似岩穴也，不可不知矣。若于胎生之际，消释病根，使心清神安，然后施之治法，亦有可安之理。

蒲公散 治一切吹乳、乳痈。

蒲公英一大撮 金银[3]钱半 柴胡八分 青皮一钱，去穰

水钟半，酒半钟，煎服，取汗[4]即安。

又方

用柑子树叶，不拘多少，入蜡糟些须同擂，敷患处，取汗即效。

散血消痈散 治吹乳神效。

白芷 贝母等分

为末，好酒调服。无乳，用漏芦煎汤服即安。

黄蜡膏 治一切臁疮毒。

防风 荆芥 苦参 木鳖子 花椒 川芎 当归 金银花 黄连 黄柏 白芷各七钱

右为咀片，入油熬褐色，入后细药，滤去前渣。

乳香 没药各一钱 血竭七分 海螵蛸 轻粉各八钱 龙骨 儿茶各五钱，共为细末

将前十一味外加血余二分半，出过鸡子白皮二个，同香油三两煎，去渣。后将油下锅，入黄蜡一两五钱同熬，滴水成珠，取出火，半冷，入细末和匀听用。再入桐油一两尤妙。

臁疮散

乳香 没药各制 龙骨煅 密陀僧各一两 轻粉 熊胆 硼砂 水龙骨各

1 捷：原作“縺”，据《丹溪心法》卷五《痈疽》义改。

2 昕：见《丹溪心法》卷五《痈疽》。《说文解字》：“昕，旦明，日将出也。”故后世医书或引作“朝”。

3 金银：此“金银花”之简省。

4 汗：原作“汁”，义晦，据字形及下方用药法改。

五钱　黄丹　血竭　朱砂　赤石脂各一两　白矾八钱　冰片　麝香各一钱　海螵蛸二两

右为末，先将患处洗净方搽。

箬叶方　治顽臁久不收口。

轻粉　黄丹各二钱　箬叶　冻青叶不拘多少

用好米醋一碗，入药叶煮滚十数沸。先洗净疮口，先用冻青叶贴，后用箬叶贴，一日换二次。

又搽药

枯矾　皂角焙　铜绿焙　黄丹水飞过，各二钱　儿茶煨，二钱　盐焙，三分

共为细末。亦治杨梅，更效。

白玉膏　治远年、近日风臁。

用生豆腐成片敷上，其腐黑去之，再敷，不黑即好。

乳没膏　治臁疮及杖疮。

血竭　轻粉各一钱　乳没　樟脑各五钱，为末

将黄蜡七钱化开成膏，入末拌匀，油纸摊贴，效。合时忌妇人、鸡、犬见。

五灵隔纸膏　治臁疮。

五灵脂　乳没　桑叶等分捣末　潮脑少许　鳖甲醋炙，研末　乡间人家百草霜冬天少许

右末，将桐油或香油调，用油单纸夹药在内，用针刺眼，贴患处。

轻粉桐油膏　治远年、近日臁疮。

黄蜡五钱　血竭　轻粉各一钱，为末　桐油四两

先将油化蜡，以末投入，一沸为度，用油纸摊贴。

一叶金　治血风及臁疮。

用茶篓上箬叶，将酸糟糟一七取出。先以艾盐椒茶汤洗净，后以箬叶贴上，用布包住。先痒后疼，效。

沥油方　用绵花子二升，除在外铺头盖底。

黄连炒　苍术　细辛　皂角　明矾　皂矾　盐　花椒　芝麻一升　萆[1]麻子

---

1 萆：原作“草”，据字形及文义改。

十味为末，在绵子中间烧沥油。

制绵花子油法[1]：

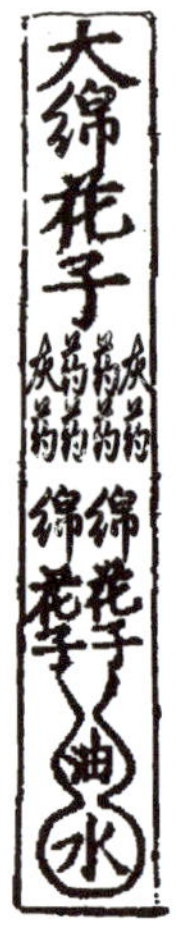

图 11　制绵花子油法

既济膏　治年久不愈臁疮。

臁疮，脾肾二脏之病也。用多年石灰为末，鸡蛋黄调成丸。泥封作团，阴干，火煅透，冷取出，研末，桐油调作夹纸膏贴上。三日一换，冷茶洗去臭气，不过三换，结痂即愈。纸挨疮处，以针穿小孔，使药透过。

痔漏

槐角丸　治肠风下血及痔漏，通用。

槐角炒　生节忌铁　黄连炒去须　条芩各二两　归身无灰酒洗　黄芪　枳壳麸炒　秦艽　防风去芦　连翘去心　地榆去稍　升麻各一两　川芎　阿胶蛤粉炒　白芷各五钱，为末

炼蜜丸如梧子大，每服五七十丸，空心，米饮送下，滚白汤亦可。

愈痔止血方　治痔漏出血不止，便红者亦验。

地榆　连翘去仁　生地酒洗　黄柏去粗皮炒　厚朴　栀子各一钱，炒　白茯

1　制绵花子油法：此方未用文字描述制法过程，仅出图示（见图 11）。该图示意上下都是“绵花子”，中间有 4 排小字“灰药 / 药药 / 药药 / 灰药”，此示意将方中的 10 味药制成粉末状，包裹在绵花子里，然后加热烘烤，下有盛器（用葫芦状物示意），令混杂有药物成分的油及水滴在盛器中。油比水轻，水在下、油在上，可以集取。

去皮 赤芍 川芎 苍术各五分 防风八分，去芦 甘草三分 薄荷 荆芥各七分

用水一钟半，煎八分，空心服。

洗痔方

马齿苋 风茄子[1] 如无风茄，加瓦松尤妙。

将药入沙锅内，熬十数沸，去渣熏洗。

又方 洗诸痔神效。

马齿苋一把 五倍子六个 瓦松一把[2] 明矾少许

同前煎洗。

黑丸子 治久痔下血不止。

百草霜 木馒头[3] 败棕灰 乌梅 柏枝叶 油头发各五钱，俱烧灰 桂心 白芷各五钱

右俱研末，酒糊为丸，每服三十丸，空心米饮下。

冰铅止痛丸 治痔肿痛不可忍。

黑铅二钱，化开，入水银二钱研末，入冰片一分，徐徐搽上即消。

翻[4]痔药

用草乌为末，津液调敷肛门内，其痔即翻出，屡验。

十神膏烂药 治痔漏、七瘿五瘤等症，烂去败肉。

荆芥 蓼子 白竹 棘柴 杉柴 乔麦楷 芝麻楷 菉豆楷 枫柴各烧灰存性 炉底[5] 石灰各二两

用稻箩一只，将纸铺箩内，药灰放纸上，煎滚水淋之取汁，仍安锅内。将石灰炒黄色，调前药汁成膏。放于瓷罐内。临用之时，用竹刀调涂患处。不拘痔漏、瘰疬、瘿瘤，俱以烂下，败肉去尽后用。

洗药：

白矾 鸡冠花 五倍子等分炼炒

---

1 风茄子：即茄科植物白花曼陀罗、毛曼陀罗的果实、种子。

2 一把：此后有“一”字，衍文，删之。

3 木馒头：即桑科植物薜荔的果实。

4 翻：原作“番”，据本方下有“其痔即番出”，知乃“翻”字，故改。下同径改。

5 炉底：即密陀僧。

右三味为末,每用煎汤洗之,去前药,却用后制。

生肌散:

龙骨　赤石脂　海螵蛸各五钱　乳香　白及　血竭　枯矾少许　密陀僧用黄煮过　木香有热甚者不用

右为末,搽疮口上,待肉生满为妙。

敷四围好肉药:

大黄　草乌　甘草　黄丹　白芷　海螵蛸等分为末

用蜜调涂疮四围,方用前膏。

白姜散　治痔坚硬难落,此敷药催之自落。

白姜　百草霜各二钱　川乌一钱

右为末,调敷患处,妙。

疥疮

皮硝沐浴汤

皮硝半斤、清水一桶,煎洗三四次,愈。

祛虫愈疥方

硫黄九钱　枯矾七钱　人言一钱　焰硝三钱

右为末,香油调搽。

祛热搜风饮　治疥及脓疱疮。

柴胡臣,去芦　生地臣,酒洗　甘草使,蜜炙　连翘佐,去仁　片芩臣,炒　荆芥臣　苦参君　薄荷佐　独活佐　黄柏臣,炒　枳壳佐,麸炒　防风佐,去芦　黄连臣,炒　金银花君

用水一钟半,煎八分,食远热服。

槟硫膏　治疥脓疱血风疮。

硫黄九钱　槟榔五钱　人言一钱,共为细末

用香油二两,将鸡蛋黄入油熬黄色,去蛋不用,却以前药调搽。

治疥方

枯矾四钱　轻粉　水银　大风子肉,各一钱　杏仁五个　柏油九钱

先将大枫、杏仁肉捣烂,入柏油调搽。

瘰疬

丹溪云：必起于少阳一经，不守禁忌，延及阳明。大抵气郁之疾，曰毒、曰风、曰热，皆此二端招引变换。须分虚实，实者宜治，虚者可虑。以其属胆经，主决断，有火，宜气多血少。妇人见此，若月经不调，作寒热，变生稍久，转为渐热，危矣。自非断欲、节饮食、去痰，神仙不治。

清恶和气饮 治瘰疬等症。

桔梗六分 羌活六分 赤芍七分 乌药七分 香附七分 紫苏四分 厚朴四分 枳壳四分 白芷五分 茯苓五分，去皮 防风八分，去芦 柴胡八分，去芦 甘草二分，炙 半夏一钱，汤泡 青皮一钱

用水钟半，姜三片，枣一枚，煎八分，不拘时服。

溃坚锭子

此锭不拘瘿瘤、结核、瘰疬、痔漏，皆治。

用好白砒钱半、黄丹炒紫五分、枯矾少许，研末，糯米糊为丸，搓成锭子，如麻线状，长五六分许。每用此入漏孔内，或水磨化搽之。预将瘤核针一孔，仍用猪棕以丝绵缠之，清油蘸湿，入孔中透，令有空窍，却纳锭药在内，外以纸贴之。如此一日一换，半月方落。后用生肌药敷之，即生肌收口而愈。如粉瘤、血瘤，前枯矾加作三分，其瘤即干裂而落。

生肌散

用五倍子烧存性一钱、好杭粉[1]炒钱半，为末。先将清茶洗患处，却以此药掺之，不可太厚，厚则气不泄，恐壅脓血。此挽[2]三日，则生肌满肉矣。

祛痰搜风丹 治瘰疬。

南星姜汁浸 半夏各二两 川乌 草乌各一两

右四味煎水，淋后汁。

药汁方：

桑柴灰半升 硇砂一钱 芦灰半升 硬炭灰 栗柴灰 芝麻灰各半升

共为一处，用前药水淋汁入锅内，煎干听用。点在疮上二三次，后用竹针刺孔，用溃坚锭子药线插之孔内。如疮大，用二条，后服丸药。

---

1 杭粉：即铅粉，又名胡粉、水粉等。

2 挽：方言，义为撒布。

丸药方

海粉[1]　海带　海石各二两　海螵蛸　赤芍　升麻　白芷　川山甲　大黄煨　龙脑　防风去芦　金银花各一两　连翘　当归各三两　甘草一两　锡丹五钱，共为末

用酒打糊为丸，如梧子大。每服六七十丸，食后酒下。

一人以夏枯草煎汤代茶，一年瘰疬愈。

膏药方

白芷　防风去芦　苦参　黄芩炒　青藤　金银花　羌活　僵蚕　黄柏炒　甘草　独活　川山甲　赤芍　归尾等分　蜈蚣二条

将香油一斤，浸七日，入锅同煎黑色，去渣，后下细药。黄丹、水粉[2]各四两为末，细下之，收油为膏，下后药：

孩儿茶　龙骨煅　血竭　轻粉等分，一钱　冰片一分

入膏内搅匀听用。

木香膏　治老鼠、栗子疮。

沉香　乳香　黄香　丁香　广木香　青木香　黄蜡　黄丹　银珠　降真　萆麻子　定风草　朱砂少许，余等分

共为末，将桐油、黄蜡、松香同入罐内熬膏，取出，凉水湿丸如指头大。先用针刺去疮血，米泔水洗净上药。若老鼠芦姑疮，黄丹少许，栗子疮宜用多。

金银汤　治瘰疬，已成者自破，未成者自散。

皂角　当归　苦参　生地酒洗　川山甲　金银[3]花　防风去芦　白芷　大黄　赤芍各三钱　瓜蒌仁　郁金各三钱　升麻八分　僵蚕　桔梗　连翘各八钱

用水钟半，姜三片，葱一茎，煎八分，热服。

又方

荆芥　当归　防风去芦　白芷各六分　黄芪七分　贝母具心　苦参　连翘去仁　漏芦　昆布　金银花　海藻　海带[4]各一钱　乳香　甘草各三分　干葛　川山甲　桔梗各五分　木通去皮　片芩各八分

1　海粉：乃海兔科动物海兔的卵裙带，细索状如挂面。

2　水粉：即铅粉，又名胡粉、锡粉等。

3　银：原作“艮”，乃民间常见“银”字俗写法，今用正名。

4　带：原作“黛”，据字音及文义改。

用酒、水各一钟，煎一钟。热服。忌生冷、炙煿之物。

洗方

防风去芦　白芷　苦参　甘草　苍耳草　荆芥　艾叶　羌活　独活　皂角　荷叶蒂　归尾　蜂房　赤芍　防己　金银花等分

用水浓熬，洗患处。已破者尤妙。

卷之十三

目 录

杂方

杂 方

霞天膏

此方即倒仓古法，传自西域异人，指余投煎剂治疾，遂推广之。

用二陈汤加防风、荆芥、薄荷等分，熬汁煮膏。膏成，随饮食拌服之，服尽自有功矣。

黄牯牛一具，选纯黄无病者

洗净，取四腿项脊，去筋膜，将肉切成块子，大如栗。称三十斤或四五十斤，于静室以大铜锅或铁锅，用二陈、防风、荆芥、薄荷熬水煮之，不时搅动。另以一新锅煮沸水，旋加，常使水淹肉至五六寸，掠去浮沫，只煮至肉烂如泥，净，去渣，却将肉汁以粗布漉入铜锅，仍用一色桑柴文武火熬，候[1]，不住手搅，不加熟水，只以汁渐加，如稀汤滴下，水不散，色如琥珀，其膏成矣。此节火候最要用心，否则坏矣。大段每肉十二斤，可烂膏一斤为度，瓷器盛之，是名霞天膏。用调药剂，初少渐多，沸热自然溶化。和丸剂则每三分掺白面一分，煮成糊，或用炼蜜。寒天久收，若生霉，重汤煮过，热天冷水映[2]之，可留三日。

救自缢法

凡自缢高悬者，徐徐抱住解绳，不可解断，其下安被卧之。用一人脚踏两肩，手挽其发，常令强急，勿使缓纵。一人以手按据[3]胸上，数摩动之。一人摩

1 候：此下似有脱文。《丹溪心法》“论倒仓法”作“候水耗少再添汤”。

2 映：原作“应”，据字音及文义改。“映”，此处有遮蔽、遮护之意。

3 按据：原作“挽处”。据《医学纲目》卷十七“五绝”改。

捋臂[1]胫，屈伸之。若已[2]强直，但渐屈之，并按其腹，如此一时顷，虽得气从口出，呼吸眼开，仍引按不住。须臾以小桂汤及粥清灌，令喉间渐渐能咽乃止。再令两人用竹管吹其耳。此法最好，无不活者。自旦至暮，虽冷亦可救。自暮至旦，阴气盛，救至难耳。

救冻死法

四肢直，口噤，只有微气者，用大釜灰暖，以囊盛，熨[3]心上，冷即换之，自开气出。然后以粥清稍进之。若不先温其心，便将火灸，则冷气与火争，必死。

孙真人救落水法

急解去死人衣[4]，用艾灸脐中即活。

又法

凡溺水者救上岸，即将牛一头，以溺水之人肚横于牛背，两边用人扶束，徐徐牵行，倒出腹中之水。如醒，以苏[5]合香丸之类或老姜擦牙。若无牛，用二人于长板凳上卧，将溺人如前法，以肚相抵身上，水出即愈。

玉枢丹　一名紫金锭，一名万病解毒丹。

疗诸疮，利关窍，通治百病，神效，不可具述。凡居家出入，不可无此药。

山茨菰[6]　俗名金灯笼，叶似韭，花似灯笼，色白，上有黑点，结子三棱，二月开花，三月结子，四月初苗枯即挖地得之，过[7]则腐烂难寻矣。另有独老鸦蒜相类，但蒜无毛，茨菰上有毛包裹，宜分瓣[8]去毛皮净，焙，二两。千金子　一名续随子，去壳，研去油，取净霜一两　麝香研二钱净　文蛤　一名五倍子，槌碎洗净，干称一两，末　红芽大戟[9]　一名紫大戟，洗净焙干，两半。江南产者佳，形如甘草而坚实，切不可误用绵大戟。江南有土大戟，红色者可用。

---

1 捋臂：原作“将背”，据改同上。

2 已：原作“以”，据改同上。

3 熨：原作“慰”，据字形及文义改。

4 衣：原脱，据《太平圣惠方》卷五十七《治溺水诸方》补。

5 苏：原作“酥”，据字音及文义改。

6 山茨菰：此下形态描述，有毛包裹、鳞茎分瓣者当为百合科植物老鸦瓣。根茎无毛的独老鸦蒜当为石蒜科植物石蒜，不作山茨菰用。

7 过：原作“遏”，据字形及文义改。

8 瓣：原作简体“办”，据字音形及文义改。

9 红芽大戟：据其色紫，产江南等，此为茜草科植物红大戟，与峻下逐水的大戟科植物大戟不同来源。

共为末，和匀，用糯米糊于石臼中槌千下，每料分作四十锭。每服半锭，病重者全服一锭，量病轻重，各依后开汤服。合宜端午、七夕、重阳。如欲急用，取辰日，或天德月德日亦可。勿令妇人、孝服人、鸡、犬等类相见，要静室焚香修制，否则不效。

凡中蛊毒、狐狸、鼠莽、恶菌[1]、河豚毒、死牛马猪肉毒、山岚瘴气、诸药毒、饮食草木禽兽一切诸毒，俱用薄荷汤下，或水磨亦可。

痈疽发背、无名疔毒、对口、天蛇头、一切恶疮，及诸风疮疹赤肿、诸瘤未破等病，俱以淡酒磨服，仍用凉水调涂疮上，日夜各数次，良久觉愈，渐消。已溃出脓血者，不可服。

阴阳二毒，伤寒心闷，狂言乱语，胸膈壅滞，邪毒未发，及四时瘟疫，用薄荷磨凉水下。

泻泄肚痛、霍乱、绞肠沙，用薄荷磨汤服。赤痢，冷水磨下；白痢，姜汤下。

急中颠邪、鬼气狂乱、喝叫奔走，无灰酒磨下。自缢落水死、鬼迷惊死，未经隔宿，心头温者，并用冷水磨灌，良久即苏。

蛇、犬、蜈蚣，一应恶虫所伤，冷水磨涂患处，另用淡酒磨服。

心气痛，淡酒或姜汤磨下。疟疾，不问新久，临发时东流水煎桃柳枝汤磨下。

小儿急慢惊风、五疳、五痢、瘾疹、疮瘤，并用蜜水薄荷小叶同磨下。牙紧急，磨涂。一锭分作三服，如小，分作二服，量大小与之。

诸痔，空心，冷水磨服，并敷患处。湿则为末掺上，干则用水敷搽。

诸牙疼，酒磨及含药少许吞下。如汤火伤，东流水磨涂伤处。打扑伤损，炒松节、无灰酒下。

年深日近头疼、太阳痛，入酒与薄荷研烂，敷太阳穴上。

失心、羊儿、猪颠风，并中风中气口眼㖞邪掣颤、夜多睡涎、言语蹇涩，或口禁、牙关紧急、筋脉挛缩、骨节风肿、手足疼痛、行止艰难、手足偏枯、风气疼痛，并用酒磨下。

岭南、两广，毒虫最多，若从宦于此，才觉意思不快，即服一锭，或吐或

1　菌：原误作“茵”，据字形及文义改。

泻，随手便瘥。如牛马六畜中毒，亦以此药救之。

妇人腹内硬块，多日不消，又月经过期不至，腹内作痛，热酒服之。如有孕，忌不可服。

妇人苦头风，作运吐痰，酒磨下，效。妇人隔气及男子转食，服之并愈。

男子便毒坚硬，又患痔未成脓者，苦痛，大小便俱难，各进一锭，后去二次，痛即止，不日而消。

男子患发背，头如粟米，硬如负石，内服外涂，后去三四次，每去，肛门如火炙，不日而瘳。

三人剥死牛，即日遍身患紫泡，不计其数，已而惧溃，各灌一锭，吐泄而苏。

小儿昏愦，六日不醒，诸药不效，用匼灌服此药，即时苏醒。

女子被邪所交，腹作痞，服之随下恶物。其邪仍至，又服半锭，每夜更烧二三锭，使药气盈屋，遂不再来。

家患尸劳，兄弟五人，已死三人。有方士令服此药，遂各进一锭，随下恶物如脓状，一下死虫如蛾形，俱获生。其人遂以此药广济尸症，无不效。

人患痢，纯血垂死，用凉水磨一锭服之即愈。

女子久患痨瘵，为虫所噬，磨一锭服之，一时吐下小虫千余条，后只服苏合香丸，半月遂如常。

凡一切杂病及疮疽等毒，未成脓者甚效，已成脓者亦能杀大势。考其药品，虽不言补，令羸瘦之人服之效，诚济世卫生之宝也。然以价计之，用银不过三钱，制药四十锭，可救四十人。有力之家，当合以济人。古方照依修制，果有神验，济世卫身，实不可无。他制雄黄等味者，为效差缓耳。

余先君憨仙翁得传于异人，每料加朱砂三钱、雄黄三钱。合时切忌妇女、鸡、犬相见。每捣一下，念“太一救苦天尊”一遍，如是千捣，口念千遍。用之屡有奇验。

固本丸

凡服此丸者，只说无福无祸，不知其妙全在制法。熟地黄、天门冬，性缓味黏，多滞泥于所经；生地黄、麦门冬，性疾味轻，每不候于所佐；人参主元气，任引而后入三焦。予感异人之授受，愿表而出之。

熟地黄、天门冬生姜汁浸二日，酒浸一日

生地黄、麦门冬米泔水浸一日，酒浸一日

总捣如泥，将杏仁汤化开，溶漉净渣。又磨尽如澄小粉之法，摘去上面水，取药粉晒，或重汤煮干，研细末等分，加人参末炼蜜丸，如常法服之。

太极丸

人之五脏，配天之五行，一有不和，是以为疾。药有五味，各主五脏，可便调和，故曰太极。

胡桃仁 属木，主润血养血。血属阴，阴恶燥，故油以润之。佐破故纸，有木火相生之妙。古书云："黄柏无知母，故纸无胡桃，犹[1] 水母之无虾也。"去黄皮，待各药末，将此三两二钱研为泥，和入众末[2]。

破故纸 属火，主收敛神明，能使心包之火与命门相通，固元阳，坚骨髓充实，涩以治脱。用新瓦炒香为末，二两八钱

砂仁 属土，主醒脾开胃，引诸药归宿丹田，香窜，和合五脏冲和气。天地以土为冲气也。去壳，先将五钱用好椒一两同炒，去椒。又用五钱不炒者，共为末一两

知母 属金，主清理肺金，苦以降火，佐黄柏，为金水相生之理。去毛酒洗，浸一宿，略炒，二两四钱。

黄柏 属水，主滋肾水，苦以坚精。去皮毛，忌铁器，盐酒浸三日，炒褐色，为极细末，三两六钱净。

右末和匀，炼蜜丸如梧子大。每夜白汤或茶酒送下五七十丸，服至三年，效不可言。苟久服之，终能成地行仙矣。

四寿丹

此四味药性温和，俱世间有寿之物。松脂、茯苓者，松树千百年之精华也。柏子仁者，柏树一年一发之秀而凝结成实者也。菊花者，开于霜雪之际，承万物既敛而自开之兑[3] 气也。人能终身服之，自然酝酿脏腑，熏蒸四肢，坚固筋骨，不比一切补药，若附子、苁蓉之药，燥热助阳，只遂淫欲。殊不知肾经怕燥，日久水被火煎，自取损命。此方茯苓补清水道，健脾利痰。柏子仁清心火，利浊气，补心养神。松脂涩精不漏，其香能行血利气，又厚肠胃。菊花

---

1 犹：原作"尤"，据字音及文义改。

2 入众末：原作"虫末"，本方无虫类药。据《养生类要》前集"太极丸"改。

3 兑：疑此为"锐"之简省。

清肝血明目，能助胃气之上升，能降心火之妄动，又能助筋强骨，补胸祛风，妙难尽述。

白茯苓去皮筋净，五两　柏子仁敲碎，针取[1]五两净　甘菊花生溪涧中小朵黄花，洗净，五两　松脂明净者，斤半，入沙锅内，每用无灰酒一碗、井水二碗，文武火煮三沸，三寸香久，倾冷水内，又煮共二十七次，次定为末，取净极细者二十五两

右四味各研，共足三十两，水火炼蜜丸如梧桐子大。每服五七十丸，空心并睡时盐汤或酒送下。干腌内押之。

斑龙宴

斑龙者，鹿也。气禀纯阳，活血补血，非金石草木之比，乃仙家服食丹法二十四品。予赋孱病瘵，赖此载告，欲起于人，奈何术多天禁，诀待口传，知音者依此喂养，广延方士，未必无相值也。

驯牝鹿一只，每日以好人参五两六钱煎水吃，药渣拌米、豆、麦，同各色土产药材，喂养以时，勿犯杂水草，百日之外筋露，可用矣。

宴法：夜前减食，次早鹿后二足用布索悬起，前二足用有力者抱定，有角用木囊头拘之，握其两耳，使头不掉侧。先用三棱铁针刺开天地穴，次用银筒如一头斜锐入穴。主者坐定，咂其血十数口，饮药酒数杯，复咂复饮，醉为度。鼻中流出者，亦可和酒饮。毕即避风行升降工夫，坐卧至醒，是为一宴也。用生肌药敷鹿穴，又养又宴，渐随人意。一年可宴十二度，一鹿可用五七年，不拘男女老壮，能用之，终身无疾而亦有寿矣。

人参去芦　白术土炒　茯苓去皮　当归酒洗　芍药煨　地黄酒洗　川芎　甘草各一两　沉香　木香各五钱

右十味，预煮无灰酒一樽，窨久，用时少加椒、姜、葱，仍干肉[2]取之，牛羊肉尤妙。

斑龙峻

养小牝鹿数只，亦如斑龙宴法，但不取血，不群。牝鹿养至三五年，渐加硫黄入料，久则毛脱血白。置于高大圈栏内，别以牡鹿在外诱之，欲交不得，必高跃长鸣，日夜守定。待其身颤不堪，必至泄精，是为峻也。急用银瓷器接

---

1 针取：义不明。考柏子仁有蒸晒去壳法，疑“针”为“蒸”之误。

2 仍干肉：“肉”原作“内”，下之“牛羊肉”同。据文枢堂本改。

收,香远十舍。炼药入服食丹药。有火候铢两口诀,仙家所禁,竹帛不传,漫此类言,未必无相值者。

不老丹 四制何首乌

《本草》云:何首乌 味苦,微温,无毒。久服益气血,悦颜色,身体轻健,须发反黑,齿落更生,助阳益阴,生精添液,补髓填津,固济丹田,令人有子,反老还童,延年益寿,大有神功。

又云:五十年者,如拳大,号山奴,服之一年,鬓发清黑。一百年者,如碗大,号山哥,服之一年,颜色红光。一百五十年者,如盘大,号山伯,服之一年,齿落重生[1]。二百年者,如斗大,号山翁,服之一年,颜如童子形状,走如奔马。百年者,如栲栳大,服之一年,延寿,结阴地仙矣。

取法:五月五日或二月八日,采取新鲜赤白雌雄二种数十斤,勿犯铁器。以竹刀刮去皮,切片,米泔浸一宿,蒸熟晒干,臼中捣为末。称四斤,以人乳九蒸九晒,分作四分听用。

一斤入铅[2]盆内,用桑椹取汁二斤,陆续拌匀,日晒夜露,取日精月华之意,以汁浸为度。

一斤入铅盆内,取旱莲草自然汁二斤,同煎拌匀,晒露法。

一斤入铅盆内,取生地汁二斤,照前拌晒露。

一斤入铅盆内,以当归煮酒二斤,亦如前晒露。

右制毕,和合一处,研细,以配后末。

配合药品:

人参半斤 黄精一斤 秋石半斤用乳汁拌匀,入铅盆内,日晒夜露 粉草二两 白茯苓去皮,半斤为末,入铅盆内乳拌匀,日晒夜露,以干为度 黄柏半斤 鹿角霜半斤 枸杞子半斤 血余灰一两 生地半斤 熟地黄半斤,用酒浸洗

右为末,和匀,炼蜜丸如梧桐子大。每服八九十丸,空心吞下。

张三峰膏药方

治五劳七伤,左瘫右痪,半身不遂,寒湿脚气,痈疽发背,瘰疬疔疮、疯癣疥癞,无名肿毒,脓血等症,遗精白浊、赤白带下,胎气不定,月信不通,蛊胀

1 生:原误作“主”,据《证类本草》卷十一“何首乌”改。
2 铅:原误作“铭”,据字形及下文均为“铅盆”改。

腰疼，转食痞块，醉后呕吐，诸毒虫犬咬害，跌打损伤，伤寒发狂，赤白痢疾，偏坠疝气，并治。

诸疮杂症不难医，此药无非用莫疑。

万病方敷皆立效，分明活法任伊为。

白芷各半两，归没各三钱。五片川山甲，双加木鳖全。

巴豆一百二粒，八两末黄丹。萆麻加入去，医痞似神仙。

赤白芍药根，生熟地黄新。当归并白芷，四季莫错寻。

加上五灵脂，万病必须宁，乳香加在内，地府又敷归。丹末要飞过。

粗药：

白芷　两头尖　归尾各二钱半　木鳖子二十个　赤芍　生地黄　熟地各五钱　槐柳条各廿节　川山甲五片，酥炙　香油一斤　桃仁七十个　巴豆　萆麻子各一百二十粒

俱成片，入油内浸，春五、夏三、秋七、冬十日足，取出，入锅内，用文武火熬。将槐柳各一枝，一顺搅，煎至巴豆黑色，以油滴水内不散取起，滤去渣。再入锅煎，方可陆续下黄丹，煎至沫[1]起，搅之不起烟，然后全下细药，搅匀，收入瓷器内，用水浸一宿，去火毒，照贴法摊用。

细药：

乳香焙干　没药焙干，各二钱　白芷　五灵脂　归尾各二钱半

共为细末，入前膏药内搅匀。

诗曰：

熬时务要用心机，平称两锅槐柳枝。

顺搅丹油渣滤去，成珠为度少人知。

五劳七伤，贴膏肓二穴、肺腧一穴、陶道一穴、涌[2]泉、三里、曲池各二穴、中腕一穴，烘一百余手。

半身不遂，寒湿脚气，左瘫右痪，俱贴患处，烘一百余手。

痈疽发背、瘰疬疔疮起处者，烘双手一上一下，务要内热，以散为度。若见脓血，不用烘手便贴。

---

1 沫：原作“漠”，据字音及文义改。

2 涌：原作“甬”，据字形及穴位正名改。

咳嗽吐脓血，贴肺腧二穴，烘八十手。如不止，贴膏肓、三里、曲池，烘一百五十手。

男子遗精白浊，下元虚损，加木鳖子一个贴脐，烘八十手。

女人赤白带下，胎气不定，月经不通，加木鳖子一个贴脐，烘八十手。

腰疼并各处痛，加木鳖子一个贴痛处，烘手，以内热为度。

痞块，先用麺圈痞内，加皮硝一两，用纸盖头，将熨斗熨纸，务要内热。去硝、麺，然后贴膏药，加木鳖子一个，烘一百五十手为度。轻痞，不用硝、麺熨，烘手内热止。

偏坠，贴痛处。犬蛇咬伤，贴上便好，出脓亦好。俱不烘手。

蛊胀，贴心上脐下，加木鳖子一个，烘一百手。

晏风醉后呕吐，贴肺腧及心口下三寸，烘一百手。

转食，贴肺腧及心口下二寸，烘六十手。

过伤生冷，贴心口下，用双手共烘八十手。

疟疾，贴起处，烘手出汗。

打折伤损，贴痛处，加木鳖子一个，不烘手。

伤寒发狂，贴心膻中，用二两，烘八十手。

伤暑及赤白痢，贴脐中，用三两，烘八十手。

冬三月，伤寒及赤白痢疾，贴脐中，用三两，烘一百手，出汗为妙。

诗曰：

内外诸医识症真，全凭诊脉问原因。

将来神药摊敷贴，立地从交病患轻。

肺腧二穴，在第三椎骨节下间，俯而取之。

膏肓二穴，在第四椎微少、五椎上二分微多，以脊骨中横纹开两傍各三寸半，离髆一指许，上角摸索下角四筋[1]。

三关重按中指酸[2]处是穴，治百病。

肺腑穴，心口下三寸两旁各二寸是穴。

---

1 离髆……四筋：原作“离髀一指许，上角膜搽，下角四筋”。考《乾坤生意》云：“膏肓……离髆骨一指许，上角摸索至下角，四筋三间，重按酸应中指是穴。”据此改“髀”为“髆”，改“膜搽”为“摸索”，且加注以畅其义。

2 酸：原作“浚”，不通，据字形及文义改。

曲池穴，手节大横[1]纹尺处是穴。

三里穴，在足膝下三寸陷[2]者是穴。

中脘穴，上平鸠尾，下平脐中折是也。

诗曰：

此方妙用最通仙，除是贤人学道传。

万病无忧皆应验，命归地府又敷还。

杖疮膏

黄柏 黄芩 黄连 栀子各炒 归尾 松香 血余 乳没各二钱 黄蜡三钱 赤芍八分

右为细末，用净犍猪油四两熬化，入前末药搅匀，离火，方入乳没摊[3]贴。

人参造化糕 能补气血，养脾胃，服水土。

人参去芦 茯苓去皮，各四两 白术土炒 山药 芡实 莲肉[4]去皮心，各三两，共为末

用粳米一斗磨粉，将前药和匀，又加糖或蜜蒸糕，火焙之。

女真丹

冬青子，《本草》中谓之女贞[5]子，去梗、叶，酒浸一宿，粗布袋擦去皮，晒干为末。待有旱莲草出，多取数担，捣汁熬浓，和前末如梧桐子大丸，少则炼蜜加添。每夜用酒送下，百日见效。初服后便能使老者无夜起之劳，旬日便觉膂力加倍，久能变白发为黑，其功甚大，莫可尽述。

金樱煎

经霜后以竹夹子摘取，于木臼中转杵却刺，勿损之。劈为两片，去其子。以水掬洗过，烂捣入锅内，以水煎，不绝火，约水耗半，取出，澄滤过，仍重煎似稀饧。每服取一匙，用暖酒一盏调服。

又云：即棠梨，止久泄，取其温且涩。世之用者，待红熟取汁熬膏，大误也。红熟则失却本性，今取半黄时采为佳，十一月、十二月采佳。《本草》云：

---

1 横：原作“红”，不通。《千金要方》卷十四谈曲池，云“尺泽横纹外头接白肉际”，据改。

2 陷：原作“滔”，不通，据字形及文义改。

3 摊：原作“推”，据文义改。

4 肉：原作“内”，据字形及文义改。下同径改。

5 贞：原作“真”，据该药正名改。

疗脾泄，止下痢，利小便，涩精气，久服令人耐寒轻身，方术多用。

松梅丸　肥肠健体之验，益寿延年之功。

松脂一斤，炼熟　乌梅净肉，六两　地黄一两酒蒸，怀庆者佳

如后法制炼，丸如梧桐子大。每服五十丸，空心淡白汤下。此药最能加饮食，致身肥健，小便清，大便润及精神不倦。

余考诸《本草》：松脂味苦甘，温，无毒。安五脏，除热，去胃中伏火，咽干消渴。久服轻身不老，延年聪耳，明目固齿，润肺辟邪气，去历节风、厉风酸痛不可忍。仙家多炼服，可以辟谷。炼之须得明净者十余斤，先以长流水，用锅淋叶荣天仆[1]，煮拔三次，再淋桑灰汁，仍煮七八次，扯拔。又用好酒煮二次，完则以长流水煮过一次，扯拔白，味不苦涩为度，阴干，入石臼内，木杵捣取净末，依方配合，再捣一日作丸，酒晒干。

熟地黄，味甘，无毒。填骨髓，补五脏不足及男女劳伤，通血脉，益气力，利耳目。一名地髓。久服轻身不老，黑发增寿。服此味须忌三白，禁铁器。取沉水者佳，晒干称用，以酒洗浸，柳甑、砂锅蒸半日，入臼捣用。

乌梅肉：味酸，平，无毒。能下气除热，安心神，疗肢体，生津液，利经脉，去痞消痰。治骨蒸羸瘦，解烦毒，久服令人不思睡。故东垣有言“凡酸味最补元气”，谓其有收敛之义耳。取润泽肥大者三五斤，以无灰温酒洗浸，甑内蒸熟，去核取肉捣，和前二味成丸，任意服。

四和汤

四两白盐四两姜，五斤好蜜二茴香。
半斤杏仁麦麸炒，四两甘草蜜炙黄。
枸杞四两核桃四，芝麻一升最为良。
能和血脉增延寿，此药神仙第一方。

苏梅丸

乌梅肉四两　苏叶末二两　干葛末一两二钱　白檀香二两　薄荷末一两　青盐煅，三钱

用白沙糖一斤研细，入前药末和匀，用米饮和成丸，外四两白檀为衣。每服三四十丸，白汤送下。

---

1 叶荣天仆：此四字义晦，存疑待考。

神效药酒方

治诸风及跌打损伤住气一切病症。

牛膝去芦 木瓜 白芷 厚朴 川芎 黄芩炒 陈皮去白 官桂 白芍煨 杜仲酥油，炒 紫荆藤 防风去芦 人参 桔梗 独活各去芦 荆芥去梗 半夏汤泡 甘草各二钱 青藤 苍术 五加皮 羌活上下各四钱 姜蚕 前胡 天麻各三钱五分 干姜煨 菊花各二钱 乌药 石南藤各五钱 当归酒洗，四钱

右用绢袋盛之，无灰好酒十五斤，加黑豆一合，谨封，坐釜中煮百沸为度。埋土中一七。每服量虚实饮，每日三次。中风瘫痪，半身不遂，手足顽痹麻木，浑身损痛，头风等疾，并皆治之，一醉则效速。加烧酒三斤，渣可再煮。家传屡验之方也。

乌须方

用水蛭二条，放瓷碗中，饿一七，将水蛭洗净，用白乌骨鸡一只，取血。用好京墨血内磨浓，将水蛭入血内。蛭饱，用针刺蛭血搽发须，留白发二分，自然血汁透入须发，一年茂黑不退，且不硬。

脏连丸

用猪大脏极厚者三四寸，宣黄连四两为极细末，入脏内，用线扎定两头，放入饭甑内蒸一炷香，脏熟为度，取出杵为泥。加山药末一两、木香末三钱。如干难丸，加米糊丸如梧桐子大。每服六七十丸，空心，用侧柏叶煎汤送下。专治大便下血，脾泻，肠风，痔漏，神效。亦治痢疾，神验。

卷之十四

目　录

危病十方

汉神医华陀，字元化。尝云：人有危病，急如风雨，命医不及，须臾不救。观其横夭，实可哀怜。余因暇日，选十件危病，处妙方以救之，详录于后，不可不知也。

一[1]、**霍乱吐泻**。其症始因饮食，或冒风寒，或失饥，或大怒，或乘舡车，伤动胃气，令人上吐。吐不止，令人下泄。吐泄并作，遂成霍乱。头旋眼晕，手脚转筋，四肢逆冷。用药迟缓，须臾不救。

吴茱萸　木瓜　食盐各五钱

1　一：原书华佗十病之前，均以“一”为标志，今为配合“十方”，更以序数，以便阅览。

右三味同炒焦，用瓷罐盛水三升，煮令百沸。入前药同煎至一二升已下。倾一盏，随病人任意冷热服之即苏。如仓促无药，用枯矾[1]末，每服一钱，白沸汤点服，效。如无白矾，只用盐一撮，醋一盏，同煎八分，温服。或腌梅咸酸，皆可煮服。

二、缠喉风闭。其症先两日胸膈气紧，出气短促，蓦然咽喉肿痛，手足厥冷，气闭不通，顷刻不治。

巴[2]豆七粒，三生四熟。生者去壳，熟者去壳，炒去油，存性用　雄黄皂角子大，明者佳　郁金一个，研为细末，蝉肚者佳

右为末，每服半字，茶调细呷。如口禁，用小竹管纳药吹喉中，须臾吐利即醒。如无前药，用川升麻四两剉碎，水四碗，煎一碗灌服。如无升麻，用皂角三梃[3]研碎，投水一碗，灌服，或吐不吐，即安。

三、吐血下血。其症皆因内损，或酒色劳伤，或心肺脉破，血气妄行，血如涌泉，口鼻俱出，须臾不救。

侧柏叶蒸干　人参焙干，各一两

右为末，每服二钱，入飞罗面二钱，新水调和，稀则似糊，服。如无前药，用荆芥一握烧过，盖地上，出火毒，研碎，陈米饮调下三钱，不过二服愈。如无荆芥，用锅底墨研为末，每服三钱，米饮送下，连进三服。

四、中信毒[4]。其症烦躁如狂，心腹搅痛，头旋，欲吐不吐，面口青黑，四肢厥冷，命在须臾。

黑铅四两，磨水一碗灌之。如无前药，青蓝靛两握，研井水调一碗服之。如无蓝靛，用清油二升许灌服，其毒即解。如无油，掘地，用水作浆，浓吃一二碗愈。土要黄色者佳。

五、尸厥。其症偃卧似死，四肢逆冷，不省人事，腹中气出如雷鸣。

焰硝五钱　硫黄二两

共为末，作三服。每服用好旧酒一大盏，煎觉焰硝起，倾于盏内，盖着。服如人行五里，又一服，不过三服即醒。兼灸百会穴四十五壮，脐下气海、丹

1 枯矾：原作“祜凡”，乃“枯矾”笔误，据文义改。
2 巴：原作“巳”，据《丹溪心法附余》卷二十四《十危病方》改。
3 梃：原作“锭”，据文义改。
4 信毒：即砒霜（信石）中毒。

田三百壮，身温止。如无前药，用附子七钱，重包煨热，去皮脐，为末，作二服，用酒三盏，煎一盏服。如无附子，生姜自然汁半盏，酒一盏，同煎令百沸，并灌二[1]服，仍照前灸。

六、中忤、中恶鬼。其症暮夜或登厕，或出郊野，或游冷屋，或行人所不至之地，忽然眼见鬼神，鼻口吸着恶气，猛然倒地，四肢厥冷，两手握拳，口[2]吐血腥，性命逡巡，须臾不救[3]。此症与尸厥同，但腹不鸣，心腹俱暖。凡中恶，蓦然倒地，切勿移动其尸，即令亲戚众人围绕，打鼓烧火，或烧麝香、安息香、苏合香、樟木之类，直候醒，知事，方可移归。

犀角末镑，五钱　麝香　朱砂各二钱半

右为末，每服二钱，井水调下。如无前药，用雄黄末服一钱，煎桃枝汤调灌。如无雄黄，故汗衣或触[4]衣。汗衣着在身，久遭汗者佳。触衣，久着肉衣，衬衣也。妇用男衣，男用女衣，烧存性二钱，用百沸汤送下。

七、脱阳。其症多因大吐大泄之后，四肢逆冷，元气不接，不省人事。或伤寒新瘥，误与妇人交合。此症小腹紧痛，外肾搐缩，面黑气喘，冷汗自出，亦是脱阳，须臾不救。先用葱白数茎，炒令热，熨脐下。次用白术、干姜各五钱、木香二钱半、附子一枚重一两，剉大片。四味为末，水二钟，煎八分，放冷灌服，须臾又进，合渣并服。如无前药，用桂皮二两、好酒二升，煎一升，二次灌之。如无桂皮，用葱白连须三七根细切，沙盆内研细，用酒五升，煮至二升，分作二服灌之，阳气即回。先用炒盐熨脐下气海，勿令气冷。如无葱白，用生姜二七片亦好，依前法服治之。

八、鬼魇、鬼打。其症或初到客舍、馆驿，及久无人居冷房，睡中觉鬼物魇打。但其人吃吃作声，便令人叫唤，如不醒，是乃鬼魇也，不救即死。

牛黄一钱　雄黄一钱　朱砂五分

右为末和匀，每挑[5]一钱床下烧，次挑一钱调之。如无前药，用桃、柳枝东边各折，煎汤灌下。如无桃、柳枝，用灶心土末服二钱，井水调灌。更挑中指

---

1 二：原作“工”，据字形及文义改。《丹溪心法附余》亦作“二”。

2 两手握拳口：原只有“握”字，余字皆脱，故语气不连贯，据《丹溪心法附余》补脱字。

3 性命逡巡须臾不救：原简作“命逡须臾”，据补正同上。

4 触：原作“融”，不通。《丹溪心法附余》作“触”。“触衣”即内衣，与文义合，因改。

5 挑：原作“桃”，据字形及文义改，与下一个“挑”字合。

内离甲一韭叶，各灸柒壮。

九、孕妇逆生。其症因孕妇欲产时，遇腹痛不得舒伸，行动多屈腰忍疼，其儿在腹中不得转动，故脚先出，谓之逆生，须臾不救，子母俱亡。

乌蛇退一条　蝉退十四个　血余胎发一球以上，俱烧灰

每服二钱，酒调下，并进二服，仰卧，霎时儿即顺生。如无前药，用槐子二七粒，并井花水吞[1]下。如无槐子，用小绢针于儿脚心，刺三四针，盐少许涂脚心刺处即生，子母俱全。

十、胎衣不下，恶血冲心。其症心头迷闷，胎衣上逆冲心，须臾不救，其[2]母俱亡。

干漆五钱　大附子一个，炮其皮脐，各为末

大黄五钱，用酒、醋熬干，即入前药为丸，如梧桐子大。每服三十丸，淡醋汤下。少顷又进二服，胎衣立下。此药可预先合下尤妙。如无前药，用赤小豆一升炒过，用水三升，煮一升，去豆，取汁温服即下。如无豆，用妇人自己手足指甲烧灰，酒调下，少顷又进一服。更用有力妇人抱起，将竹筒于[3]心上赶下，尤速。

〔杂　方　续[4]〕

追虫打积丸　治诸虫积块。

大黄八两　槟榔五两　黑牵牛四两，各为末　皂角十只七个子者[5]　苦练根皮一斤，朝东行者佳

右先以皂角、练皮二味，用水一大碗，熬成膏子，和前三味丸如梧子大。后用雷丸、沉香、木[6]香各一两，碾细为衣。先用沉香衣，后用雷丸、木香衣。每服三丸，四更时分，用砂糖水下。

1 吞：原作“吐”，义正相反。据《丹溪心法附余》改。
2 其：原作“子”，据改同上。
3 于：原脱，据补同上。
4 杂方续：新拟标题，以免将以下诸方视为“危病十方”范围。
5 十只七个子者：原作“十度七个吐者”，今据长皂荚之形改。
6 木：原作“水”，据字形及文义改，与后文“木香为衣”合。

螽斯丸 用壬子日修合。

枸杞八钱 生地四两 熟地二两 当归二两 白芍一两 黄柏四两，酒炒 锁阳一两，酥炙 天门冬 麦门冬各二两，去心

为末，酒糊丸如梧子大，每服七十丸，盐汤下。

乌须固齿散

没石子六钱，雌雄 青盐二钱，火煅 地骨皮二两 破故纸两半，炒黄 熟地二两，酒洗 细辛一两五钱

为末，每早擦牙，咽下尤妙。

延龄益寿丹

治诸虚百损，一切不足之症。

当归身酒洗 人参去芦 青盐酒炒 破故纸酒浸，蒸 熟地黄酒洗 茯神去皮 牛膝酒浸 川巴戟酒浸洗 生地黄酒洗 天门去心 麦门去心 小茴香盐水炒 滴乳香 白茯 川芎 石菖蒲盐水炒 知母盐酒浸 远志去心 朱砂 杜仲姜汁炒，各一两 核桃肉炒黄，四两 姜汁二两 旱莲草汁一碗，煎熟 川黄柏酒浸，二两，日晒夜露三日三夜 川椒烧地红，酒烹，铺椒在上，用盆盖一日听用，六钱 何首乌三两，黑豆拌蒸七次 苍术五斤竹刀刮捣，水五碗，煎三碗，去渣，熬至一碗，入药

右为末，炼蜜丸如梧子。每服五六十丸，温酒、盐汤送下。

锁阳丹 强阴固精补肾。

巴戟酒洗，四两 韭子炒香，四钱 山茱萸去核，一两 白龙骨煅，一钱

为末，酒糊丸如梧子大。每早服五十丸，盐汤下。午饭前酒下三十丸，晚饭前五十丸。其效如神。

化骨散 治骨刺喉中，服此而愈。

用灯草烧灰，不拘多少，调水倾入喉中，少顷即安。

乌须方

铜花二分半 明矾一分三厘 皂矾半分 五倍子二钱，制过 白及半分 硇砂一分，无斗子盐[1]炒过代用，青盐亦可

右末，药入酒杯内，用浓茶调，火上涸[2]起颜色，乘[3]热搽须上，不用包裹，

1 无斗子盐：不明为何种盐，疑为海盐或井盐。

2 涸：据字音及文义，似为“炖”字。

3 乘：原字类“乖”，据字形及文义改。

待干洗净。其须先要洗去油，无垢方肯上，不脆。

三子养亲汤

凡人年老，痰气喘嗽胸满，治法妄投荡涤燥利之药，反耗真气。余因三人求治其亲，静中精思，以成此方，随试随效。孝哉！人子不可不知也。

紫苏子主气喘咳，用紫色真正者　芥菜子主痰宽中，用白者佳　萝卜子主湿痞，兼理痰气，用白种者，俱炒

共击碎，须看何症多作，则以所主为君，余次之。每剂不过三钱，用稀布袋盛之煮汤，可随甘旨饮啜[1]，亦不拘时。勿煎太过，令味苦辣口。若大便素实，入熟蜜一匙。如冬，加姜服尤良。

灸鸡爪风法

妇人得此，不时发手足挛拳，束如鸡爪，然疼痛，于左右膝骨两旁各有一小窝，共四穴，俗谓之鬼眼，各灸[2]三壮，登时愈。

少阳丹

西海亭公路行，见一少女将翁处分。亭公怪问曰："为何？"女答曰："处分家子，何怪问？"亭公遂喜，乃知异人，叩拜于女。曰："要知吾年千岁矣。吾是西王母之妹。这老翁年一百七岁，是吾七代玄孙。吾所服少阳丹，乃太阳老君留传，此方[3]为不信吾教，不服此药，以致面皱头白，所以责之。"亭公曰："余家住在西海，东至扶桑，遍采诸药，寻真访道，未闻此药。今既遭遇，愿说此方。"少女曰："此药用四般龙牙，虚名一百三味。吾家世服之，皆羽化。田夫俗辈，未尝见闻此药。久服羽化登仙，及疗诸病，服之延年万岁，病皆痊矣。"

第一名乌嘉龙牙凡有四：采春苗、夏花、秋实、冬皮，是为枸杞，合用一斤为末。

第二名天所龙牙是苍术，用一斤择净，米泔水换浸一宿，为末。

第三名锦绣龙牙是桑椹[4]子，用一称，制为汁[5]，合前药。

第四名百花龙牙是蜜，一斤，乃是一百三味。

右前药石臼内捣为细末，用新瓷盆一口，将桑椹子汁同药末一处调匀，用

1 啜：原字仅有"啜"字右边。据字形及文义改。
2 灸：原作"炎"，据字形及文义改。
3 方：据文义，疑当作"子"或"儿"。
4 椹：原省作"甚"，据文枢堂本改。
5 汁：原作"深"，不通，据本方下文"桑椹子汁"改。

细绢蒙盖盆口，放在浮棚上净处，积受日精月华之气，煎干。复为末，炼蜜丸如梧子大。每服三十丸，渐至五十丸，空心盐汤下，或酒服。一年返老还童，耳目聪明，颜如幼年。冬暖夏凉，百病不生，第一效也。

神仙夺命丹

五乡老罗巫师用此治乳蛾、喉闭，每用数厘，虽极危病，随手而愈。

专治疔疮发背，莲子蜂巢发，肾腧发，左右搭背发，前后对心发，耳后发，肾阴发，颊翅瘟，瘴瘰胀腮，乳蛾对口，妇人乳发，一切无名肿毒恶疮，愈。

蝉肚郁金　雄黄　巴豆去壳，各五钱

先将郁金一味为末，后将巴豆、雄黄二味各研，共一处，绵纸卷药捍纸黄。一切疮毒，醋润顶，以纸量大小贴疮顶，水润，效。药糊丸菉豆大，三五丸凉水下。

剪红丸

专治诸气痞塞，关格不通，腹胀如鼓，大便虚闭，及肾气、小肠气、水肿等症，功效尤速。

莪术　三棱　槟榔鸡心者佳　青皮　黑牵牛取头末　木通去皮　滑石　大黄各一两　甘遂　雷丸各五钱　史君子三钱

共为末，米糊丸如梧子大。每服五十丸，空心白汤下，日进三次。忌盐及油腻之物。

搜风顺气丸

专治三十六种风，七十二般气，去上热下冷，腰脚疼痛，四肢无力，多睡少食，渐渐羸瘦懒动，颜色不光，赤黄恶疮，口苦无味，憎寒毛耸，积年癖鬼，男子伤虚，女人无嗣。久患寒热疟疾，吐逆泻痢，变成痨瘵，百节酸疼。初生小儿、百岁老人，皆可服之。搜风顺气，和血驻[1]颜。

车前子水淘洗净，二两五钱　山药研末二两　郁李仁汤泡去皮，净仁二两，另研　火麻子微炒，去壳取仁，二两　独活去芦，一两　川牛膝酒浸三日，晒干为末，二两，去芦　大黄五钱，一半面包，灰火内煨熟去面；一半生用，同研末　防风酒浸去芦，一两　枳实去穰，麸炒末，一两　槟榔二两　菟丝子酒浸三宿，捣蒸成饼，晒干微炒，研末二两

右药依法修制为末，和匀，炼蜜丸如梧子大。每服二十丸，好酒送下，或

1 驻：原作“注”，据字音及文义改。

茶清、米饮、滚白汤亦可。服之一月消食，二月去肠内宿滞，三月无倦少睡，四月精神强胜，五月耳聪，六月腰脚轻健，一年百病皆除，老者返少。孕妇勿服。如人觉脏腑微动，以羊肚肺煮羹而补之。久患肠风便血，此药亦治，久服大有效验。

取牙方

人言洁白者佳　江子去壳，各五钱　苦竹一截

油纸谨封，埋于白马粪内，春五、夏三、秋七、冬十日足，抹擦干净，将纸盛放在干净去处，待出，扫下纸包。如牙疼，点患处，口含冷水，手在颈上一拍，疼牙即落。

长春不老汤　冬月避山风瘴气。

乌梅去核　大枣去核　甘草各一斤　蜂蜜半斤　川椒去子　橘红各四两

先将甘草着水三十二碗，煮烂捞渣。后下五味煮熟烂，以瓷罐装之，上下加椒末。每日清晨用米汤半碗，入药二匙，和匀服之。能开胃理脾，益气清心，诸病不作，最好。

治骨鲠方

以野苎根洗净，捣烂如泥，每用龙眼打。如被鸡骨所伤，以鸡羹化下；如被鱼骨所伤，以鱼汁汤化下。

青黛雄黄丸

凡中毒及蛇虫咬伤，即服此药，能令毒气不得聚。

用上好青黛、雄黄各等分为末，新汲水调服二钱。

斑猫散

治风狗咬伤，此患虽为小可，九死一生之症。可急用斑猫七个，去翅足，为末，酒调服。于小便盆内见衣沫似狗形者，为效。无则再服七次，无形亦不再发。此方屡试屡验。

彭祖小接命序

夫人禀阴阳而生，全赖父精母血，十月茄完，以成人也。始居母腹之中，感二气相交结，胎胞混沌一气，犹如太极未判之先怡，才得候杳然之气而生，两肾由仪焉。内分赤白二脉，命肾互关而立四窍，四相表里，丝络生枝而产众穴，乃生五脏六腑、质发、皮肤。凡在其中，性体俱有，四门皆闭，八窍不开，惟有脐蒂与母之真气相连，譬如果生枝上，乃系一身之根本也。往来呼吸，与

母窍接连，母吸则吸，母呼则呼，十月胎完，真气既周而降生矣。剪脐[1]落地，方感天地之气，觥调一声，命来复往。由恐脐门不闭，有伤婴儿之气，便用艾火熏蒸，使外固脐蒂坚牢，内保精神无漏。渐长成人，四门俱开，七窍皆通，随因七情六欲，五味五音，万壮尘俗，诱引真精，完遍[2]复散。人生幼年，血气方刚，精神茂盛，不觉有其疾病。及至长年，日倾月丧，或贪嗜味，酷好淫色，渐滋蔓，血气衰弱，精神羸败，喜怒劳役，积滞成疾，患厄而待死者有之。一切药味草木之类，皆禀阴阳而生，根壮叶茂，根朽枝凋，以致颓败。见此惜之，土培水灌，树木复生，似此异哉！

余思世人，但有疾病，志意求医，救衰回残。殊不知疾有奇怪，传变不一。况医之未明而难以治疗，徒有妙药，岂能愈哉？良久叹息，人反不如物耳！婴儿落草之时，尚用艾火熏蒸脐蒂，使外邪不侵，保育真气，获养成人，安享天年。不知避忌，调理失宜，肆纵情欲，薄有元，耗损真气，戕贼于内，药之所医。今将熏脐固蒂之，法遗世济人，有志君子，依法制之，岂不美哉？岂不妙哉？法虽小乘，有益尤大。凡人四十之后，亦可蒸制。一年之有四日之分，春分[3]、夏至、秋分、冬至，精致熏脐，如此一次，增寿一纪。熏脐数次，寿享过百。熏之于外，攻之于内。服药于内，发之于外。赖使内外符合，节续表里，内水而外火，以按阴阳。内镇心神，以按君位；外除风邪，以补民庶，有斯理乎。熏蒸之后，遍体通达，血脉流畅。逐[4]寒邪而即时远遁，润肌肤而顷刻和平。先积自此消除去，百年安逸好将来。

固蒂归根法，延生活命丹。熏服三次后，不老世间人。

熏药：

两头尖　雄鼠粪　五灵脂各五钱　广木香　白檀香　白豆蔻　香白芷　荜澄茄　大茴香　麝香　沉香　官桂　阿魏　胡椒　龙骨煨　虎骨各七钱　胡盐一两　乳没各二钱

共为末。先用面剂圈其脐，脐内先放生麝一钱，面圈上，用槐皮盖之。槐皮上再用面圈，圈内放群药末，末上放艾团烧之。一岁一丸，每丸重二分，烧

1　脐：原作“跻”，据字音形及文义改。
2　遍：原作“扁”，据字形及文义改。
3　春分：原脱，据上下文义补。
4　逐：原作“遂”，据字形及文义改。下同径改。

十数丸，却换末药，艾尽为度。熏后忌盐、酱十日。

如瘫痪，加阿魏、小茴香、胡椒；如下元虚冷，加小茴香、陈皮、乳没；如下淋，加五灵脂、硫黄、烧酒；如胎前产后，加陈皮、乳香。

服药：

硫黄制去油，二钱　赤石脂　飞矾　白龙骨煨　五味子　苍术各一两，制　大茴香　丁香　小茴香　荜澄笳　沉香各半两　白豆蔻三钱　木香　没药各五钱

右为末，炼蜜丸如梧子大，每服三十丸，空心临卧各一服。忌生冷之物。

铁刷末

治腹内诸痛，血气恶心，一切肠风、脏毒、滑泄。

苍术米泔浸，炒半斤　小茴香炒，六两　良姜香油炒，六两　甘草四两，微炒　右为末。每服一钱，姜汤下，萝白[1]、醋汤俱可。

乌须黑发丹

乌须发，助元阳，补血气，添精液，久服大有神效。

生熟地酒洗　天麦门各七钱　川椒去目　胡芦巴酒洗　杜仲酥炒　白茯苓去皮　木香　石菖蒲　小茴香各一两，盐酒浸　青盐　胡桃仁　川练酒浸炒　川山甲去皮膜　红枣去核皮，各五钱　山栀二钱

除桃、枣肉，另捣各药为末，入酒糊。将桃、枣二味捣一处，丸如梧子大，每服七八十丸，或酒送下。干，压之。如固阳，加菟丝子、肉苁蓉，俱酒浸，各一两。欲明目，加枸杞子、菊花各一两。久久神验方。

羊蹄根上　乌梅中　明矾下

各捣为细末，和匀，用米[2]泔洗净，搽四五次即愈。

膏药方

治血风臁疮及一切诸毒，并皆贴之。

荆芥　防风去芦　赤芍　独活尾　归尾酒洗　白芷　青藤　金银花各一钱

香油四两，同前咀，熬去渣，入黄蜡一两，入细药：

雄黄　乳没　血竭　轻粉　儿茶　黄连炒　黄柏炒　苦参各一钱

---

1 萝白：即萝卜俗称。

2 米：原误作“未”，据字形及文义改。

此末入内成膏，摊为隔纸膏，贴患，三日一换一洗。

散热祛毒方　治漆疮神效。

无名子[1]不拘多少，为末。用井花水调搽，少顷又搽，不过三次即愈。

愈癣杀虫方　治头上风癣及诸癣，一切疥癞等症。

用胆矾、潮脑各等分为末。每用猪胆调搽即愈。

养脾膏　治脾胃不健，元气不充。严阁下方。

芡实　冻米炒熟　莲肉去皮心　茯苓制过，去筋　山药等分　白糖少许

右为末。每服二三匙，滚水调下。

枇[2]杷散　治鼻准红色或面赤如火。

枇杷炙，一两　片芩炒，五钱　栀子炒，五钱

右末。每服二钱半或三钱，临卧，酒调下二三服。

治汗斑方

白矾　羊蹄根各一两　砒一钱

将矾、砒为末，蹄捣烂，布包醋蘸，不计遍数搽之。疤[3]红，可将密陀僧末，仍用羊蹄根复沾[4]搽之，可以断根。

治牛诸疾方

常山君　芝麻二合　防风去芦　荆芥　皂角

生姜一碗共捣烂，入酒一大壶，掺水灌之，其小便即通，吃草依旧。如耳角根冷，此乃闭汗，加麻黄为君，酒煎入药内，灌进，其汗即出而立安。

乳没枯矾散　治聤耳出脓，神功。

乳没　陈皮炒存性　枯矾等分

为细末，去脓吹入，效。

宝真万灵膏　一名比天膏

治腰胯疼痛，脚膝酸软，五劳七伤，中风半身不遂，小肠疝气，筋骨疼痛，二三十年痼疾。女子赤白带下，男子遗精白浊，阴精虚寒，久无嗣息。此膏补虚添精，强镇玉池，存精不泄，通导血脉，能令强健身体，返老还童。可助阳

---

1 无名子：即无名异。

2 枇：原误作“批”，据药物正名改。下同径改。

3 疤：原作“巴”，据字音及文义改。

4 沾：原作“占”，据字音及文义改。

道，最暖子宫，其效如神。

粉草二两　虎胫骨一两，酥炙　杜仲一两，酥炙　天门冬一两，去心晒干　白芷一两　肉豆蔻一两，炮　玄参一两，去芦　麦门冬一两，去心晒干　牛膝酒洗　五味一两，去枝梗　远志一两，去心　蛇床子一两，水洗晒干　归身酒洗　防风一两，去芦水洗　厚朴一两，姜炒　肉苁蓉一两，去心酒洗　人参一两，去芦　鹿茸一两，酥炒　续断一两，水洗　谷精草一两，水洗净　蛇退三钱水洗　桑螵蛸一两　礞石一两，纸包，稻草灰和黄泥包裹在内，入炭火中煅　地龙一两，水养去土，瓦焙干，作细末，与后药一起入　生地一两，切片，酒洗，晒干　菟丝子一两，酒洗，去土晒干　赤石脂一两置瓦上，炭火烜过，为末　蝉退三钱，去翅足　姜蚕三钱，切片，姜汁浸洗，炒　桑槐枝各七条

用真麻油二斤四两，入铜锅内火煎热，春秋浸五日，夏三，冬七。文武火熬滚，慢慢煎渣色焦，放冷，滤去渣，澄清油，下杏仁壹百粒温水泡去皮尖、大麻子仁一两、大附子一个重一两，切片，木鳖子廿四个，去壳，切

文火慢熬渣焦色，放冷，滤去渣油干净，擦净锅，投油在内，武火熬油大滚，文火慢慢投飞过好黄丹一斤，细细下，不可太急。桑、槐、柳条搅，滴水成珠不散，方投：

姜蚕蛾末三钱、红蜻蜓末四钱、母丁香末二钱、雄黄末四钱、乳香末五钱、没药末五钱，乳没俱切细，陈壁土墙窖[1]内过一宿，先用纸包[2]，取出为末，阳起石末三钱制法如礞石、血竭末三钱、硫黄末二钱、黄蜡八钱，细细慢搅成膏，大热，投麝香末二钱，就收瓷罐内，三七后已出火毒，放用每膏七钱，或绢缎[3]表纸一层，摊贴。尤用生羊猪油、生姜煎汁，热搽腰膝患处，方贴上热鞋底，熨百余下。固精暖子宫，赤白带下，遗精白浊。贴脐，连丹田、气海，一个贴六七日一换。贴脐，不搽也要熨。

冰梅丸

此药镇阴火浮行，理上焦元气，极能空清利窍，润燥生精，聪耳目、健精神，春夏祛湿暑之伤，秋冬敛耗散之气。每日一丸，进口噙化，精唾咽下。

1 窖：原作“吉”，土墙内无法容纳如此多量之药，据文义试改。
2 包：原作“色”，该书多处误“包”为“色”，据文义改。
3 缎：原作“段”，据字形与文义改。

龙脑香即冰片。用五分入乳钵内擂细，入粉草末同擂，和诸药。此药味辛温无毒，通神明，逐邪秽，祛风湿，明耳目，清空利窍，开郁倒痰，和解积热。

五味子晒干，取细末五钱。此药味酸平无毒，生精益气，清肃肺金，得麦门冬，同敛耗散之气，而添津液之能也。

麦门冬去心烘干，末，七钱。此药味甘平无毒，宁心胆，解烦热，益元气，和血脉，健精神，得五味子，同收暑湿毒，解热淫疾。

乌梅肉洗去沙尘，烘干，去核，取肉末一两七钱。此药味酸平无毒，生精润燥，安神养气，调和脏腑之功甚妙。

葛粉要雪白者，取粉五钱。此药味甘平无毒，能解天行时气之毒，利水除湿之功，又能解酒毒。

硼砂用二钱，入瓜蒌霜内同碾末，味苦，性温，无毒。

瓜蒌霜末，七钱。此药清下焦炎热，味苦辛，无毒。

柿霜去沙草，重碾细末，七钱。此药味甘平，无毒。能令心[1]肺皆润，痰火可降，除人热回凉。

粉草去皮为咀片，炒取[2]为末，二钱。此药味甘平无毒，能清神养气，助诸药之力也。

孩儿茶取真者刮去黑皮，为末，七钱。此药味苦，气凉，无毒。能治口舌皮疮热燥。

白砂糖取雪白者碾细筛末，六两，听如合诚用。此药味甘平无毒，理脾胃，消积热。

紫苏叶味辛，温，无毒。取细末七钱，功能下气调中。

右前项，各取完药末，和合重箩，将糖拌匀筛和，炼蜜捣成膏，每丸约重二分，入瓷罐内收藏听用。

千益百补丸

治诸虚百损，五劳七伤。长服延年，效难具述。

何首乌鲜者，竹刀开去皮，如干者，泔水浸软切片。用砂锅熬，先下乌豆[3]各一斤，乌豆三合。量若水上加竹棖，将药覆盖煮熟时。生地酒浸一宿　熟地酒洗　天门冬　麦门冬俱去心　人参各三两　白茯去皮酒洗，五两　地骨皮以上俱晒干，为末三两

炼蜜丸如梧子大。每服五十丸，好酒送下，空心服。

---

1 心：原作“人”，据“皆润”，知还应有它脏，参本草所载，改作“心”字。

2 取：底本原字残缺，抄本类“看”，或疑作“香”字。据文枢堂本改。

3 乌豆：与下“乌豆三合”重复。考方义，至此尚无药量，则当为“赤白首乌各一斤”。

遇仙散 治风痰壅滞气急，语言蹇症。

大黄一两 白芷 贝母去[1]心 五灵脂各五钱

右为末。每服贰钱，好酒送下。

乌金散 治天疱疮神效。

用徽州伞纸烧灰存性，干，用香油调搽；湿则掺上一二次即愈。

铅汞膏 治八脚虫神方，又医头虱。

用铅一钱，火熔化开，入水银三钱，取起研细，搽上一二次即愈。

香粉散 治脓湿疥疮，神效。

铅粉 松香各等分

右为细末，真香油调搽，一二次即愈。

乌发方

用蝌蚪不拘[2]多少，入新瓷罐内封固，埋地内四十九日，取出。后将桑椹子熟时，将虾蟆所化之水取出，用称一两或二两，将椹子照两数同入罐内。仍将好金墨一定[3]在内。如墨内有麝香，不用麝；如无，加麝香一分，复埋土内四十九日完，取出染须发，黑只到根，可管一月，神效。

四圣散 乌须黑发，神效。

黄丹飞七次，炒紫[4]色，二钱 矿灰风化者，三钱炒 铅粉绝好者，一钱 海螵蛸去皮[5]，五分

共为细末。将好拣[6]，煎浓调末药搽须发上，待稍干，即用凉水洗去即黑。不可粘皮，恐伤故耳。一次可四十日，神妙。

春传鹊桥方

鸦片 蟾酥各钱半 白附子乳拌，炒一钱 姜粉三分，姜汁晒干为粉 麝香三分

右为极细末。每用三厘，午后用口液调涂龟头上，临卧洗净行之。

---

1 去：原作“六”，据本书贝母常用炮制法改。

2 拘：原作“俱”，据字音及文义改。下同径改。

3 定：通“锭”，按例通假字不改。

4 紫：原作“索”，不通，据文枢堂本改。本书黄丹炮制法有两处亦作炒紫色。

5 皮：原作“骨”。海螵蛸即是“骨”，如何能去？考《太平圣惠方》等书有“去皮”之说，因改。

6 好拣：义晦，疑作“好醋”。

治风痰神方

天麻　南星　半夏汤泡　干葛　防风去芦　川乌　白茯苓各等分，去皮

右为末，姜汁为丸，朱砂为衣，每丸重一钱。姜汁嚼下一丸，神效。

治走气方

枳壳炒，三钱　川芎三钱　甘草二钱

用水一钟半，煎八分，不拘时服。

治秃疮方

用团鱼[1]煮汁，洗头，令虫出。将远年尘石灰、明净松香等分为末，香油调搽。

变酸酒成好酒方

黄柏三两，炒　甘草两半，为末　好石灰二升

将前末五钱入缸内，不住手搅起白沫，入灰，神效。

治马诸症[2]

均姜半分　麝香厘半　焰硝三厘　雄黄半分

为末，骟马点左眼，骒马点右眼，虽将死，点上亦起。如大小便不通，用乌柏树根一把，用温水洗净，杵似泥，用滚水五碗泡去渣，壶盛，灌进马腹，牵慢行，数转拴定，阴阳自分。如若点眼之后，亦要牵行数步，屡验。

百益丹　叶太府公屡验。

补精黑发，强腰活血补肾。

何首乌赤白各共八两，米泔洗，黑豆搅蒸七次　牛膝酒洗，五两　山茱萸去核，五两　天门去心　麦门冬去心　生地[3]　熟地酒洗　黄柏炒　当归酒洗　白茯苓去皮，各五两　山药去皮，二两半　枸杞子二两　人参二两，或一两　菟丝子酒洗，二两

右为末，炼蜜为丸梧子大。每服八九十丸，空心淡盐汤下，临卧酒下。

乌鸡丸

治妇人诸疾神效，并不孕育者。

---

1 团鱼：即“鳖”。

2 马诸症：本方涉及的马病，其文字均不见于字书，义不明。

3 生地：原纸破字残，据文枢堂本补。

乌骨鸡一只重三斤半，闷杀，干去毛，割去肠肚

香附一斤，分为四制：童便、酒、米泔、醋浸制。春冬三日，秋夏二日　艾四两　苦蒿四两，无叶亦可　童便、酒各半，共一锅，将净鸡、附、艾、蒿[1]共煮一夜，天明将鸡去骨，连三味共杵成膏，为薄饼。纸隔微火焙干鸡骨为末，外加：

人参二两　当归二两　川芎　生地　熟地各二两　白术两半　羌活二两　五味子三钱　黄芪二两七钱　牡丹皮二两　阿胶两半，粉炒　鳖甲一两半，醋炙

为末，醋糊为丸，如梧子大。每服八九十丸，空心淡醋汤调下。

内府秘传方　治瘿气神验。

海藻热水洗净　昆布洗净　海带　海螵蛸[2]　海粉飞过[3]　海螺醋[4]　甘草少许

如颈下摇者用长螺，颈不摇者用园螺。右各等分为末，炼蜜为丸，如圆眼大。每夜临卧，口中噙化一丸，功效不可言也。

治狐臭方

麝香　巴豆去壳　木通去皮

右为末，每服一钱重，浮子酒[5]熬膏为丸，金箔为衣[6]，空心水酒调化一丸服之。以净桶盛腹内打下秽物，急盖，拿开勿闻。神效。

治风犬伤方

用斑猫二十枚去翅足，糯米一合，同炒焦黄色，去斑猫，将糯米同干虾蟆后腿一只为末，水调服之。如小腹痛胀，用益元散、灯心汤调下，其物从小便而出[7]。其疮用便洗净。若紫黑，可挑破出血水，外用黑桃壳填满犬[8]屎，合在[9]疮上，用艾灸七壮即安。

---

1 蒿：原作“槁”，据本方有“苦蒿”改。

2 螵蛸：原作“漂消”，据该药正名改。

3 海粉飞过：海粉乃是海兔之肉，何能飞过？疑此为海蛤壳之粉，即蛤粉。

4 醋：此下似有脱文，或有“炙”字。

5 浮子酒：即醇酒，家酿带糟未掺水之米酒。

6 衣：原作“大”，据文义改。“衣”指丸衣。

7 出：原误作“山”，据文义改。

8 犬：原作“大”，据字形及文义，似当作“犬”，犬屎用于解毒。

9 在：原误作“再”，据字音及文义改。

广嗣丸

枸杞二两　山药　山茱萸　吴茱萸各一两　枇杷叶一两，先用帽刷刷去毛，炙蜜金炙黄色[1]

为末，炼蜜为丸，如梧子大。每服八九十丸，酒下。女人服此，一料即生。

如神百点膏

荞麦楷灰三升　芝麻楷灰三升　石灰少许

用防风通圣散药三斤，并水八九碗，却将楷灰淋水三次，熬成膏子，量入石灰和匀，取之点疮，须臾自破，出血立消，功效如神。

龙骨丸　治梦泄遗精，滑泄不止者。

黄柏　蛤粉炒，二两　珍珠　龙骨煅　牡蛎煅，各一两

右为末，丸[2]如梧子大，每服六七十丸，空心淡盐汤送下。或加樗皮即椿树皮，去粗皮、滑石、青黛、黄柏，用新瓦煅半斤。加各一两。

玉饼子

治小儿吐泄惊疳，乳食不消，肚胀，潮热，嗽，急慢惊风，痫疾诸症。

半夏大者十二个　巴豆五十粒去壳，另研去油　滑石一两水飞过　寒食面一两

右为末，滴水为丸[3]如菉豆大，捏作饼。每服五七个或十一个，姜汤送下，自宜加减。

饮食所忌　并解毒

猪肉忌羊肝。牛肠忌犬肉。雄鸡生葱。麦醋茯苓。鲤鱼忌天门冬。青鱼忌胡荽。鳖忌苋。孕妇忌鸭子、桑椹、羊肉、细辛、桔梗、半夏。

酒醉不醒，急用豆粉，冷水灌下。

鱼骨刺喉，急捣苎麻根，丸如龙眼大，鱼刺鱼汤，鸡骨鸡汤吞下。马肝毒，取鼠粪十四枚，冷水服。六畜、乌兽毒，饮豆豉汁数盏，或水调灶心土。牛肉毒，饮甘草汁一二盏。羊肉毒亦同。各物毒，急吐，头垢一枣核大，或清油多服。鹅鸭毒，糯米油水多服。河豚毒，清油灌，吐尽方可，或灌蓝汁。狗肉毒，杏仁三两捣烂，分三分，每次热汤调下。自死六畜毒，黄柏末服一二钱，未解再服。

1 炙蜜金炙黄色：疑当作“蜜炙金黄色”。

2 丸：据文义当脱，补之。

3 丸：据文义当脱，故补。

解药毒

藜芦毒，煮葱汁服。斑猫毒，捣泽兰汁服。合口椒毒，饮新汲水。雄黄毒，煎防己汤服。大戟毒，捣菖蒲汁服。钩吻毒，煮桂汁服。天雄、乌头、附子毒，煮黑豆浓汁服。巴豆毒，煮黄连汁服。砒毒，麻油灌，或粪清灌，或酽醋饮之。百虫，白鸡、鸭血灌良。或煮连翘汁服。诸毒，浓煎升麻汁服。或水调生葛粉，或水调菉豆粉服。

神农煮针法

乳香一钱　没药一钱　当归酒洗　木通各四钱去皮[1]　三棱四钱　莪术醋炒　细辛　石菖蒲七分　川乌　草乌　苍术米泔浸　川山甲酥炙　白芷　龙骨煅　虎骨酥炙　黑牵牛　黄连炒　黄芩炒　硫黄　白牵牛　麝香制　陈皮去白　芍药煨　羊骨髓酥油炙　酥油五钱

水五碗，无灰酒一桶，酒煮干为度。又将药各为粗末，骨髓酒同煮干为度。埋在土中，三宿取出，擦磨光滑，用油单纸包，加些麝香。

散被殴斑痕方

熟麻油　黄酒各二碗

同煎数沸，服毕卧火烧热地上，一夜疼止，消肿无脓。有打伤人者，仇家阴令术士以此治之，次日验，即无一毫伤痕。

治肺风方　服后丸药除根。

白芷　流黄[2]　轻粉各等分

再入大枫子，俱为细末，擦患神效。

丸药：栀子十两　大黄五两，蒸　杏仁二两，去皮

右为末，水丸粟米大。每服五六分，食远滚白汤下。

龙虎丹　治走注疼，或麻木不遂，或半身痛。

草乌　苍术制　白芷各一两，研粗末，拌发热盒过人[3]后药　乳香　没药各二钱，另研　牛膝去芦　当归各五钱，酒洗

右为末，酒糊丸如弹子大，每服一丸，温酒化下。

1 各四钱去皮：原文“钱”字置于“皮”字之后。

2 流黄：即硫黄，又名石硫黄。

3 拌发热盒过人：“人”，抄本作“入”。整句话意思不明，存疑待考。

萆薢分清饮

治真元不足,下焦虚寒,白浊频数无度,凝面如油,光彩不定,脚澄下漩如膏糊。

益智　川萆薢　石菖蒲　乌药各等分

右咀,水钟半,盐一捻,煎服。一方加茯苓、甘草。

敷药膏　治痞块癥瘕,屡验。

黑芝麻半升　血竭二钱　大黄二钱　吴茱萸二两　乳香二钱　五倍子四两　草麻半斤　孩儿茶二钱

生桐油半斤,调煎药末,作隔纸膏,用针针眼,贴块上,外用熨斗熨之。

太[1]平丸　治劳症咳嗽,日久肺痿痈,并宜噙服。

天门　麦门各去心　知母去毛皮　贝母去心　款花　杏仁各二两　当归酒浸洗　阿胶蛤粉炒　生地酒洗　黄连炒,两半　蒲黄炒　京墨煅　桔梗去芦　薄荷去根一两[2]　麝香少许

右为末,炼蜜丸如弹子大。临卧服,用一丸噙于舌上仰卧,其药流入肺窍。

消化丸

白茯　枯矾　牙皂炙　陈皮　半夏　礞[3]石煅金色,二两　枳实　枳壳各两半　南星　薄荷各二两

右为末,神曲糊丸如桐子大。每[4]服一百丸,上床时饴糖拌吞,次噙太平丸,二药相功,痰嗽即除根。

香雄散　治疯犬咬伤。

麝香当门子三钱　雄黄三钱

右为末,好酒调下,其毒从小便出,立愈。

长春不老神效汤　开胃理脾,益气清心之药。

---

1 太:原字缺,据本卷分目录及抄本、文枢堂本补。

2 两:原作"目",乃俗写"刄"(两)之形误,据文枢堂本改。

3 礞:原省作"蒙",今据药物正名改。下同径改。

4 每:原作"缶",据文枢堂本改。

乌梅去核，一斤　甘草一斤　陈皮四两　川椒[1]去子，四两　蜂蜜半斤　大枣去核，一斤

先将甘草用水三十二碗煮烂，去渣，下前五味煮烂，以瓷罐装之，上下用椒末于上。每日清晨用米汤半碗，入药二三匙，和匀服之，神验。

治臭虫方

用荞麦秸熬水浇淋，其虫即死。

治鹅掌风方

黄连　黄柏各炒　防风　荆芥穗等分

右为粗末[2]，煎滚水，先将围桶洗净，次将药汤入围桶内熏洗。如此二次即好，甚者三次，神效。

祛气痰方

治男子、妇人一切气急，理脾胃，进饮食，服此药补矣，常服扶元。必先于此服之：

南星一斤　半夏一斤　生姜一斤　明矾一斤　大皂角一斤

右用药水浸一七，水高二寸，文武火寅时煮到申时，水干，拣去皂角、生姜，同捣如泥，捏作薄饼，晒干，天阴火烘干，四两余，干留。

山查四两　神曲四两，炒　白芥子四两　杏仁去皮尖　萝白子　紫苏子　大麦芽炒　青皮去穰　陈皮去白　香附子　白茯苓去皮　黄芩炒，各四两　白术炒　枳实各五两　人参去芦　沉香各一两

右为末，同药和匀，滚水泡，蒸饼为丸如梧子大。每服五十丸，汤下，不拘男妇服之。痰喘甚者，加槟[3]榔、牵牛尤妙。

返魂浆方　治经回乳，神效。

霹雳子干者，一分，即蚊子　紫矿一钱，即血竭[4]

右为末，用麻黄浓煎汁，少拌酒钟，将阿胶一小片，用下酒内，顷一面旋磨，令枯为度，以此汁调药末为丸，如菉豆大。每服七丸，先一日服，次日再服。

---

1 川椒：原文下有“练”字，据炮制有“去子”，则当为川椒而非川楝（练），故删“练”字。

2 末：原误作“米”，据字形及文义改。

3 槟：原误作“兵”，据字音及药物正名改。下同径改。

4 即血竭：非也。紫矿乃虫胶，与树胶血竭非一物。

治咽喉方

治喉内生肉，重重起，不痛，日久有窍，出臭气不可闻者，并饮食不进。

用臭橙叶煎浓汤服，先噙后咽，连进数服，效验如神。

救荒济生方

苍术一斤，米泔水浸七日　芝麻一斤，去皮　白茯苓酒浸三日，去皮　晋枣[1]一斤，去核焙干[2]

共为细末，炼蜜和成一块，预防年荒或远行。如渴饮水，忌食热物。若要吃饭，先吃热米汤一二碗，解散前药，方可通行，甚效。

治大人、小儿腹内有虫

用使君子一钱　槟榔一钱　雄黄五分

右为末，每服一钱。大人一钱，俱用练树根煎调服，其虫从大便出，神效。

消瘿奇方

用猪掩子[3]七个　南水酒曲一钱

右为末，三钱入壶内，水一碗，煮一炷香取出，露一宿，掩子食之，重煮。

神效二仙散　治小儿头面脚手生疮。

官粉一两　雄黄

为末，香酒调摊碗内，搽此药。用艾水熏洗，搽药。

螽期种子丸

巴戟　何首乌米泔浸　菟丝子酒浸，焙　黄柏各二两，炒　知母去皮毛　肉苁蓉去心　枸杞子　当归各一两　茯神去皮心　山茱萸各两半　生地黄二两，酒洗　牛膝去芦　芡实　麦门冬各一两，去心　破故纸七钱，炒　益智去皮　人参去[4]芦各五钱

右为末，炼蜜为丸如梧子大，每服八九十丸，空心淡盐汤送下。

补精益肾丸

昔辰州府同知李南岗眷[5]妇常服之，乙丙丁年连生三子。后传施于众，皆

1 枣：原作“朿”，据字形及救荒方，此当为“枣”之缺省，故改。

2 干：原作“甘”，据字音及文义改。

3 猪掩子：据“掩”字音及该方主治，此当为猪靥（音掩），《本草纲目》又名“猪气子”，主项下瘿气。

4 去：原作“大”，据文枢堂本改。

5 眷：原字类“眷”而缺数笔，故据文义臆测试改。文枢堂本作“夫”，与原字相差甚大。

真有奇效，虽一世不生者，服此亦验。

白芍煨，一两　菟丝子酒浸焙，一两　陈皮去白，一两　厚朴姜炒，去粗皮，五钱[1]　白茯去皮，一两　枸杞子一两　黄柏炒，一两　当归身酒浸，一两　白术土[2]炒去土　山茱萸去核，各两　人参少用　甘草去皮，二钱　牛膝一两　肉苁蓉一两，酒洗去心　续断一两　杜仲炒去丝　熟地黄一两　为细末。

随药加减，以一两为率，炼蜜为丸，如梧桐子大。每服八九十丸，空心淡盐汤送下。

如肺热者，不用人参，或入二三钱。

此方得之异人，屡试果有奇验。

灵盖散

治诸顽疮不收口，并癣疮，用诸药不效，搽上此药，立愈。

黄柏炒，壹两　轻粉一钱二分　灵盖煅为细末，二钱　血竭六分　片脑半分

右为细末，用猪胆调搽患处，神效。

解酒散

如人不能饮酒，用此药服一二匙，可饮千杯不醉，效验如神。

赤小豆　葛花如无葛花，葛根粉代　菉豆粉各等分

右为末，每未饮酒，先服一二匙，神验。

玉容散　治诸风酒刺雀瘢黚[3]之症

鹰条[4]一两，用野鹰者佳　白及一两，去头者佳　槟榔鸡心者佳，各一两　潮脑一钱　三柰三钱　甘松五钱　北细辛四钱　川白芷五钱　铅粉五钱　皂角五钱　苏合香五钱　菉豆粉三两

右为末散洗之。或用红枣肉为丸，如弹子大。每日清晨于手内握之洗面，至一二月，其面一白，光彩如玉。一法：加去一弦肥皂蒸过，一丸九妙。

又方　**玉容粉法**

治女人面生粉刺及雀斑，冬月面不冻，每日抹面，光彩如红玉。

---

1 五钱：原字残缺，据文枢堂本补。

2 土：原作“去”。此下有“去土”，则当为“土炒”，据补。

3 黚：下有“一”字，无意义。删之。

4 鹰条：据其功用，当为本草所载“鹰屎白”，即鹰屎、鹰粪。

真铅粉一两　以石[1]细嫩者，去土皮，一两，为细末　好官胭脂二片，用酒浸透，扭汁听用　人乳汁半杯　陈皮不[2]拘多少，浸酒二杯，去陈皮，用酒　白附子五钱，去皮为末

右将铅粉、活石、附子末，和乳蜜、胭脂、陈皮酒，一处擂乱和匀，每日抹面，极妙。

1 以石：此石“细嫩”。据方后云“活石”，则知此石乃“滑石”。《闵产录异》“活石”亦是滑石，软滑石其质细腻，与本方“以石”同。

2 不：原字不成字，似在“不”字上再加数笔撇捺。据文义改。

卷之十五

目　录

煅　炼　门

秋石赋

秋者自白而称禾矣，石者曰刚以名之也。游自九万之里，生当一斤之期。金水既分，铅银以彰于有像；子母乍见，黑白以成于混仪。原其为物，自精化魄。遇阴火而始飞，到金乡而变白。初离银矿，随黄雀入于天河；才返蟾宫，逐清风流于地脉。谅以欲干清，汞全仗白金。子欲亲而恋母，阳要纯而去阴。贯满则盈，仙传制伏之法；精至必就，孰忧损益之心？异哉！半夜方中，一阳初起。赤白而相照运，真水而清泄。回从尾穴，少若黑铅之形；流至中央，已成紫金之体。岂不以完气之母，五味之精，取司马牙之宝，期立刀圭之名。若嫁阿郎，要在子孙而相见；如婚姹女，须假翁婆而曲成。是以欲保于金生，先精于养素。汞遇铅兮不起，土得水而相辅。色莹如玉，自淮南而强名；性急如龙，因神农而假喻。美哉！至精至净，纯柔纯刚。龙虎并分于卯酉，阴阳盛满于中秋。轻清上彻于泥丸，形如朱凤；重浊下降于华盖，体若素流。所以修养于还丹，贵自于金石。枉将内宝以轻弃，却取外珍而贵惜。可怜天地之全身，返作三尸之屋宅矣。

阳炼秋石

侧柏叶数枝，皂角一二片，童便一担，加水一桶，顺搅去沫，去浊留清。不计多少，用锅熬干，将刀斫起。先用黄泥包固罐一个，入熬黑物于内，封口，打火三柱香，先文后武，取出冷定为末。将滚水泡化，入厚绵纸六七层滤过，熬干，晒一七听用。再入泥固罐打过，文武二柱香，可以久收。

阴炼秋石

用皂角煎水一二碗，入童便缸内搅，停少时加清水搅。如此搅一次，去浊沫，再加水搅，又去。如此数番，徐徐去上面清水，底下凝结如粉冰[1]，用地灰将纸[2]铺上，凝结者倾于纸上，少顷干收听用。

阳炼紫河车

用初生男子胎衣一具，先用长流水洗净，又用米泔水洗净，再用无灰酒洗净。放新瓦上，徐徐用火煅干，将竹箸翻调。忌铁器，不可焦，焦则入药不效。重一两或九钱方是首生，如多不是首生。

阴炼紫河车

用首生胎衣一具，照前洗净。先酒、乳炒川黄柏、豆末，将胎衣入石臼内捣烂，徐徐添黄柏末[3]，以干为度，研末听用。忌铁器。

阳炼蜂蜜

用生蜂蜜一斤，以水四两同入铜锅内，先文后武炼之。蜜内泡黄色，以箸蘸蜜，滴水成珠，不散为度。

阴炼蜂蜜

用好蜜不拘多少，入碗内，不用水，入重汤，顷将火徐徐烧水，碗内蜜沸，滴水成珠为度。

---

1 冰：原作“水”，水何能凝？当为“冰”字缺点，据改。

2 纸：原字为“桊”，义不明。文枢堂本作“帋”（纸），与下文“倾于纸上”呼应，据改。

3 末：原作“太”，义不明。文枢堂本作“末”，义长，据改。

炼阳起石

用真阳起石煅红，研为细末，入固济罐内，上用铁灯盏盖头封口，盏内用水。如干，搽盏打火，先文后武，三炷香尽，取出升起者入药用。此[1]医家多不知制法，故不验也。

青礞石

用青礞石四两，内有自然铜者真。先将礞[2]石打碎，放锅铁上煅红，陆续下焰硝，久炼取出，以手碾细为度。如不碎，用硝再煅。硝不可太多，多多则伤药。

炼芦甘石

用羊脑芦甘石不拘多少，去石入火煅红。先将黄连、黄柏、黄芩、防风、荆芥、薄荷等分，煎浓汤去渣，入红芦甘淬数次，俱碎在药汁内为度，去夹石，同药汁煅干听用。

炼钟乳粉

用石钟乳不拘多少，炼红，入瓷盆内，以童便淬之。如不碎，再炼再烧。如此三次，研为末，乃钟乳粉也。

炼玄明粉

冬月极寒时，用朴硝一百斤、大皂角三五十[3]根，萝卜十斤切片，同入锅内，以水满锅，熬数十沸，搅入木盆内过夜，生出牙硝。取起，又入锅，约有五十斤。加白萝白五六斤切片，同入锅，以水满，熬数沸，入桶过夜，取起，约有三四十斤。用豆腐三四斤，成片入锅内，水煮数沸，取出，入盆过夜，取起为粉，入固济罐。打火三炷香，配甘草则为玄明粉也。

---

1 此：原作“比”，据文义当为“此”之形误，因改。
2 礞：原作“家”，据文义乃“蒙”之形误，因改。
3 十：原作“士”，据文义乃“十”之音误，因改。

制 造 门

制半夏法

半夏一斤　白矾四两　皮硝四两

用水十大碗煮滚，入瓷盆内，候前三味入内，搅匀，晒数日，一日搅数次，待尝半夏心中不麻为度。去前水，换新水清浸之，如前法日搅数次，待半夏心中不白为度。一日常换水二三次，如法取起，扎，每一斤入薄荷三两、甘草二两或三两，任用。

制香附法

香附，主气分之药，香能窜，苦能降，推陈致新，诸书皆云益气，而俗有耗气之讹，女科之专药也。治本病略炒，兼血以酒煮，痰以姜汁，虚以童便浸，实以盐水煮，积以醋浸、水煮。

妇人血用事，气行则无疾。老人精枯血闭，惟气是资。小儿气充形乃[1]曰婴。大凡有病，则气滞而馁。故香附于[2]气分为君药，世所罕知。佐以木香，散滞泄肺。以沉香无不降，以小茴香可行经络；而盐炒则补肾间元气。香附为君，黄芪为臣，甘草为佐，治虚怯甚速，佐以厚朴之类决壅，用三棱之类攻其甚者。予尝避诸药之热，而用檀香佐附，流动诸气，极妙。

制当归

当归主血分之病，川产力刚可攻，秦产力柔可补。凡用本病酒制，而痰独以姜汁浸透，导血归源之理，熟地黄亦然。血虚以人参、石脂为佐，血热以生地、条芩，不绝生化之源。血积配以大黄。妇人形肥，血化为痰。二味姜汁浸，佐以利水道药。要知血药不能舍当归，故古方四物汤以为君，芍[3]药则为臣，地黄分生、熟为佐，芎为使，可与要云。

---

1 乃：据文义，“形乃”与“气充”对文，则“乃”字当误，或为“嫩”“弱”等字。

2 于：原作“余”，据字音与文义改。

3 芍：原脱，无此字则四物汤缺一味药。

药性制中有制歌

芫花本利水，无醋不能通。菉豆本解毒，带壳不见功。
豆蔻大止泻，有油反又通。住泻用白术，还当一去油。
草果消膨胀，连壳反胀胸。黑丑生利水，远志苗有毒。
蒲黄生通血，熟补血运周。地榆医血药，连梢不住红。
陈皮专理气，连白补脾中。附子救阳[1]药，生用走皮风。
草乌解岚瘴，生用使人蒙。人言烧过用，赭石火炼红。
入醋能为末，制度必须工。川乌炒去汗，生用去痹风。
后学要精理，药灵莫妄攻。

造神曲法

六月六日乃诸神聚会日也，非此日不为神曲。用灰面十斤、赤小豆四合、杏仁三合去皮尖，共为细末，同面拌匀，入小蓼汁二碗、苍耳草、青蒿汁各一碗，和匀为粑，于缸内似合曲一般，待黄毫生，十月取出，晒干听用。

造鹿角胶霜法

用鹿角剉为一寸，不拘多少，于长流水浸五七日，刮去粗皮，入砂锅，桑柴火煮水干，再添熟水，内用桑柴搅，不绝火，以角手捻如粉为度。其角名霜。其汁再熬干，即鹿角膏也。

造紫霞杯法

用浮萍煎汤五六碗，将硫黄四两入内，熬一炷香，觉硫气稍除为度。先用做杯木模，将制过硫黄倾入，以潮脑搽于杯，外面用纸包之。临用以酒倾入，过夜服之，固阳久战，有验。

造硃砂杯法

用硃砂四两为细末，入白蜡生化开，入砂末，即入木模内成杯。以酒于内，服之安神清心，屡验。

---

1 阳：原作“阴”，与附子之性用不同，故改。

造玉露霜法

用豆粉一斤、龙脑薄荷半斤去梗，用乌梅水洗净，铺于蒸笼槅上，上用粉铺之，粉一层，薄荷一层，如此粉尽叶完为度，蒸一炷香，去薄荷不用，如粉一斤，入柿霜半斤，或毛糖亦可，共一处和匀，即玉霜。

造百药煎法

用五倍子二三斤打碎，去枝梗虫净，如豆大小块，入瓦罐内。却用大瓦罐煎十分滚水，入茶叶一大把，再滚，不必浓煎，要清些，即倾入倍子内，淹过一指。其滚水要一起倾入，不可陆续下。先作一草窝，放砖[1]在内，又将草厚盖，一夜取出，将砖相合，倒翻转按平。如前煎茶一罐倾入，不必淹过，只要浸透。又放草窝内，单盖一夜取出，捏作鹅蛋大丸。又用白酒曲为末，掺上为衣，用新稻草厚铺底，将丸匀摆草上，厚草盖之，仍将草荐盖之，要大热。过三日以手探之，四边大热，翻转再遏四日，共七日足取出，吊阴处，三四日却晒大干，听用。

造圣蜡烛法

槐角二斤八月收　白胶香一斤　硫黄四两

先将槐角子捣碎，用砂锅化开胶香，次入槐角末，次下硫黄末，用槐枝搅匀，以竹筒长七八寸、粗如大指者，浇香汁于内，待凝结则去筒。每一枝可点六十日。

炮　炙　门

诸药煅炼炮炙，其中有为伏性者，有为去毒者，有为引经络者。其法不同，其理不一，各有所说，不可一例而拘之耳。且如腾经络者，则用酒浸、酒洗、酒炒之属。伏性者，则火煅、火炮、火煨之类。润燥者，则用蜜炙、酥炙法。祛毒者，则用便煮、醋煮。引经者，则用盐水、香汤。补益者，则用人乳、羊涝[2]。疏通者，油炒，佐长流之水。开导者，姜汁，继莱菔之汤醯之味也。若

---

1 砖：原作“焞”，乃动词。参下文有“将砖相合倒翻”，知“焞”乃“塼”（砖）之误，故改。

2 涝：疑为“酪”之误。

斯之概，各从其党，当审详之。

炮炙法

川黄柏：去粗皮，乳拌炒一分，盐水浸炒一分，酒浸炒一分，童便浸炒一分，分为四制。下部补药。

肥知母：去皮毛。盐水浸炒，盐酒浸炒。补药内用。忌铁器。

天南星：用土挖一窝，火烧红，用米醋浇上，将南星片入内，蒸半时取出听用。

真磁石：火煅红，好醋淬。不碎，又煅又淬，如此七次。又法：用稻草灰和泥包之，外用纸包，入火煅，火去泥用。

蒸熟地：用怀庆生地，不拘多少，以酒浸洗，入柳甄内，蒸一次，晒一次，如此九蒸九晒，心黑为度。忌铁器。

大黄：蒸，用酒浸一遍，蒸一遍，晒一遍，如此九次，以黑为度。忌铁器。生者用入行药。

何首乌：用米泔水浸去皮，要赤白雌雄，九蒸九晒。忌铁。

女真实：用无灰酒浸[1]一次，蒸一次，如此九次听用。

大附子：用童便浸煮，以杀其毒。

石决明：用盐调水煮数沸，研粉用。

兔丝子：用酒浸蒸，晒干听用。

广陈皮：去白，盐水浸，晒干。痰药多用。

败龟板：用童便浸，酥炙，去筋膜。

松香：不拘多少，用长流水淋桑柴灰汁，煮拔三次，甚则七八次。又用无灰好酒煮拔二次，完则用长流水煮拔一次，白，味不苦涩为度，阴干听用。

黄连：去须毛，炒。上腾酒炒，余生炒褐色为度。

半夏：姜水泡七次听用。

蒲黄：炒黑止血，生用破血。

苍术：米泔浸一宿，焙干。

阿胶：剉片，用蛤粉炒成珠。

---

1 浸：原脱。据文义补。

枳壳：麸炒七次，俱去穰。

莪术：一味用纸包，醋浸煨透。

杜仲：酥炙，炒断丝为度。

远志：去骨，用甘草煎汤煮过。

肉苁蓉：酒浸、酒拌，炒去心。

瓜蒌仁：用纸层层包裹，细槌去油尽，成霜[1]听用。

蕤仁：如瓜蒌仁制法。

巴豆：亦如前制法。

枳实：麸炒七次。

厚朴：姜汁拌炒。

姜蚕：炒去丝用。

白术：土炒去油。

鳖甲：醋浸酥炙。

珍珠：用白豆腐挖一孔，入珠在内，上以腐盖，煮数沸，用珠。

琥珀：制法同上。

黄芪：蜜炙。

川山甲：酥炙。

五加皮：酒炒。

三棱：去皮毛，醋湿纸包煨。

杏仁：去皮尖，双者杀人。

桃仁：各去皮尖用。

槐角、槐花、黄芩、牵牛、神曲、破故纸、郁李仁、白蒺藜：以上俱炒。

牡蛎、龙骨、石蟹、海石、石燕：俱火煅。

阳制白茯：坚白者不拘多少，去皮膜，切片，入乳，晒干再浸。每晒每斤重二两为度。

阴制白茯：洁白者不拘多少，去皮膜，切片，为末，将井花水澄过五七次，必将筋膜捞净，取澄水阴干。

---

1 霜：原作简体“双”，据字音及文义改。

药性拾遗

芦甘石：味甘辛，气平、性温，阳中之阴，无毒。去翳瘴，祛烂眩，明目生肌，敛口散血，驱风热，收冷泪药。

孩儿茶：出乌定国，乃乌定海之细泥[1]也。味苦甘，气温平，性良无毒，解酒热，止烦渴，凉肌表，散客热，行污浊之血，散疮结之热，生肌敛口散火之药。

三七草[2]：其本出广西，七叶三枝，故此为名。用根，类香白芷，味甘，气辛温，性微凉，阳中之阴。散血凉血。治金疮刀斧伤，立效，又治吐衄崩漏之疾。边上将官宝之为珍，如有伤处，口嚼吞水，渣敷患处即安，血症之奇药也。

千年矮[3]：其本不过尺，其梗似银皮包，八月开小花，白色五瓣，叶对丫，如小杏叶样，生深山幽僻之处。味辛苦，气寒平性凉，阴中之阳，无毒，辛能散火，苦能凉血。治瘀血，止吐衄，愈血崩疾。人服之屡有神验，乃血疾中圣药也。长者为满天星，其形相类，不可入药也。根治癥瘕，久服下完块。

灵山柴[4]：即新生小儿脐带已落下者。味甘，气香，性温无毒。行滞气，破恶血，去胎毒，盈元气，长精髓。如此柴一钱，焙干存性，加辰砂五分，同研细末，甘草汁调搽乳上，徐徐令月内之儿服之，出痘极稀，可保无他患也。

一枝箭[5]：一名鸡翅苗，其梗紫色，叶对节生，七八月间果红如椒状，内有黑目，嫩叶极红，如秋叶、经霜枫叶样，山上处处有之。味辛，气微温，性平无毒，阳中之阴。行气血，散污浊，走经络，除邪气，解毒热，攻肿毒，祛疔疮，散初起发背并无名肿毒，其效如鼓应桴。先用叶一大撮、葱五根、姜五片，入酒捣烂，用滚白酒冲入，去渣服。将渣敷患处，取汗出即安。一周友误食牛肉，

---

1 乌定海之细泥：此传闻之说。孩儿茶首见《饮膳正要》，《本草纲目》名“乌爹泥”，乃元明间一味外来新药。其来源为豆科植物儿茶，其木质枝干煎制而成的干燥浸膏。

2 三七草：即明后期始见医药书记载之止血活血新药，为五加科植物三七的根茎。本草中最早著录于《本草纲目》。该书所载要早于《本草纲目》。

3 千年矮：据其形态，此当为茜草科植物白马骨或六月雪。本品始载唐《本草拾遗》。明《本草纲目》归入“有名未用”。本书对该药颇为推崇，现代民间亦多用作草药。

4 灵山柴：此即人脐带，首见唐《本草拾遗》，名“初生脐”。后世又名“坎炁”。此书所载诸效，及预防痘疹，在明代诸书中属于较早者。

5 一枝箭：其果实、种子、辛味类似芸香科植物花椒，然枝叶又非椒类，来源待考。

生疔于嘴上，立时肿起，缓则不可救，服此即消，是其验也。

牛荆[1] **条**：其梗多直，色灰，叶似柳叶梢长，大山中处处有之。又一种短木大条，俗[2]名曰黄荆，烧沥入药，治痰。味甘苦，气微寒，性凉无毒，阴中之阳。能散火、凉血热，泻肺火，散肿毒。初起小疮疖，为末，凉茶调敷即散，退皮毛之邪热。

半边莲[3]：味苦辛，气甘平性凉，阳中之阴。解疮毒，治蛇伤，疗疔疮、发背、无名肿毒。先用酒捣，次用滚酒冲入，去渣，渣敷患处，服酒取汗即效。傍田埂生，开银红花，似莲半边，故名之。

箭头草[4]：味苦气寒，性凉无毒，阴中之阴。解疮毒，行浊血，走经络，入煎剂则能治疠[5]风，田塍边多生，其叶如披头箭[6]样。

翻白草[7]：气辛味辣，性温无毒，阳中之阴也。其叶上半白，梗方，类小树，傍水涧多有之，端午取者良。辛以散之，治诸疮，用热酒佐以发汗，温以和之，祛吐血。用凉药佐之，以愈红。治一切无名肿毒、疔疮、浑身疥癞瘙痒、寒热疟疾、吐血衄血之症，及湿热脚气之疾而立愈。

---

1 牛荆：所载形态极简，据其功效与同类的黄荆，此即马鞭草科植物牡荆与黄荆，民间多用。

2 俗：原作“倡”，据文义改。

3 半边莲：此亦为明代始出的草药，为桔梗科植物。本草以《本草纲目》首载此药，医方书则以《延寿神方》及本书记载为早。

4 箭头草：据所载“其叶如披头箭”及其解疮毒之功，则本品为堇菜科植物堇菜类，民间多用的紫花地丁即此类药品。

5 疠：原作“励”，据字形及文义改。

6 箭：原作“煎”，不通，据字形及文义改。

7 翻白草：据描述，此种植物味辛辣、梗方，类小树，与寻常蔷薇科植物翻白草并非同类，具体来源待考。

《医门秘旨》后序

《医门秘旨》，古皖筠亭张先生所集也。盛哉之广仁术矣！尝稽《灵枢》《素问》《青囊》《金匮》，可谓医家之六经，别集若无容于其间也。然古今异时，南北殊气，虽合宜用方，或不免于执一。间有药效活法，而心私独功，秘其旨而弗传焉者多矣。噫！无怪夫古今人之不相及也。筠亭以儒而医，医且甚精，无俟三九之折而独擅名家，卓为医流之绝响。且无论贵贱，无论贫富，无论远迩，凡以疾而求剂，罔不剂之，剂无不愈者矣，江东民咸以安危托公焉。公尝云："药之活人，仅一乡、一邑、一时之惠而已，求其博施久远，未能也。"乃集所见闻之秘旨，汇以成帙，题曰《医门秘旨》，以广传焉。俾穷乡远世，悉得捡方投剂，以收回春之功。筠亭之仁，其溥矣。则斯集也，宁不与圣医之六经并垂永哉？若公殆岐、黄、卢、扁之忠臣也耶。吁嘻！古人活鹊活蚁，福受上报。是集之行，不特鹊、蚁之活而已，其报有不大过宋、王二子者乎？书就梓，委山人跋之。山人岂徒跋也，盖欲览斯集者，当知筠亭之行仁，犹当知筠亭日积岁累之苦心云尔。

时万历戊寅岁菊月望日楚桃源竹墟山人唐诗书

同安张氏恒德堂刊

校后记

《医门秘旨》为综合性临床医书，十五卷，〔明〕张四维辑录于万历四年（1576）。校点底本为明张氏恒德堂刊本，约刻成于万历壬午年（1582）。

一、该书作者与内容特点

据该书自序及署名，辑录者为医家张四维，字国本，别号筠亭，古皖怀宁（今属安徽）人。其父憨仙君本为郡弟子员，因母病而弃儒业医，颇有医名。张四维也曾习儒，但自叙“心弗敏也，故多愚且病”，遂从其父习医，广读医书，潜心临床诊治，医名日盛，“四方迎至，及不远数百里，就而瘳者无虚日。医案积如山，将百千种”，人称儒医。张氏晚年将其父子两代经验及其所学，辑为《医门秘旨》一书。

该书前除作者自叙（1576）外，还有颜素序（1577）、任可容叙言（1580）及唐诗跋（1578）。另卷首有各官题写的匾额 9 份，各宦及友人诗文 22 份。以上匾额诗文的题写者或为张四维诊治患者，其诗文多颂扬张氏的医术医德。诗文中称张氏为“筠翁张老先生”“社长”等，可知到万历初期，张氏年事已高，其主要活动时间在嘉靖至万历初期，相当于 16 世纪上半期。张氏晚年得子，也被视为其保生救人之天报。书前有张四维官帽朝服的画像，但据载张氏只是“听选官”，并未入仕，其职业仍是医生。

张氏认为，以药活人，未能博施久远，故集所见闻，及其父子生平治疗经验，汇成帙，题曰《医门秘旨》。该书 15 卷，前三卷辑录前人之五运六气、标本经络、药性病机等论，以示“医贵明于经，病贵明于论”。卷四至卷十二论病，以六气（风寒暑湿燥火）、常见杂病（疟痢痰惊、血气诸痛等）为门，又或按病位（头眼耳鼻等），或按妇、儿、外科分卷，类列诸病。卷十三、十四罗列常用杂方，卷十五为炮炼制造，并录罕见于本草之药 10 种。

该书之精华主要见于论病九卷。每病先出短论，辑录前人脉论、病因病机精要之言，其中尤以〔元〕朱丹溪、〔明〕王节斋等元明医家之论为多。张氏论病“必辨其因，正其名，审其虚实，察其形状，若有相类则分别之，庶便条分缕析，俾后学知所趋向耳”。此后则出示该病常用经验之方，并常在每病之末的“鄙论”下阐述作者个人归纳的诊治要点与临证心得，其中不乏原创之说与经验之谈。若干病证之后，间或列举其父子经治之医案，以证其说。例如小儿痘疮，张氏所论简洁明了，强调先明确诊断，确诊之后注重护理得当，令痘自然发出。已发之痘宜辨轻重，直言“轻者不必服药，重者须要斟酌”，并列述不为害、不为凶之征兆，以解病家之惊疑恐惧。读张氏沉着自信之论，即知其治病历练之深。

张氏处方用药亦颇简要，注重安全有效，很少使用大寒大热大毒之药，且特别关注简验便廉之方及本草未载经验有效之药。例如“咽喉”病下，张氏云：“余凡遇喉中肿痛，单用川牛膝根研烂，取汁和凉水服之，有效。土牛膝亦可。”在末卷“药性拾遗”中，张氏早于李时珍《本草纲目》，记载了著名止血活血药三七草之产地、形态、效用，谓此药“边上将官宝之为珍”“血症之奇药也”。又记载“灵山柴”，即新生儿脐带，谓有“行滞气，破恶血，去胎毒，盈元气，长精髓”之功。这些源于实践经验的文字，才是该书最有价值的“秘旨”。

二、底本流传及校本选定

（一）初刊本

该书不见于中国古代书目记载。日本多纪元胤《医籍考》首载此书[1]，仅摘录其中原书卷首“各宦诗文”前的一句话：“古皖张子，讳四维，字国本，别号筠亭，乃听选官也，医名于世。诸上司奖之以扁额，士大夫赠之以诗文。”

此后日本宫内厅书陵部收藏此书，其书目著录该书为明万历间同安张氏恒德堂刊本，4 册。书号：404-10。版框高 18.6 厘米，宽 12.5 厘米。每半叶 10 行，行 21 字。白口，上黑鱼尾，四周双边。书口题书名“医门秘旨”。此即今校点底本，共 15 卷。该本首为万历丁丑颜素“题筠亭张先生《医门秘旨》序一卷”，次为万历庚辰任可容“《医门秘旨》叙言”。此后又题“《医门秘旨》一卷 / 古皖筠亭张四维辑录”。此“一卷”实为卷首，次第罗列 9 位古代名医简介、“各官扁额”“各宦诗文”，内含筠亭像赞等。又次为万历四年张四维“医门秘旨自叙”，次为“医门秘旨总目”。至此又出“医门秘旨卷之一 / 凡例”，其下有手书“萝溪方大奇志”。此下则为全书卷一实际内容。书末有万历戊寅竹墟山人唐诗“医门秘旨后序”。序后有牌记“同安张氏恒德堂刊”。该本卷首有“何继冲印”“帝室图书之章”二枚藏书印。前印所示何继冲来历不明。后印为日本宫内厅书陵部藏书印。

---

1 见于日•丹波元胤所著《中国医籍考》，由人民卫生出版社 1983 年出版。

此本为《医门秘旨》的初刊本，此版举世仅有孤本。该本在肖永芝首次校点时发现3处装订书页错简、2处缺叶[1]。《医典重光·珍版海外中医古籍善本丛书》整理底本时又发现印刷时错简2处，装订错简1处；影印将已发现的装订、印刷错简予以调整，并补齐初刊本原缺之书页，使该书得成完帙。本次校点即以调整后的万历初刊本为底本，另采用在初刊本基础上的江户重抄本、更改书名及作者名的明末文枢堂翻刻本作为对校本。

（二）明末文枢堂更名翻刻本

该本见于日本国立公文书馆内阁文库书目著录："医门正宗，一五卷，明王肯堂撰，李中梓校，明刊，枫6子27-12"。今藏日本国立公文书馆内阁文库，6册。书号：子27-12。扉页题"王宇泰先生原辑 / 云间李仕材先生重定 / 医学纲目正宗 / 金陵文枢堂藏板"，钤"金陵书铺廊文枢堂温建侯发兑"大方朱印，"弘厚轩"椭圆朱印。正文版框高19.5厘米，宽13.6厘米。每半叶10行，行20字，部分卷帙为行22字。白口，上黑鱼尾，四周双边。上书口题书名"医门正宗"。框内另有木刻印"金陵书铺廊文枢堂温建侯发兑"。李中梓为明末清初之人，故此书翻刻之年亦当在明末。此本今惟日本内阁文库有藏，其馆藏书目著录为枫山文库（即红叶山文库）旧藏。

该书之首为年代不明、托名李中梓撰"医门正宗叙"，次列总目（将初刊本各卷分目录集中于此），次为首卷（实即卷一）。该卷卷首题署为"医门秘旨首卷 / 吴郡立斋薛己辑录"。此后次第罗列9位圣贤及名医。"医门正宗卷之一·凡例"，此后则为卷一正文。此本虽更换书名及作者名，然作伪手法拙劣，其首卷甚至还残留《医门秘旨》之名。

《海外中医珍善本丛刊提要》首次指出此书为《医门秘旨》之更改托名伪书[2]，且将该书与《医门秘旨》比勘，得知该书已删除张四维原书序跋及卷首匾额题词等。伪托之李中梓序通篇言薛己之事，与王肯堂无关。其正文用初刊本复刻，故文字版式非常近似，但却并非用原版剜改，乃新刻之书。各卷分目录均集中在"总目"之中。

1　见于人民卫生出版社2002年出版的《海外回归中医善本古籍丛书》（第二册）中〔明〕张四维撰，肖永芝点校的《医门秘旨》。

2　见于郑金生、张志斌所著《海外中医珍善本丛刊提要》，由中华书局2017年出版。

本次校点再将此文枢堂本与初刊本比较，发现凡属装订导致的错简，该翻刻本多已更正，但原刻板造成的错简仍保持原样。宫内厅所藏初刊本的两处脱叶，文枢堂本均不缺，故可使原书成为完帙。初刊本若干错字、残字，该本亦酌情予以更改，故此本可作对校之用。

（三）日本江户抄本

该本亦见于日本国立公文书馆内阁文库书目著录："医门秘旨，一五卷，明张四维，江户写，6，301-38。[1]"该抄本高23.6厘米，宽13.4厘米。书前有藏书印6枚："医学图书""跻寿殿书籍记""图书局文库""内阁文库""多纪氏藏书印""丹波元胤"。据此可知该抄本为多纪氏跻寿馆原藏书，后归图书局文库、内阁文库。故此抄本的时代约在18世纪后半期。该本6册，每册后有抄者署名，依次为小仓西仲潜（一册）、宇津宫木村由贤（二、三册）、东都冈本椿年（四册）、岩城绪方遵程（五、六册）。

该本明显是以日本藏《医门秘旨》初刊本为底本，故此抄本虽然无边框行线，但其每半叶的行数字数等一遵初刻本，连该本装订错简也未加更正，更遑论改正原书错字，甚至还有抄错之字。但此本字画清晰，有助于补正初刊本之残缺或漫漶之处。

三、校点中所遇问题与处理法

《医门秘旨》的作者张四维熟谙医学理论，又多治疗经验，是一位出色的临床医家。但他与明代，尤其是明嘉靖、万历间多数临床医家一样，受时代与职业的局限，在编写医学著作时不够老练，给后世校点整理造成了一些困难。

（一）引文及出处标记

该书初刊本为孤本，后世又缺少经过校勘整理的翻刻本，因此在校勘时主要依靠他校。然该书引文及标记出处又欠严谨，又为他校增添困难。

明人好删前人书，这是明代许多编书者的通病。本书为医家所撰，因此不像儒士注经那样严谨。表现在引用前人之言时，不大注意忠实于原文，并准确标记引文出处。故而引用前人论说（如病证之下常见的《脉经》或其他医

---

1 见于日本国立公文书馆内阁文库《（改订）内阁文库汉籍分类目录》，由日本国立公文书馆内阁文库于1956年出版。

经)时,或仅取大意,或化裁糅合数章、甚至数家之说,拼凑成文。此时若词句不通,欲核对原文,则非常困难。所标引文出处,或仅标人名,若此医家有数种书,所花功夫就更大。

古籍校勘采用他校法时,多须追溯其所引原文,或后人转引该书之文。但《医门秘旨》在古代罕有人知,所标出处既不规范,引文又不严谨,因此要追溯引文原文,势必事倍功半,甚至毫无所获。对此难点,只有另辟蹊径。本书在校勘时发现,明代后期医书颇为兴盛,其中引用文献多为二手、三手资料。其时有些医学精论或篇章,会被多种医书摘引或化裁运用。这些知识点如同七巧板的板块,被组合进不同的书里。因此充分利用其他书(未必皆有引文出处)所引的相似"板块"来进行校勘,是解决某些文句难以卒读、字词难以理解的途径之一。

经过摸索,笔者发现张四维的许多理论论说,多见于宋元或明前中期某些影响甚大的医书,其中《丹溪心法》《丹溪心法附余》《格致余论》《医经小学》《玉机微义》《明医杂著》《医学正传》的许多论说经常见于《医门秘旨》,却并非都标明了文献出处。有时从《医门秘旨》同时代或更晚的医书(如《古今医统大全》《万病回春》《本草纲目》等)中也能发现相似的论说。这些论说并非原出《医门秘旨》,可能是同引更早的某部医书而已。仅用于校勘某些字词文句的意义,而非追溯完整学说来源,则大凡相似的文句,不拘早晚,都能有一定的参考作用。所以本书校勘时,对他校用书的使用比较宽泛,目的是帮助读者读懂该书。

(二)本书的结构与目录

据今所知,张四维毕生仅有《医门秘旨》一书,可见其忙于诊务,编书却无经验。乍看起来,该书序跋俱全,发凡起例,总目分目皆有,中规中矩。其书总体先论医理,重在论病,兼顾方药,也有模有样。但再深入该书,就会发现很多结构欠严密,层次不明的问题,严重影响到校点整理。

例如该书从首序开始就标明卷一,到诸家匾额题词又标卷一,甚至作者自叙、总目、凡例等也都在卷一。殊不知这些内容在古籍中皆属"卷首",并不作为正文卷一。此书如此庞杂的开头,令读者难以迅速了解全书的结构体例。

该书结构体例的混乱,直接影响到目录的编制。该书前三卷为总论,宏观看来，卷一重在运气，卷二重在医理，卷三重在药物，也还清晰。但到各卷行文，则再无层次，直接以各种论说碎片为同级标题，甚至将“东坡先生说”“宋景濂先生论”也与理论标题并列，造成目录冗长，主次不分，使读者不得要领。

目录最为混乱的是卷四至十二（共 9 卷）的论病。既是论病，自然应以病为知识单元，病种若多则再加分门别类，此为“经目”，可作纲领。该书卷四尚能按病因（风寒暑湿燥火）分门，但门下缺乏子病；卷五以后则子病众多，门类不清。如“痰门”与相关疾病却各自独立并列，不知分门有何作用。

各卷病“门”之下，往往只有一级目录，不是以子病为目，而是将脉论、病论、治法、方名，甚至“鄙续”（相当于作者“按语”）均作为同一级的标题，这些标题在正文中大多没有单独列出，其名称或仅在某段之首而已，让读者如何查找？其实每病之下，本来层次并不混乱，基本上都是先论、后方，再“鄙续”，此属各病下的通例，无须都进目录。尤其是“鄙续”（按语）进目录，更为罕见。故该书论病九卷的目录经纬不分，是最大的弊病，直接影响到校点整理。当正文与目录不合时，以谁为主？倘若以目录为主，则必定要在正文中补入大量的标题。若以正文为主，没有单独标题都不能进入目录。

本书在以往整理古籍时也遇到过此类问题。古人对目录编制并无一定之规，常把目录作为内容大提要，而不管书中是否有相应的标题。对此，我们的做法是：校点古籍出示页码的目录，一定按现代标准编制，即目录所示都应该在原文找到相应层次的单独标题。将原书的目录作为资料保留，其后不出示页码，除个别文字错误之外，无须与原文保持一致。这样做既符合现代出版物的目录要求，方便读者，同时也未损害原书旧貌，整旧如旧。

（三）文字校勘

《医门秘旨》初刊本乃民间坊刻本，“同安张氏恒德堂”名不见经传。若无“同安”（今属福建厦门）二字，则“张氏恒德堂”会被认为是张四维的家刻本。此本刻工在明后期坊刻本中还不算太差，但其中刻字则令人不敢恭维。元代以后的书籍刻本中，简体字日多。《医门秘旨》初刊本的简体字、异体字也非常多，尤其是随意自造的简体、异体、俗字，成为校勘中最多见的问题。

本书对繁简体、异体的处理，总体遵循 2021 年版《古籍印刷通用字规范字形表》（以下简称《古范字表》）。因此，俗字、异体字若无特殊原因，都改为正字。如“阴阳”，本书多见用“阥阦”，今均改为正字。古今医药行业特殊的剂量写法（如“钱”写作“㣲”），本为临床处方快速手写需要产生的，在印本中都需要统一改正。但如果涉及学术观点，则另当别论。例如“痓”本是“痉”的俗写异体，今繁体字表无“痓”字，按理应该统改，但本书作者以此字为正字，且有解释：“痓，痉也。”若统改则属于改变作者原意，此校勘之大忌也。故此等特例，则网开一面，加注说明。

最难处理的是古代本属不同的字，现代却与繁简体联系起来。例如“個、箇、个”，在古代作为计量单位可以互通，但其本字并不相同，现代都简化为“个”。对于整理医书的繁体本来说，此三字都出现在繁体字表，并无繁简、正异关系，统一成哪个字？又如“菉”“绿”，发音字形均不一样，现代也不属于繁简体关系，繁体字表两者都有，强行按现代常用的“绿”字统一，就丧失了古籍的时代痕迹，这样的统一，宛如把破洞牛仔裤重新缝补起来。

对于文物、古籍，修旧不如旧，则属破坏性修复。因此，整理古籍固然应该遵守国家已有的文字规定，但却不能随意按现代通行用法或《药典》规定去硬性统一。只要符合《古范字表》，又不影响中医药实际运用，就可以保留某些文字。例如本书原本多见的“薑”字，它本与“姜”是两个不同的字，但“姜”在元代以后逐渐成为“薑”的俗字或简化字，至今已经成为“薑”的法定简体字。那么校勘是全部改回“薑”字，还是保持原来的用法？假如整理古籍全部将古代简化字统一为繁体，那无异于截断了现代简体字的历史依据。因此，本书对这类简体字的处理，不采取一刀切的方法，而根据其对现代的影响分别对待，故本书繁体字本没有把“姜”强行全部改为“薑”字。

校后记中无法全部罗列上述文字的处理法，但每一字如需特殊处理，都会在首次遇见时加校记予以说明。

（四）校勘与校注

校点的责任是保证古籍文字的真形，或曰存真。具体来说就是处理文字的错、脱、衍、倒，并出校记，出示校正的理由。一般古籍中向来有某些字极容易混淆，例如“已、己、巳”“瓜、爪”等字，即便在精良的宋刻本中也常需要根据上下文才能确定其为何字。

《医门秘旨》属于明后期的坊刻本，此类文字的错讹非常多，几乎校不胜校。为此本书在校点凡例里列举了最常见的某些形似易误、可以径改的文字，在书中就不再出校记。但还有大量的其他形误或音误的字（如“麝”作“射”等），则在首次出现时加校注予以说明，其余则径改不注，以节省校注的篇幅。

校点古医籍仅注意文字的错脱衍倒还不够，还应该对涉及医学的某些疑难予以简注，才更能方便读者理解作者原意。例如本书有若干药名，或用少见的简称、别名、隐名、草药名等，甚至奇怪名称，若不加校注，必然出现讹误。例如本书卷六“衄血”下的“榴花散”，有一句“用千层叶石榴花烧存性”，这涉及标点与药物考证。“千层叶石榴花”是两个药还是一个药？如果是两味药，那么“千层叶”是何药？笔者认为这只是“千叶石榴花”一药。所谓“千叶”“百叶”，是古代重瓣花的表述法。可以作为旁证的是，《医方考》卷三《血证门》的“榴花散”，用的就是“百叶榴花”，同样是重瓣石榴花。

无独有偶，本书卷七“翻胃”下有“槿花散”，原方使用了3味药：“苡干叶、韭菜汁、白槿花”。问题是，“苡干叶”是什么药？一般的药物考证无法解决这味药的来源，但校勘法可以。考《古今医统大全》卷二十七“嗝噎门•槿花散”记载了“用千叶白槿花阴干为末”，翻胃、嗝噎为同类疾病，“白槿花”也相同，区别是后者为“千叶白槿花”，前者是“苡干叶……白槿花”。经比较可知，所谓“苡干叶”乃“以千叶”之误，其间又插入了“韭菜汁”，这就把“以千叶白槿花”一句话，变成了两味药。千叶白槿花就是重瓣白槿花。

以上举例，其实也是用校勘法来解决由此引发的药名错误。类似的考证不再赘举。本次校点还遗留了一些待考的问题，期待后来者予以批评指正。